高等院校医学实验教学系列教材

基础医学实验教材（丛书）

形态学实验教程

主　编　齐亚灵　牛海艳

副主编　郑　晶　张彦慧　江朝娜　丁莉利　王金花　蓝永洪

编　委　（以姓氏笔画为序）

丁亚丽	西藏大学医学院	丁莉利	海南医学院
王金花	右江民族医学院	牛海艳	海南医学院
方晓燕	右江民族医学院	齐亚灵	海南医学院
江朝娜	海南医学院	孙国瑛	湖南师范大学医学院
杨　丞	海南医学院	杨　智	海南医学院
时凤敏	海南医学院	吴　岩	海南医学院
张　弦	海南医学院	张仁东	川北医学院
张显芳	海南医学院	张彦慧	海南医学院
陆海霞	海南医学院	陈志强	海南医学院
周晓明	海南医学院	郑　晶	海南医学院
胡爱华	海南医学院	侯　霞	佳木斯大学
洪　灯	海南医学院	耿世佳	内蒙古医科大学
崔志刚	海南医学院	符碧薇	海南医学院
曾　玉	海南医学院	蓝永洪	海南医学院
滕　藤	海南医学院		

科　学　出　版　社

北　京

内 容 简 介

本教材是集细胞生物学、医学遗传学、组织学与胚胎学、病理学等相关实验内容为一体的实验教材。全书共分 5 篇，第一篇为绪论，介绍形态学实验概论、形态学实验课程教学目的与基本要求、形态学实验室守则与注意事项。第二篇主要介绍形态学实验常用技术。第三篇为形态学实验项目，包含形态学经典的基础性实验、综合性实验、拓展设计性实验。第四篇为医学科学研究性实验。第五篇为胚胎学虚拟仿真实验。

本教材可供高等医学院校、高职高专、中等专科医药院校开设细胞生物学、医学遗传学、组织与胚胎学及病理学等相关学科形态学实验教学使用。

图书在版编目（CIP）数据

形态学实验教程/齐亚灵，牛海艳主编 .—北京：科学出版社，2022.12
高等院校医学实验教学系列教材
ISBN 978-7-03-073900-1

Ⅰ.①形… Ⅱ.①齐…②牛… Ⅲ.①人体形态学–实验–高等学校–教材 Ⅳ.① R32-33

中国版本图书馆 CIP 数据核字（2022）第 220537 号

责任编辑：胡治国/责任校对：宁辉彩
责任印制：霍 兵/封面设计：陈 敬

科学出版社 出版
北京东黄城根北街 16 号
邮政编码：100717
http://www.sciencep.com
北京汇瑞嘉合文化发展有限公司 印刷
科学出版社发行 各地新华书店经销
*
2022 年 12 月第 一 版 开本：787×1092 1/16
2024 年 1 月第二次印刷 印张：14 1/2
字数：428 000
定价：75.00 元
（如有印装质量问题，我社负责调换）

基础医学实验教材（丛书）学术委员会

主任委员 易西南　莫燕娜

委　　员（按姓氏笔画排序）

王丹妹　（海南医学院）

王晓霞　（山西医科大学）

刘志忠　（海南医学院）

刘尚清　（川北医学院）

齐亚灵　（海南医学院）

吴　穹　（青海大学）

汪坤菊　（海南医学院）

易西南　（海南医学院）

莫燕娜　（海南医学院）

黄东爱　（海南医学院）

崔秀吉　（海南医学院）

丛书前言

教材是解决培养什么人、怎样培养人、为谁培养人这些根本问题的重要载体。新医科建设对于教材建设提出了更新和更高的要求。为适应新时代医学人才培养的需要，建设有利于培养学生实践能力、临床能力和创新能力的实验教学体系，我们组织编写本套实验系列教材（丛书）。本套丛书的编写力图从实际应用出发，期望在继承基础医学实验教学体系和方法的基础上，在教学内容整合上有所突破，引导构建具有自身特点的实验教学体系。

本套丛书在整合基础医学各学科实验内容基础上，融合医学科研、医学统计学、实验动物学等学科的基本知识和技术，注重计算机、人工智能等信息技术的应用。丛书分为五个模块，包括《人体解剖学实验教程》《形态学实验教程》《医学机能学实验教程》《病原生物学与医学免疫学实验教程》《生物化学与分子生物学实验教程》。各模块内容尽量做到基础与临床、传统与现代、基本与创新训练相结合。

教材分三个层次设置教学内容：①基本知识和技术篇，包括基础医学实验基本知识、基本技术和基本方法，实验常用仪器的基本结构、原理、特点和使用方法，动物实验基本技能与方法等。②实验项目篇，包括基础性实验和综合性实验。基础性实验以基本技能训练为目标，选择性地保留一些传统经典实验项目，内容反映基本知识和基本理论，具有基础性、入门性、规范性的特点。培养学生严谨求实的科学态度及规范合理的操作习惯。综合性实验向多学科知识交叉融合，实验技术涉及面也较广。反映学科内或学科间知识与技术的综合与分析。学生在对各专科相关实验知识和方法有初步认识的基础上，强化动手能力、科学思维、对复杂问题分析和处理能力的培养。遵循从简到繁、逐步递进的原则。③拓展和创新项目篇，包括拓展性实验和研究创新性实验，培养学生创新思维能力和基本的医学科研能力，激发科研潜能，促进学生个性化发展。拓展性实验是在各模块经典、综合性实验基础上的拓展和延伸，对教学大纲有所突破，以开阔学生视野。创新性实验是在介绍医学科学研究基本知识和方法的基础上，以科研目标为导向，自主选题、自主设计研究方案，进行科研能力的训练，培养学生兴趣，并力争获得创新成果。各校根据自己学科特点和研究方向灵活设计，没有定型的模板。另外，结合当今信息技术在教育教学中的广泛应用，以及人工智能（AI）技术的发展，教材设置独立的虚拟仿真实验板块，作为实体实验的预习或补充，理解实验目的和任务，模拟实验操作技术，熟悉实验步骤。难于开展实体实验的项目，通过虚拟仿真实验进行体验。

本套丛书具有综合性、实用性、创新性的特色，涵盖医学生基础医学全部的实验教学内容，可作为临床、预防、口腔、影像、检验、护理、药学、精神等医学专业本科生的基础医学实验教学教材，以及研究生和专科生的参考教材，亦可作为医务人员开展实验研究、规范技术训练的参考用书。

本系列实验教材由长期工作在教学和科研一线的教师编写而成，力求做到体系创新、理念创新及编写精练。感谢各编写人员的密切合作和辛勤工作。对在编写过程中支持和关注的同行专家也一并致谢！囿于水平的限制，难免存在疏漏和不当之处，恳请读者和同行专家提出宝贵意见！

丛书学术委员会

2021 年 7 月

前　　言

　　本教材是高等院校医学实验教学系列教材，是在科学出版社组织的基础医学实验教材学术委员会的指导下，由海南医学院主持编写，全国七所医学院校细胞生物学、医学遗传学、组织学与胚胎学、病理学等学科的专家与教授通力合作，按照创新实验教学体系和国家级实验教学示范中心的建设要求，本着加强实践教学创新，推进实验内容和实验模式改革，适应院校教学需要和人才培养目标，组织编写的整合性实验教材。

　　本教材有如下主要特点：将细胞生物学、医学遗传学、组织学与胚胎学、病理学等相关实验内容整合在一起，涵盖了形态学实验室规章制度、最常用的实验技术、经典的基础性实验、锻炼实验技能的综合性实验、开拓科研思维的拓展设计性实验及医学科学研究性实验，并且针对胚胎发生的动态特性，加入胚胎学虚拟仿真实验等内容。本教材既保留了原有各学科的特点，又实现了一定程度的整合，旨在培养学生求真、求实的实践能力，不畏艰难的探索精神、科学思维意识、实践能力和创新能力，提高实验教学质量。

　　本教材借鉴国内外同类教材的优点，众多的细胞生物学、医学遗传学、组织学与胚胎学、病理学专家与学者的努力为本教材的撰写奠定了良好的基础，在此向他们表示深深的敬意！

　　本教材在编写过程中得到各参编单位的大力支持，尤其得到科学出版社的鼎力相助，在此表示感谢！

　　由于编者水平有限，难免存在不足之处，欢迎同行及专家批评指正。

齐亚灵

2022 年 4 月

目　　录

第一篇　绪　　论

第二篇　形态学实验常用技术

第三篇 形态学实验项目

第四篇 医学科学研究性实验

第五篇 胚胎学虚拟仿真实验

第一篇 绪 论

第一章 形态学实验概论

第一节 形态学实验的内容及意义

广义的医学形态学范畴包括所有从宏观到微观的正常或疾病状态下人体改变的学科，如解剖学、细胞生物学、医学遗传学、组织学与胚胎学、病理学等和引起人体变化的病原生物学等学科。本书主要的形态学实验研究范畴是狭义的形态学，主要内容包括细胞生物学、医学遗传学、组织学与胚胎学、病理学实验部分。

本教材将着重介绍染色体、细胞器、细胞、组织和器官的正常形态及病理状态下的微观和宏观改变。从染色体甚至染色体上某个基因的正常位置出发到各种亚细胞器的形态结构和功能的改变，从人体细胞和组织的形态特点和功能关系到疾病状态下细胞和组织结构、器官的形态改变，以及个体的发生发展及其变化的规律。本教材既保留了原有各学科的特点，又实现了一定程度的整合，主要包含传统的验证性实验（即以形态观察为主）和少部分操作性实验，重在帮助学生从功能或发病机制上理解正常形态和其改变的内在原因，旨在帮助学生更好地理解和掌握形态学实验课的内容，在验证理论知识的同时，学习综合性实验技术，培养综合思维和创新思维。

第二节 形态学实验课程教学形式与手段

一、大体标本观察

通过实验建立系统性观察大体标本变化的思维，具体步骤如下：

1. 器官的识别

（1）先判断是何器官？是完整的器官还是器官的某一部分？

（2）标本的体积大小、形状、颜色、重量是否有改变？

（3）标本的表面、切面是否正常？

2. 病变的识别 首先要判断是否存在病变？病变是弥漫性还是局灶性？

（1）弥漫性病变的观察：弥漫性改变往往导致整个器官的改变，此时要注重从外表整体观察标本体积大小、形状、颜色、重量的变化；同时还要注意切面的改变，如实质性器官是否还是实性；腔性器官是否还保持空腔；囊性器官的内容物是否有改变；囊壁是变薄还是变厚，是光滑还是粗糙；等等。

（2）局灶性病变的观察：①病灶的数目，如单发还是多发。②大小，体积增大还是减小。③形状，原有结构轮廓是否存在。④病灶的形状是不规则形还是呈锥形等特殊形态。⑤颜色，病灶的颜色往往和组织来源与供血状态有关，如缺血性病变颜色往往为灰白色，充血或淤血性病变常呈红色。⑥质地，病灶的质地与组织来源以及是否存在继发性改变有关，伴有出血坏死的区域病灶一般比周围组织质地软。

二、传统组织切片观察

观察组织切片，最常用和最原始的方法是利用光学显微镜进行观察。利用光学显微镜观察时，应注意以下几点。

1. 切面的判断 同一器官、组织和细胞在不同的切面下会产生不同的形态学特点，如阑尾的横切面为环状，纵切面为盲管状。

2. 染色的判断 镜下观察最常使用的染色方法为苏木精 - 伊红（hematoxylin and eosin，HE）染色。HE 染色中，细胞核为嗜碱性（紫色），细胞质则呈嗜酸性（红色）。有时在 HE 染色下难以鉴别某些特殊成分，此时往往采用特殊染色方法，如苏丹Ⅲ染色可以特异地显示脂肪，过碘酸希夫（PAS）染色可以特异地显示杯状细胞中的黏液，抗酸染色识别结核分枝杆菌或麻风分枝杆菌等。

3. 切片的观察

（1）观察原则：无论是观察干切片还是湿切片，观察单个细胞还是组织，都要遵循从低倍（10×）或中倍（20×）到高倍（40×）的原则。

（2）形态的观察：首先要观察组织和器官的一般结构特点，然后再观察细胞的形态特点；最后判断是否存在病变，如果存在病变，如细胞体积增大的形态学可表现为肥大、水肿或者脂肪变性，体积减小的形态学可能为萎缩、坏死或凋亡等。或者细胞形态正常而位置异常，如血管内的中性粒细胞出现到黏膜固有层，可能为炎症的发生；红细胞漏出到血管外，根据量的多少可能为淤血、炎症和出血等不同情况；鳞状上皮细胞出现在膀胱或支气管柱状上皮则为化生。

（3）正确使用显微镜进行观察（具体操作要求见第九章"显微镜技术"）。

三、数字切片系统操作说明

点击电脑桌面上图标或者从电脑程序中打开。IP、用户名、密码已设置完毕，直接选择相应学科，点击"登录"进入学科模块，选择相应章节，双击，进入切片选择界面。点击所选切片，进入图像观察界面。界面上面和两侧有若干操作按钮。根据需要可以选择物镜倍数，自由拖动图像或预览全图，在观察过程中可以添加或删除标注或测量目标区域，保存图像并选择保存路径，也可以适当调整图像的亮度、对比度和颜色。

四、虚拟仿真实验系统操作说明

本部分主要是胚胎学内容，具体操作步骤与数字切片系统操作说明类似，点击电脑桌面上图标或者从电脑程序中打开。IP、用户名、密码已设置完毕，直接选择相应学科，点击"登录"进入学科模块，选择相应章节，双击，进入切片选择界面。点击所选内容，进入图像观察界面。

（牛海艳）

第二章　形态学实验课程教学目的与基本要求

第一节　形态学实验课程教学目的

观察并掌握人体从微观到宏观的形态特点，通过实际观察理解形态和功能之间的联系；通过操作性实验理解功能性变化对形态学特点的影响。在此过程中，培养学生的实际操作能力、精确的观察能力、客观的描述分析能力及独立分析问题、解决问题的能力。

第二节　形态学实验课程的基本要求

形态学实验以验证性实验（观察）为主，操作性实验为辅，不同类型的实验完成过程不一样，作业要求和目的也不一样。

一、验证性实验（观察）的作业要求

（一）绘图

传统的观察性实验中，常常选取典型的正常或异常的细胞或组织图像局部，用红、蓝铅笔作图，以反映学生的观察效果。随着现代化教育技术的应用，切片截图越来越方便，截图后用箭头和文字加以标识同样可以很好地反映学生的观察效果。应该强调的是无论是手工绘图还是电脑截图，一定要配以标识，才能建立良好的课内或课外的师生沟通，才能帮助教师判断学生对课堂内容的掌握情况，学生才能获得精确的实验教学反馈。

（二）描述

选图和标识完毕后，要求学生对所绘（截）之图，有一个全面的描述，旨在帮助教师判断学生的知识掌握情况，客观地反馈以进一步提高学生的学习效果。图像的描述要遵循从低倍到高倍的原则，遵循从组织结构特点到细胞特点的规律，重点突出陈述图像的主要内容。

（三）图像名称

正常的组织结构或细胞一般直接写明组织或细胞的名称，存在病变的情况下要写出病理诊断。病理诊断的格式为部位＋病理变化。

二、操作性实验的作业要求

（一）实验开始前的预习要求

操作性实验前，一定要预习本次实验的实验目的、实验原理，熟悉实验中要使用到的各种试剂、材料和设备并熟悉或模拟实验步骤，提出实验过程中可能出现的问题及解决方法。

（二）实验结束后的作业要求

操作性实验结束后学生的实验报告包括实验目的、实验原理、实验步骤、实验时间、实验结果及讨论分析。重点在于结合实际操作过程和实际操作结果，结合理论知识分析实验成功或失败的原因。

（牛海艳）

第三章　形态学实验室守则与注意事项

第一节　形态学实验室守则

1. 学生进入实验室前，必须穿好白色工作服，严格遵守课堂纪律，不得无故迟到、早退。

2. 实验前要做好预习准备工作，明确实验目的，理解实验原理，掌握实验步骤，认真听取指导教师的讲解和指导，按时交实验报告。

3. 注意实验安全，严防触电、中毒、失火等事故发生。

4. 爱护实验器材，使用教学仪器设备时要严格遵守操作规程，非本次实验所用的仪器、设备，未经带教老师允许不得动用。仪器设备发生故障、损坏、丢失及时报告带教教师，按规定处理。

5. 做实验时要精心操作，细心观察实验现象，认真记录各种原始实验数据，原始记录要真实完整。以实事求是的科学态度测定数据，不得臆造或抄袭实验数据。

6. 实验室内禁止吸烟，禁止高声喧哗和随意走动，不准随地吐痰和乱扔杂物，保持良好的实验教学环境。

7. 实验废液、有毒试剂等应回收并按指定地点存放。

8. 对实验用过的动物尸体及废弃物等，必须严格消毒、封闭包装后进行无害化处理。在实验中如被动物抓伤或咬伤，应立即报告带教老师妥善处理。

9. 完成实验后，按要求书写实验报告，按时上交。认真清理实验器材，将仪器恢复原状后，方可离开实验室。

10. 节假日及其他课外时间向学生开放实验室，必须有带教老师在场负责安全问题。

第二节　形态学实验注意事项

1. 进入实验室必须穿实验服，禁止穿背心、短裤或裙子等暴露过多皮肤的衣服，不得佩戴隐形眼镜，长发必须扎起。

2. 严禁在实验室吸烟，严禁把食物带入实验室和试吃实验药品。

3. 实验中所用的药品不得随意遗弃，废物、废液等应放入指定的容器中，需要回收的药品应放入指定回收瓶中。

4. 使用电气设备（如恒温水浴、加热套、电炉等）时，禁止用湿手或在眼睛旁视时开关电器。实验完毕后，拔下电源插头。如不慎触电，立即用木棍切断电源，然后联系带教老师处理。

5. 如果不小心被割伤、烫伤，应立即报告带教老师做初步处理。

6. 使用酒精灯时的注意事项。

（1）检查酒精灯里酒精量是否在 1/4 ～ 2/3。

（2）禁止在燃着的酒精灯里添加酒精，添加酒精时必须熄灭灯火，并冷却到室温，然后用漏斗加入。

（3）酒精灯要用火柴引燃，禁止用燃着的酒精灯点燃另一个酒精灯。

（4）酒精灯要用灯帽盖灭，禁止用嘴吹。

（5）酒精灯不慎碰翻着火，应立刻用湿抹布或者沙子盖灭，绝对不能用水，否则会扩大燃烧面积，引起火灾。

7. 使用浓酸、浓碱时，必须小心操作，防止溅到皮肤或衣服上。若不慎溅在实验台或地面，必须及时用湿抹布擦洗干净。用吸量管量取这些试剂时，必须使用吸球，严禁用口吸取。

8. 酸灼伤皮肤时，应先用大量水冲洗，以免深度受伤，再用 3% ～ 5% 稀碳酸氢钠溶液或稀氢氧化铵水溶液冲洗，最后用水冲洗；碱灼伤皮肤时，先用大量水冲洗，再用 1% 硼酸或 2% 乙酸溶液冲洗，最后用水冲洗；酸或碱不慎溅入眼睛时，应立即用大量的水冲洗，然后到医院就诊。

9. 水银温度计不慎打碎，应先开窗通风。用纸片或胶带将洒落在地上或桌子上的汞尽可能收集起来，放入盛水的指定容器中。再用硫粉洒盖在水银掉落的地方。

10. 严禁用明火（酒精灯、电炉等）加热易燃的有机物质。

11. 实验结束后，值日生应做好卫生工作，仔细检查水、电等安全情况。

（杨　智）

第二篇　形态学实验常用技术

第四章　石蜡切片技术

石蜡切片技术（paraffin section technology）是指标本经石蜡包埋后做成蜡块，借助切片机而制成石蜡切片的整个过程，是组织学和病理学中常用的制片技术，在医疗及科学研究领域占有重要地位。石蜡切片技术最大的优点是能够很好地保存组织、细胞的结构，同时可以单张切片或连续切片。石蜡切片技术亦是形态学研究常用的技术之一，应用最为广泛。

第一节　石蜡切片标本制备

石蜡切片标本制备程序复杂，耗时较长，每一环节技术处理要恰当，每一个步骤都相互关联，一个步骤出现的差错都将直接影响切片质量。

一、基本原理

在显微镜下观察组织，需将组织制成以微米为单位的薄片，而活体取材时组织较软，直接切取组织难以做到，因此采用石蜡切片技术，其原理是用固定剂固定组织、细胞，保持其微细结构，经过脱水再经二甲苯透明后放入已熔化的石蜡中制成组织蜡块，再用切片机切成薄片，进行染色，包括取材、固定、脱水、透明、浸蜡、包埋、切片、染色、封固九个步骤。

二、石蜡切片标本制作过程

（一）取材

取材是指通过手术等方法，从人体或实验动物机体中取下所需观察的相关组织的过程，是制片过程中的一个重要步骤。组织标本主要取于活检标本、手术切除标本、动物模型标本以及尸体解剖标本等。

注意事项：

1. 组织材料新鲜　取材的组织在离体后或动物死后会很快解体或腐败，这是细菌或组织本身所含酶使自身分解所致。因此，最好在麻醉状态下（或动物以不同方式处死后），立即进行取材并及时将其进行固定，防止细胞自溶或蛋白质发生变性，尽可能保存组织、细胞的生活状态。

2. 解剖器械锋利　取材时使用的解剖器械要锋利，切分标本一次性完成，避免钝刀前后牵拉挤压组织。

3. 组织块大小适当　既要保证组织结构的完整，又要小而薄，一般组织块大小为1.0cm×2.0cm，厚度为0.2～0.3cm。

4. 组织切面的走向　组织切面要平整，同时要根据各种器官的组织结构来决定其切面的走向是横切还是纵切。

5. 保持标本清洁　取材所取下的组织如有黏液、血块或毛发等其他物质，应用生理盐水将其冲洗干净后再取材及固定。

（二）固定

组织材料浸在化学试剂里，使组织、细胞内所含物质尽量保持与活体状态时的形态结构相似，防止细菌繁殖而导致组织的腐烂，保存蛋白质和核酸的基本过程，称为固定。

1. 固定的目的

（1）保存离体组织与活体的形态相似，防止细胞自溶及腐烂。

（2）保持组织抗原，便于进一步检查。

（3）增加组织的硬度，硬化组织后有利于切片。

（4）利于组织染色。细胞内不同成分凝固后折光率和对染料的亲和力不同。

2. 固定的方法

（1）浸泡式固定法：此方法为形态学技术里最常用的方法，就是将其直接放入固定液中进行固定。

（2）灌注式固定法：由于器官过大或者需要对整个实验动物进行固定而采用此法，即将固定液直接注入动物的血管，通过血管将固定液输送到器官或全身而进行固定。

3. 固定液

（1）甲醛：具有较强刺激性气味，市场上售卖的实际含量为37%～40%甲醛溶液。在配制固定液时，通常将原液10ml加蒸馏水90ml，配制成4%左右甲醛溶液；此固定液优点是价格便宜且配制方便，但缺点是可在组织标本产生甲醛色素沉淀，目前用得最多最广的是4%中性甲醛缓冲液，此液抑制了甲醛色素沉淀。配制方法：甲醛溶液（37%～40%）100ml，蒸馏水900ml，磷酸氢二钠6.5g，磷酸二氢钠4g，混合摇匀。

（2）乙醇：为无色液体，可以与水配成任何比例的液体，其固定作用缓慢，浓度80%～95%比较合适，能起到固定及硬化组织的作用，但一般不能固定太久，如固定久了易使组织变脆，细胞核不着色。

（3）丙酮：是一种非常容易挥发及易燃的无色液体。它能与水、氯仿、醇类等多种液体混合。一般可用于固定脑组织和冷冻组织切片。因其固定效果不佳，石蜡切片较为少用。

（4）岑克尔（Zenker）液：也可固定多种组织材料，细胞质和细胞核染色较为清晰。配制方法：重铬酸钾2.5g，升汞5g，加入蒸馏水100ml，加热至40～50℃，进行溶解，用棕色瓶装，临用前再加入乙酸5ml进行酸化。

（5）4%多聚甲醛：此液常用于免疫组化，也可用于标本灌注进行组织固定。配制方法：40g的多聚甲醛，溶于1000ml蒸馏水，加热至60℃进行溶解。

4. 固定的时间和用量 固定的时间具体依据标本的大小，新鲜标本应剖开固定12～24h后进行取材，取材后需再固定4～6h；如果是新鲜的小组织，固定3～4h。总的固定时间一般不超过48h。

固定组织标本时，固定液量必须充足，一般为材料块的10～20倍，个别水分多的组织标本，中间应更换1～2次固定液；固定完毕后，保存于严密紧塞或加盖的容器里，同时应在容器外贴上标签，以免相互混淆。

5. 固定良好的判断 经过固定液固定的组织，其切面呈灰白色，组织的质感较硬而且具有一定的弹性，则为组织固定佳；而组织固定不佳，其切面可见血色，含有较多的液体，组织仍呈柔软的状态，这对于后期组织的脱水和透明效果不好，均会影响切片和染色。

（三）脱水

脱水是指利用某种化学试剂将组织内部的水置换出来。此化学试剂称为脱水剂。

1. 脱水的目的 组织经过固定后含有大量水，而组织包埋剂用的是石蜡，其不能与水混合，因此需将组织内的水分彻底除去。

2. 常用的脱水剂

（1）乙醇：为最常用的脱水剂，能与水任意比例混合，同时也易与透明剂二甲苯融合，同时可以进一步硬化组织。乙醇容易使组织收缩变脆，因此脱水时应从低浓度到高浓度，一般的脱水顺序：70% 乙醇、85% 乙醇、95% 乙醇Ⅰ缸、无水乙醇Ⅲ缸。脱水环节处理得是否得当，直接影响后续环节。

（2）丙酮：脱水作用较乙醇强，对组织收缩程度作用大，且价格高，因此少用。主要用于需要快速脱水或固定兼脱水时。

3. 脱水时间　根据组织类型、大小而定。常用脱水剂为乙醇，具体的浓度和时间如下：

（1）70% 乙醇：90min。

（2）85% 乙醇：60min。

（3）95% 乙醇Ⅰ缸：60min。

（4）95% 乙醇Ⅱ缸：60min。

（5）无水乙醇Ⅰ缸：60min。

（6）无水乙醇Ⅱ缸：60min。

（7）无水乙醇Ⅲ缸：60min。

（四）透明

利用某种化学试剂来置换组织内的脱水剂，且这种化学试剂既能和乙醇结合又能与石蜡相融合，此试剂使组织呈现出一种透明的状态，这个过程称为透明。此种化学试剂称为透明剂。

1. 透明的目的　将透明剂取代脱水剂，使组织变得透亮。最常用的透明剂是二甲苯。

2. 透明剂的使用　二甲苯是一种具有一定刺激性的液体，易挥发，透明能力强，但透明过久会使组织变脆，因此石蜡切片技术透明时间如下：

（1）二甲苯Ⅰ缸：30min。

（2）二甲苯Ⅱ缸：30min。

（五）浸蜡

将经过脱水和透明的组织浸泡在熔化的石蜡中，这个过程称为浸蜡。浸蜡的目的是将组织中的透明剂二甲苯除去，石蜡浸入组织后，可使组织硬度合适，有利于切片。浸蜡要经过数次才能完全除去透明剂，具体的浸蜡时间如下：

（1）石蜡Ⅰ缸：60min。

（2）石蜡Ⅱ缸：60min。

（3）石蜡Ⅲ缸：60min。

（六）包埋

包埋是指将组织块从最后的蜡缸取出，置入包埋剂（常用石蜡）中，使组织和包埋剂融为一体，并迅速冷却包成组织蜡块的过程。

（1）包埋器：有不同种类，应根据组织块的大小来选择包埋器。

（2）包埋方法：石蜡的熔点一般在 56～58℃，因此包埋器恒温箱的温度应控制在 58～62℃，不宜过低或过高，过低石蜡会凝固，过高组织会收缩。

包埋注意事项：首先将组织放入包埋框里，将包埋模放在包埋机出蜡口，先注入少量的蜡，用加热的镊子将组织夹入包埋模里，切面朝下，压平整，将包埋盒放在包埋模上，注入蜡，注意不能有气泡，最后平移至冷台上。包埋操作迅速，以免组织块在尚未埋好前熔蜡凝固、出现裂痕。

（七）切片

将经过石蜡包埋后制成的组织块，用切片机切成薄片的过程称为组织切片。

1. 切片常用的设备

（1）石蜡切片机。

（2）摊片机和烤片机。

（3）免洗的载玻片。

（4）毛笔。

（5）鸭嘴镊。

（6）10% 乙醇（将切好的蜡带放入 10% 乙醇溶液中，然后再放入捞片机可迅速展片）。

（7）冰盘（放蜡块，组织石蜡块需冻硬才能切）。

2. 切片方法　组织切片是石蜡切片技术关键的步骤之一，一张好的切片不仅要有好的切片机，还要注意组织切片之前的各种处理，如严格的脱水、透明、浸蜡、包埋等操作步骤，实验者的切片技术水平也是关键因素之一。

（1）刀片的安装：将刀片安装在持刀座上（以 15° 为宜）。将蜡块固定于支持器上，调整蜡块和刀刃至适宜的位置（刀刃与蜡块表面成 5° 夹角）。注意小心移动刀座或蜡块支持器，使蜡块与刀刃接触，拧紧刀座和蜡块支持器。

（2）蜡块修切：关键步骤是将蜡块的边缘修整齐，边缘余蜡去除，放到冰盘上冻硬或放于 –20℃的冰箱中冻硬，然后放在蜡块固定器上进行粗修，粗修的厚度一般为 15 ～ 20μm。

（3）切片：调节切片厚度，根据组织的要求，一般以 3 ～ 5μm 为宜，切片时要求右手匀速转切片机，左手拿着毛笔轻轻托住蜡带向外拉，切出的片应连续成带、完整无缺、厚度适宜、均匀、无刀痕、皱褶等。

3. 展片和烤片　左手用毛笔轻轻地托住蜡带，右手将蜡带用小的鸭嘴镊轻轻夹起放入 10% 的乙醇溶液中进行初展，再放入温水中（45℃）进行第二次展片，可以将蜡片的皱褶更好地展开。捞片时注意蜡片放置在载玻片的 2/3 处，留出 1/3 用于贴标签，捞好蜡片的载玻片应成 45°，待水流下后再放入烤箱烤片。烤箱的温度设置为 60℃，HE 染色一般烤 3 ～ 4h，免疫组化和原位杂交的切片需烤 12 ～ 24h。注意免疫组化和原位杂交的载玻片是具有黏附性特制的载玻片。

（八）染色

组织块经过一系列处理后已制成薄的切片，但光镜下观察细胞内的许多形态结构是无色的，想要观察清晰，须对切片进行染色，形态学最常用的染色方法是苏木精 - 伊红（HE）染色法。

1. 苏木精染液的配制　苏木精是一种天然染料，属于碱性染料，可将细胞核内的染色质和细胞质内的核糖体染成紫蓝色。苏木精染液的配制方法有很多，常用以下两种方法：

（1）哈里斯（Harris）苏木精染液的配制

A 液：硫酸铝钾 15g+ 蒸馏水 200ml（进行加热溶解）。

B 液：无水乙醇 10ml+ 苏木精 1g（进行溶解）。

C 液：A 液 +B 液（充分混合，加热煮沸 1min）。

D 液：C 液冷却后加入红色氧化汞 0.5g，继续加热至染液变为紫红色，用纱布盖瓶口，用前滤纸过滤后每 100ml 加乙酸 5ml。

（2）吉尔（Gill）改良苏木精染液的配制

A 液：苏木精 5g+250ml 无水乙醇。

B 液：硫酸铝 18g+ 硫酸铝钾 24g+750ml 蒸馏水。

C 液：A 液 +B 液（充分混合）。

D 液：C 液加入碘酸钠 0.5g（充分混合）。

最后在 D 液中加入乙酸 25ml。

注意：配制 Gill 改良的苏木精染液要进行充分的搅拌，配好的染液放置 2 周后效果更好。

2. 伊红染液的配制　伊红为酸性染料，主要染细胞质和细胞外基质，使其着红色。伊红分两种，一种是醇溶性，另一种是水溶性。一般采用醇溶性伊红，配制方法如下：醇溶性伊红 2.5g+500ml 的 95% 乙醇 +10 滴乙酸。

3. 分化液的配制　HE 染色中分化液的目的是除去不该着色组织或着色过深的组织。1% 的盐酸乙醇可以起到很好的作用。配制方法：将浓盐酸 1ml 加入 99ml 75% 的乙醇中混合成 1% 的盐酸乙醇。

4. 返蓝液 HE 染色液经分化液处理后为弱酸性，呈棕红色，而苏木精在弱碱性状态下呈蓝色，因此在弱碱性条件下处理的过程称为返蓝，返蓝液常用以下两种：

（1）自来水流水冲洗：自来水的 pH 相对盐酸和苏木精来说呈弱碱性，用流水冲洗切片残余的酸，利于切片保存。

（2）饱和的碳酸锂溶液：呈弱碱性，配制方法是 3g 碳酸锂加入 100ml 的去离子水中充分溶解。

5. 染色过程 首先将石蜡切片放入二甲苯中进行脱蜡，接着放入浓度由高至低的乙醇溶液中（此为进水过程），然后进行染色，接着进行脱水透明，最后用中性树胶进行封片，具体步骤如下：

①二甲苯Ⅰ缸透明 5min；

②二甲苯Ⅱ缸透明 5min；

③无水乙醇Ⅰ缸脱水（变为不透明）1min；

④无水乙醇Ⅱ缸脱水 1min；

⑤95% 乙醇溶液脱水 1min；

⑥75% 乙醇溶液脱水 1min；

⑦自来水洗 1min；

⑧蒸馏水洗 1min；

⑨苏木精液染核 5min；

⑩自来水洗 1min；

⑪1% 盐酸乙醇分化（配 100ml：1ml 盐酸 +99ml 75% 的乙醇）2 ~ 5s；

⑫流水冲洗片刻；

⑬3% 碳酸锂返蓝 1min；

⑭流水冲洗 15min 至数小时；

⑮95% 乙醇溶液Ⅰ缸脱水 1min；

⑯醇溶性伊红染色 2 ~ 5s；

⑰95% 乙醇溶液Ⅰ缸脱水 1min；

⑱95% 乙醇溶液Ⅱ缸脱水 1min；

⑲95% 乙醇溶液Ⅲ缸脱水 1min；

⑳无水乙醇Ⅰ缸脱水 1min；

㉑无水乙醇Ⅱ缸脱水 1min；

㉒二甲苯Ⅰ缸脱水 5min；

㉓二甲苯Ⅱ缸脱水 5min；

㉔封片。

（九）封固

封固为染色过程的最后一步，目的是使染好色的切片得以长期保存，并且在显微镜下能清晰地观察到细胞的细微结构。

1. 封固剂 常用中性树胶，能与二甲苯相融合，折光率和盖玻片相似，同时具有黏性。

2. 封固操作 将中性树胶滴 1 ~ 2 滴在组织边缘，用镊子夹住盖玻片一侧轻轻触到中性树胶然后放下，动作要轻且缓。

（十）染色结果

HE 染色结果：细胞核染成蓝色，细胞质和结缔组织呈不同程度的红色（图 4-1）。

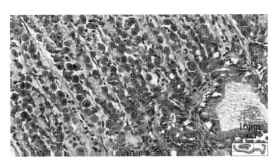

图 4-1　胃黏膜（兔，HE 染色，400×）

第二节　铺片、涂片标本制备

形态学实验制片方法较多，主要可以分为两大类：切片法和非切片法。石蜡切片技术属于切片法且最为常用，而非切片法里常用的有铺片、涂片等。

一、基 本 原 理

非切片法是不经切片手续而制成切片的方法。根据组织标本材质的不同，有不同的处理方法，这类方法操作较石蜡切片技术简单快捷，其中铺片法可使原有组织结构不被破坏，涂片法弥补了切片法不能清楚观察的不足，也是组织标本制备中常用的手段。

二、铺片标本制作过程

铺片（stretched preparation）主要用于人或其他动植物组织的表皮层观察，可活体取待观察的组织，用尖镊子迅速将组织平铺在载玻片上或制作好的蜡盘上。最常用的是疏松结缔组织铺片标本的制备（图 4-2）。

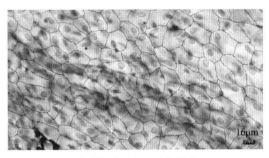

图 4-2　肠系膜铺片（兔，镀银染色，400×）

1. 实验材料　成年兔子一只，培养皿，已熔化的石蜡，大头针，麻药，5ml 的注射器，剪刀，蒸馏水，0.5% 硝酸银、4% 甲醛溶液、不同浓度的乙醇，二甲苯，染色液，中性树胶等。

2. 制备方法

（1）将已熔化的石蜡均匀倒入平放的培养皿底部，蜡的厚度为培养皿的一半，上半部分用以盛溶液；蜡是给大头针固定组织或器官用的，待其自然凝固。

（2）兔子麻醉后，立刻剪开动物的腹腔，把肠系膜于根部连同肠管剪下，用大头针固定于蜡盘上，使肠系膜铺平。用蒸馏水洗去杂质或残留的血液。

（3）加入 0.5% 硝酸银溶液浸满整个蜡盘，肠系膜浸泡于硝酸银溶液中 3～5min。

（4）蒸馏水速洗后加入 4% 甲醛溶液还原 5～10min。

（5）水充分洗涤后迅速倒干蜡盘里的水，将肠系膜加入苏木精染液中染细胞核 15～30s，自来水洗（返蓝）15min。

（6）经 70%、85%、95%、95%、100% 乙醇溶液逐级脱水。

（7）二甲苯透明。

（8）剪成 1.5cm×1.5cm 小块于显微镜下观察，合格后用中性树胶封固。

三、涂片标本制作过程

涂片（smear）主要用于血液、精液、尿液、痰液等不能切片的液态或半流体性的材料，可涂在载玻片上制成细胞涂片，再经固定、脱水、染色等程序制成长期保存的标本涂片。涂片在临床上应用广泛，分泌和穿刺液体涂片对诊断恶性肿瘤有意义；血涂片对于血细胞的形态和分类计数有意义。下面以血涂片来阐述涂片的制作：

1. 实验材料准备　碘伏棉签，一次性采血针，医用棉签，载玻片，记号笔，染色架，染色液（瑞氏 - 吉姆萨染色），尖嘴洗瓶，滤纸，纸杯。

2. 制作过程

（1）用碘伏棉签消毒手指尖两次，操作者把取血者手指捏紧，用采血针刺破手指取血，用棉签擦去第 1 滴血，然后轻按取血者手指，注意不能用力挤压，待血液成滴，滴 1 滴血于干净的载玻片 1/3 处。

（2）操作者另一手持干净的载玻片进行推片，推片与带有血滴的载玻片约成 45°，先和血滴接触，使血滴在推片边缘散开，然后迅速将推片推向上方，制成均匀和厚度适中的血膜，自然晾干，做好标记。

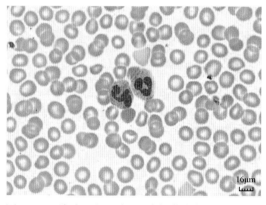

图 4-3　血涂片（人，瑞氏 - 吉姆萨染色，1000×）

（3）滴加瑞氏 - 吉姆萨染色 A 液覆盖有血液的地方，染色 1min；然后再滴加瑞氏 - 吉姆萨染色 B 液，染色 5min。

（4）用尖嘴洗瓶冲洗血涂片，直至染液冲洗干净，置于滤纸上自然晾干即可在显微镜下观察（图 4-3）。

【思考题】

1. 石蜡切片取材，一般组织块为（　　　）

A. 大小 1.0cm×2.0cm，厚度 0.2cm～0.3cm　　　B. 大小 3.0cm×4.0cm，厚度 0.2cm～0.3cm

C. 大小 1.0cm×2.0cm，厚度 0.4cm～0.5cm　　　D. 大小 2.0cm×3.0cm，厚度 0.3cm～0.4cm

E. 大小 3.0cm×4.0cm，厚度 0.1cm～0.2cm

2. 固定液目前用得最广泛的是（　　　）

A. 4% 中性甲醛缓冲液　　　　　　B. 乙醇　　　　　　　　　　C. 丙酮

D. Zenker 液　　　　　　　　　　E. 4% 多聚甲醛

3. 捞片时蜡片放置在（　　　）

A. 载玻片的 1/3 处　　　　　　　B. 载玻片的 2/3 处　　　　　C. 载玻片的 1/2 处

D. 载玻片的 3/4 处　　　　　　　E. 载玻片的 1/4 处

4. 最常用的透明溶液为（　　　）

A. 75% 乙醇溶液　　B. 无水乙醇　　　C. 丙酮　　　　　D. 二甲苯　　　　E. 甲醇

答案：1. A　2. A　3. B　4. D

（胡爱华）

第五章 冷冻切片技术

冷冻切片（frozen section）是一种在低温条件下使组织快速冷却到一定硬度，然后进行切片的方法。其原理就是利用物理降温的方法，使组织达到一定硬度来进行切片（图5-1）。冷冻切片的种类较多，如二氧化碳冷冻切片法、低温恒冷箱冷冻切片法、甲醇循环制冷冷冻切片法等。最常用的为低温恒冷箱冷冻切片法。因其制作过程较石蜡切片快捷、简便，多应用于手术中的快速病理诊断。

第一节　冷冻切片标本制作过程

制作冷冻切片的重要环节是温度与切片的关系，组织温度影响其软硬程度，温度高组织块变软，温度低组织块变硬。应根据不同组织，调节速冻头温度。要求：淋巴结、子宫内膜、肾上腺、脑组织、脾脏组织温度控制在 –15 ～ –10℃；乳腺、肺、胆囊、小肠、结肠、肾、肌肉、胰腺、皮肤、甲状腺等组织温度控制在 –25 ～ –16℃；富于脂肪的乳腺组织、纤维脂肪组织，以及富于脂肪的肿瘤组织等温度控制在 –35 ～ –25℃。

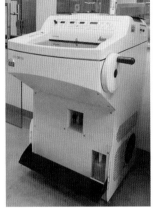

图 5-1　冷冻切片机

一、冷冻切片和贴片

以低温恒冷箱冷冻切片法为例，具体步骤：

1. 冷冻前将恒温冷冻切片机的速冻头温度和机箱内温度调节到适合的切片温度，一般情况下为 –25 ～ –18℃，在后续切片过程中，根据切片厚度、标本状态随时调节温度。

2. 标本托预冷之后涂少量的专用冷冻包埋剂 OCT，然后放上组织，并用 OCT 包埋剂覆盖标本组织，压上冷冻锤速冻。标本亦可提前包埋，并用干冰速冻。根据需要，将包埋好的标本置于 –20℃或 –80℃妥善保存。

3. 待组织冷冻完成后将标本托固定在切片机的机头上，调节机头的位置使之恰好位于切片刀的后方。

4. 粗切，削至暴露标本的最大平面后细切几张，用毛笔清除机头、标本托及切片刀上的组织碎屑。

5. 确认切片厚度，一般 5 ～ 10μm 不等，根据组织的不同，适当调整切片的厚度。

6. 放下防卷板使位置与切片刀的刀刃完全平行，开始切片。

7. 转动大轮匀速进行切片，好的切片将会在防卷板下方形成一张完整平坦无皱褶的薄片。也可不使用防卷板，随机器的慢慢转动，用毛笔轻轻从上至下展开组织，使其平坦，组织齐全满意时，用毛笔轻轻压住切片的下方，右手拿载玻片轻轻平稳地压组织，使其平整地吸附在载玻片上（载玻片要保存在室温条件下），迅速放入固定液，进入染色程序。

二、冷冻切片的 HE 染色

冷冻切片附贴于载玻片后，立即放入恒冷箱中的固定液里固定 1min 后即可染色。这样可以使切片中细胞内各种物质在没有任何变化的情况下被固定起来，核染色质清晰，核仁明显，其他物质都完好保存。

（一）冷冻切片的固定

冷冻切片的固定同石蜡切片的固定方法一样，可根据要求选择适合于本单位的固定液，常用固定液有以下几种：丙酮液，4% 中性甲醛缓冲液，95% 乙醇溶液，乙醚、无水乙醇等量混合固定液，乙醇甲醛（AF）固定液，乙醇甲醛乙酸（AFA）固定液。

（二）冷冻切片 HE 染色步骤

1. 切出的片子用载玻片吸附后立即放入固定液中固定，固定时间在 1min 左右。
2. 水洗。
3. 苏木精染液处理 2min，水洗。
4. 1% 盐酸乙醇分化 1 ～ 2s，水洗。
5. 自来水或 0.5% 氢氧化铵水溶液返蓝数秒，水洗。
6. 入伊红染液处理 1 ～ 2s，水洗。
7. 70% 乙醇溶液、80% 乙醇溶液、95% 乙醇溶液、95% 乙醇溶液快速脱水。
8. 无水乙醇脱水 3 次。
9. 二甲苯透明 2 次，中性树胶封固。

三、注意事项

1. 冷冻切片的关键是一定要速冻，要求组织不宜太大、太厚。
2. 切片后应立即放入固定液中固定。
3. 苏木精染液要保证新鲜，每天过滤，防止沉淀及结晶的形成，确保高质量的冷冻切片，以利诊断。
4. 室温过低时会影响着色，可适当加温促进染色。
5. 盐酸乙醇分化要适度，显微镜下控制，否则容易造成细胞核着色不佳、染色质不清晰，影响诊断。

第二节 冷冻切片的优缺点

冷冻切片作为一种工具，主要应用于临床手术中对患者进行快速诊断，并以此为基础立即决定手术方案及治疗方法。那么它有着石蜡切片不可替代的优点，也存在着缺点。

一、优 点

1. 简便，快速，用时短，不需要对组织进行固定、脱水、透明、包埋等程序即可进行切片，减少了许多中间环节。
2. 组织变化不大。
3. 对脂肪和类脂成分的保存较好。
4. 能够比较完好地保存酶类，显示酶的活性。
5. 在免疫组化研究中有利于组织抗原性的保存。

二、缺 点

1. 切取的组织不能过大，否则不容易冻结或组织冻结不均，影响切片及染色效果。
2. 不容易制作较薄的切片。
3. 在冻结过程中组织块容易产生冰晶而影响细胞的形态结构及抗原物质的定位。
4. 不能长期保存。

【思考题】

制作冷冻切片的重要环节是（　　　）
A. 温度与切片的关系　　　　B. 盐酸乙醇分化要适度　　　　C. 氢氧化铵水溶液返蓝应适度
D. 苏木精染液要保证新鲜，每天过滤　　　　E. 切片后应立即放入固定液中固定
答案：A

（时凤敏）

第六章　组织化学和细胞化学技术

组织化学（histochemistry）和细胞化学（cytochemistry）技术用于检测组织细胞内的糖类、脂类、酶类、核酸等。应用化学反应原理，在组织切片上加相应试剂，使发生反应成为有色沉淀物，用于光镜观察。若为重金属沉淀，可用电镜观察，称电镜组织化学（electron microscope histochemistry）。

第一节　糖类染色技术

一、常用糖类染色技术

最常用的方法是过碘酸希夫反应（periodic acid Schiff reaction，PAS reaction），用于显示细胞、组织内的多糖和蛋白多糖。

二、PAS 反应原理

PAS 反应基本原理是糖被强氧化剂过碘酸（HIO_4）氧化后，形成二醛基，后者与 Schiff 试剂中的无色亚硫酸品红结合，形成紫红色反应产物，表示PAS 反应阳性，即显示该部位存在多糖或蛋白多糖（图 6-1）。

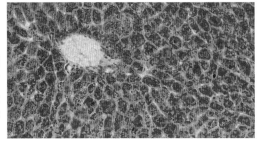

图 6-1　肝糖原（PAS 染色，400×）

三、实验步骤及结果

（一）实验步骤

1. 石蜡切片、冷冻切片、血涂片制作同 HE 染色中的方法。

2. 石蜡切片经二甲苯脱蜡、梯度乙醇复水，蒸馏水洗 20s 左右；血涂片使用 95% 乙醇溶液固定 10min，蒸馏水洗 20s 左右。

3. 经步骤 2 处理的石蜡切片或不经处理的冷冻切片室温下浸于 0.5% 高碘酸溶液中处理 2～5min，血涂片则需要处理 10～15min。

0.5% 过碘酸溶液配制：将 0.25g 过碘酸溶解于 100ml 蒸馏水中。

4. 蒸馏水冲洗 3～5 次。

5. 浸于 Schiff 试剂，石蜡切片和冷冻切片室温孵育 10～15min，血涂片则要在 37℃ 下孵育 30min。

Schiff 试剂配制：将 0.5g 品红缓慢加入 100ml 沸腾蒸馏水，室温下降温至 60℃，过滤，然后加入 10ml 1mol/L HCl 和 1g 亚硫酸氢钠，混合均匀后避光过夜，加入 1g 活性炭后过滤，置于棕色瓶 4℃ 避光保存。

6. SO_2 水处理 2min，重复 3 次。

SO_2 水配制：将 20mg 的 $NaHSO_3$ 溶于 100ml 蒸馏水，混匀后，加入 2ml 浓 HCl，密封备用。

7. 水冲洗 5～10min，蒸馏水冲洗 3 次。

8. 马耶尔（Mayer）苏木精衬染细胞核 1～3min。

Mayer 苏木精配制：将 1g 苏木精溶于 1000ml 45℃ 蒸馏水中，使其彻底溶解后依次加入 50g 硫酸铝铵、1g 柠檬酸、50g 水合氯醛，过滤后保存于 4℃。

9. 水冲洗 5～10min，蒸馏水洗 2 次，自然风干。

10. 脱水透明封片如 HE 染色方法。

（二）结果

PAS 染色阳性：糖原、中性糖共轭物呈红色颗粒，或呈团块状、均质状，常见于细胞质。

含糖量低：粉红色；含糖量高：深红色。

第二节 酶类染色技术

一、反应原理

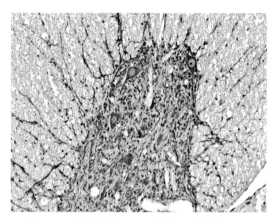

酶组化技术是将具有酶活性的组织放入有特定底物的溶液中孵育，底物被酶水解或氧化形成初级反应产物，再用某种捕捉剂捕获该产物，在酶存在部位形成显微镜下可视性沉淀（图 6-2），即最终反应产物。常用的有酸性磷酸酶、碱性磷酸酶等。

图 6-2 脊髓灰质（DAB 染色，吉林大学刘佳梅供图）

二、酸性磷酸酶染色技术

酸性磷酸酶（ACP）可作用于酶底物 β-甘油磷酸钠，水解并释放磷酸根，用捕捉剂硝酸铅与磷酸根反应，形成磷酸铅沉淀，其为重金属沉淀，可在电镜下检出；如再用硫化铵处理时，磷酸铅被置换成黑色硫化铅沉淀，可在光镜下观察到。

三、实验步骤及结果

（一）实验步骤

1. 新鲜组织选用冷冻切片；液态组织选用细胞图片；培养细胞选用细胞玻片。

2. 使用 4% 甲醛溶液固定 10min，或用甲醛蒸气固定 7～10min。

3. 蒸馏水冲洗 5min。

4. 置于 37℃ 孵育液中孵育 10～120min。

孵育液：30ml 的 0.1mol/L 乙酸缓冲液、0.24% 的硝酸铅溶液，6ml 的 β-甘油磷酸钠混合后，调节 pH 至 5.0～5.2。注意现用现配。

5. 双蒸水洗 3 次。

6. 置于新鲜配制的 0.5% 硫化铵中 1～3min。

0.5% 硫化铵：将 1ml 硫化铵溶于 199ml 双蒸水。

7. 双蒸水冲洗。

8. 马耶尔（Mayer）苏木精衬染细胞核。配方及方法同 PAS 染色。

9. 双蒸水洗 3 次，甘油明胶封片。

甘油明胶封固剂：将 7.5g 明胶完全溶于 50ml 37℃ 蒸馏水，然后加入 50g 甘油和 1 份麝香草酚。

（二）结果

ACP 活性：棕褐色颗粒，细胞核呈蓝紫色。

第三节　脂类染色技术

一、油红 O 反应原理

油红 O 为偶氮类染料，可以溶于组织细胞中的脂类，使脂类染为橘红色。

二、实验步骤及结果

（一）实验步骤

1. 新鲜组织选用冷冻切片；液态组织选用细胞图片，如血涂片。
2. 冷冻切片、血涂片置于 60% 异丙醇洗 30s。
3. 切片或图片置于油红 O 染液中，室温下浸染 10～15min。
油红 O 染液：30ml 的 0.4% 油红 O 异丙醇饱和液与 20ml 的 60% 异丙醇混合。其中油红 O 异丙醇饱和液的溶剂为 60% 异丙醇。
4. 置于 60% 异丙醇洗至无背景色。
5. 水洗。
6. 蒸馏水洗。
7. Mayer 苏木精衬染细胞核，配方、步骤同 PAS 染色。
8. 水洗。蒸馏水洗 10min。
9. 甘油明胶封片，配方、方法同 ACP 染色技术。

（二）结果

细胞、组织内中性脂肪、脂肪酸、胆固醇呈橘红色，细胞核呈蓝紫色。

第四节　核酸染色技术

一、福尔根（Feulgen）反应原理

组织细胞在 60℃ HCl 的作用下，嘌呤和脱氧核糖间的化学键、游离的羟乙基戊糖释放的醛基，可与 Schiff 试剂反应而着色。反应原理同 PAS 反应。

二、实验步骤及结果

（一）实验步骤

1. 石蜡切片脱蜡复水；冷冻切片、细胞涂片固定于 4% 甲醛溶液或卡努瓦（Carnoy）液 10～15min。
Carnoy 液配制：60ml 无水乙醇、10ml 冰醋酸、30ml 氯仿混合。
2. 水洗后，蒸馏水洗。
3. 室温下，1mmol/L HCl 作用 3min，转至 60℃作用 8～10min，室温下作用 2min。
4. 水洗后，蒸馏水洗 1 次。
5. Schiff 试剂孵育 30min，水洗。方法同 PAS 染色。
6. SO_2 水处理 2min，重复 3 次。方法同 PAS 染色。
7. 水洗 5～10min。
8. 0.5% 亮绿衬染 1～3min。
9. 水洗，自然风干，封片。

（二）结果

细胞核内或线粒体内 DNA 呈粉红或紫红色，核仁不着色。组蛋白呈绿色。

【思考题】

1. PAS 染色法主要显示细胞内的（　　　）物质。

A. 糖类　　　　　　B. 脂类　　　　　C. 核酸　　　　　D. 酶类　　　　　E. 氨基酸类

2. 冷冻切片在染色前需要用（　　　）固定。

A. 甲醛　　　　　　B. 甲醇　　　　　C. 丁醇　　　　　D. 乙醇　　　　　E. 异丙醇

3. Feulgen 反应要将组织细胞经过（　　　）的 HCl 处理。

A.30℃　　　　　　B.50℃　　　　　C.60℃　　　　　D.80℃　　　　　E.100℃

答案：1. A　2. A　3. C

（陈志强　丁亚丽）

第七章　免疫组织化学与细胞化学技术

免疫组织化学技术（immunohistochemical technique）又称为免疫细胞化学技术，是指利用抗原、抗体间的特异性结合原理和特殊的标记技术，用标记的特异性抗原或抗体在组织或细胞原位，通过抗原、抗体的免疫反应和组织化学的呈色反应，对相应的抗原或抗体进行定性、定位、定量测定的一项免疫学检测方法。

第一节　免疫酶组织化学技术

一、免疫酶组织化学技术基本原理

免疫酶组织化学技术的基本原理是通过共价键将酶结合在抗体上，制成酶标抗体，在检测时，抗原抗体复合物中带有标记的酶可催化底物，在抗原抗体反应的部位上产生不溶性的有色产物，从而显示出标本中抗原或抗体的分布部位，可用一般光镜来检测判断，并可通过图像分析仪达到定量的目的。

根据酶标记的部位可将免疫酶组织化学技术分为酶标抗体免疫组化直接法（一步法）、酶标抗体免疫组化间接法（二步法）、桥联法（多步法）等，用于标记的抗体可以是用免疫动物制备的多克隆抗体或特异性单克隆抗体，最好是特异性强的高效价的单克隆抗体。直接法是将酶直接标记在第一抗体上，间接法是将酶标记在第二抗体上，检测组织细胞内的特定抗原物质。酶标抗体免疫组化直接法是指直接用辣根过氧化物酶（HRP）、碱性磷酸酶（ALP）等标记特异性抗体，使该种抗体与组织中的相关抗原结合，可在显微镜下观察酶显色部位进行定位。此法简便快速，较少发生非特异性反应，缺点为必须标记每种抗体，而且制备标记抗体过程中会降低抗体敏感性。酶标抗体免疫组化间接法是指未标记的抗体（一抗）与组织中抗原结合，为观察其结合部位，用 HRP 等酶标记抗体（二抗）结合一抗。对组织中抗原进行定性、定位及定量研究。此法较直接法方便，敏感度高，只需标记一种抗体就可以用于许多种由同一种动物制备的不同种类抗体。不足之处是用时比直接法长，易出现非特异性反应。目前通常选用免疫酶组化间接染色法。免疫酶组织化学技术已成为病理诊断与鉴别诊断不可缺少的重要手段。

二、实验步骤

酶标抗体免疫组化实验步骤如下：

1. 器材　温箱，冰箱，光学显微镜。

2. 材料和试剂　塑料染色架、塑料染色盒、湿盒、盖玻片、计时器、电磁炉、高压锅、卷纸。75% 乙醇溶液、95% 乙醇溶液、无水乙醇、二甲苯、蒸馏水、3% 过氧化氢溶液、磷酸盐缓冲液（PBS）（pH 7.2 ~ 7.4）、正常羊血清、分化液、返蓝液、中性树胶；HRP 标记的山羊抗鼠 / 兔 IgG，二氨基联苯胺（DAB）显色剂，抗原修复液乙二胺四乙酸（EDTA）（pH 8.0）、即用型抗体上皮细胞角蛋白 [CK（pan）]，错配修复蛋白 2（MSH2）等。

3. 组织切片　肠癌组织挂胶玻片 2 张。

4. 酶标抗体免疫组化直接法染色步骤

（1）组织切片制备：肠癌石蜡切片 2 张（烤片 60℃，60min）。

（2）石蜡切片经二甲苯脱蜡，梯度乙醇复水至 PBS。

（3）沥干多余液体，置于 3% H_2O_2 浸泡 5min。

（4）沥干多余液体，0.01mol/L PBS 3min×3 次。

（5）5% ～ 10% 正常羊血清，室温 30min。

（6）沥干多余液体，滴加酶标记的抗体，37℃孵育 60min 或湿盒放入 4℃冰箱孵育过夜。

（7）0.01mol/L PBS 3min × 3 次。

（8）DAB 显色，镜下观察，流水洗终止。

（9）苏木精复染，室温 20s，流水洗。

（10）盐酸乙醇分化，3s，流水洗。

（11）返蓝，30s，流水洗 5min。

（12）梯度乙醇脱水，二甲苯透明，中性树胶封片。

5. 酶标抗体免疫组化间接法实验步骤

（1）组织切片制备：肠癌组织石蜡切片 2 张（烤片 60℃，60min）。

（2）石蜡切片经二甲苯脱蜡，梯度乙醇复水至 PBS。

（3）沥干多余液体，置于 3% H_2O_2 中浸泡 5min。

（4）沥干多余液体，0.01mol/L PBS 3min × 3 次。

（5）在电磁炉上高火加热 EDTA 修复液（pH 8.0）至沸腾后下调火力至 300W，再将免疫组化片放入，24min。

（6）自然冷却至室温后（约 30min），PBS 洗涤 3 次，每次 5min。

（7）分别滴加即用型抗体 CK（pan）、MSH2，37℃孵育 60min 或湿盒放入 4℃冰箱孵育过夜。

（8）0.01mol/L PBS 洗涤 3min × 3 次。

（9）沥干多余液体，滴加 HRP 标记的山羊抗鼠 / 兔 IgG，37℃孵育 60min 或湿盒放入 4℃冰箱孵育过夜。

（10）0.01mol/L PBS 洗涤 3min × 3 次。

（11）DAB 显色，镜下观察，流水洗终止。

（12）苏木精复染，室温 20s，流水洗。

（13）盐酸乙醇分化，3s，流水洗。

（14）返蓝，30s，流水洗 5min。

（15）梯度乙醇脱水，二甲苯透明，中性树胶封片。

三、结 果 判 定

1. 染色部位的定位、定性　定位于细胞核、细胞质或细胞膜。如滴加 CK（pan）的肠癌组织阳性染色出现在上皮细胞和肿瘤细胞的细胞质（图 7-1），滴加抗体 MSH2 的肠癌组织阳性染色出现在肿瘤细胞的细胞核（图 7-2）。

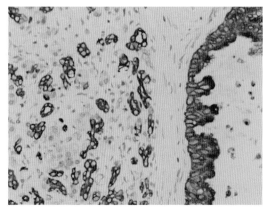
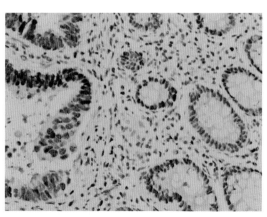

图 7-1　肠癌组织 CK（pan）（免疫组化，400×）　　图 7-2　肠癌组织 MSH2（免疫组化，400×）

2. 半定量 阳性强度：阴性（－），弱阳性（＋），中等阳性（＋＋），强阳性（＋＋＋）。阳性细胞比例：计数 500 ～ 1000 个细胞，阳性细胞占待评估细胞的比例。

四、注意事项

1. 实验计划 根据所选实验方法准备所需物品，需注意配制试剂的浓度及 pH，一抗、二抗的稀释度。严格执行实验每个步骤所需时间。

2. 脱蜡要彻底，时间宁长勿短。脱蜡彻底的切片呈透明状，若有白色云雾状则为脱蜡不干净。脱蜡彻底与否取决于二甲苯使用的时间、脱蜡片数、环境温度、切片温度。

3. 湿盒孵育技术 主要是防止所加样本液蒸发变干，以免导致抗原抗体的免疫反应及组织细胞的染色失败，并且保湿用水要适量，过少则保湿效果不佳，过多则水面容易晃动，影响实验操作，还可能会造成样本的稀释和污染。

4. 抗原修复 本实验选择了高压加热法进行抗原修复，需注意温度和时间的控制，修复液需没过标本。

5. 抗体稀释度 可做预试验摸索合适的抗体稀释度。本实验一抗稀释度可选 1 :（100 ～ 200）。二抗稀释度可选 1 :（50 ～ 100）。

6. 抗体孵育 37℃孵育 60min 或湿盒放入 4℃冰箱孵育过夜均可。

7. 显色时间的限制 DAB 显色时间不是固定的，一定不要超过 10min，主要通过在显微镜下观察控制显色时间，到出现浅棕色本底时即可冲洗，否则，时间过长，非特异性染色会导致背景加深。

8. 对照实验 注意设置阳性及阴性对照。

9. 染色结果的评价 很短时间（如几秒或几十秒）DAB 显色就出现很深的棕褐色，这很可能说明抗体浓度过高或抗体孵育时间过长，需要下调抗体浓度或缩短抗体孵育时间；若很短时间就出现深色背景，还有可能是封闭非特异性蛋白不全，需要延长封闭时间；DAB 显色时间很长（如超过十几分钟）才出现阳性染色，一方面可能说明抗体浓度过低或孵育时间过短（最好一抗 4℃过夜）；另一方面说明封闭时间过长。

10. 装二甲苯的容器要密闭，严禁液体外溢，为避免或减少二甲苯对人体的毒害，必须在通风橱柜中进行操作。

11. 标记的时候使用铅笔，避免标记被有机溶剂清除。

12. 用 PBS 温柔冲洗，防止切片脱落，并且冲洗的时间要足够长，以彻底洗去未结合的物质。

13. 滴加一抗、二抗、显色液时避免干片，否则容易造成边缘效应。

第二节 免疫荧光细胞化学技术

一、免疫荧光细胞化学技术基本原理

免疫荧光细胞化学技术的原理是根据抗原抗体反应的规律，把已知的抗原或抗体标记上荧光素，制成荧光抗原或抗体，然后以它作为探针来检测组织或细胞内的相应物质，在荧光显微镜下，根据其形成复合物所发的荧光，来判断检测物的来源、性质和部位。应用的方法有直接法、间接法、夹心法和补体法等。最常用的荧光标记法有直接法和间接法。直接法是最早的方法，基本原理是用已知的抗体标记上荧光素后成为特异性荧光抗体，染色时将该抗体直接滴在载玻片上进行孵育，使之直接与载玻片上的抗原结合，于荧光显微镜下观察检查，作出判断。该法简单易行、快速方便，适合做细菌、螺旋体、原虫、真菌及浓度较高的蛋白质抗原的检查和研究，但直接法特异性较差，需要设立特异性对照组来检验其特异性，造成抗体的浪费。间接法的基本原理是用特异性的抗体与切片中的抗原结合后，继用间接荧光抗体（荧光二抗），与前面的抗体结合，形成抗原抗体荧光复合物。在荧光显微镜下，根据复合物的发光情况来确定所检测的抗原。本法由于结合在抗原抗体复合物上的荧光素抗体增多，发出的荧光亮度强，因而其敏感性强，并且通过二次特异性结合，大大地降低了非特异性染色的比率。已被广泛应用于自身抗体和感染患者血清的试验显示。目前，免疫荧光细胞化学技术已经广泛地应用于许多研究领域，如免疫学、微生物学、病理学和临床检验学等。

二、实 验 步 骤

1. 器材　荧光显微镜。

2. 材料和试剂　异硫氰酸荧光素（FITC）- 羊抗鼠 IgG，FITC-C3，C3，PBS，0.5mol/L 碳酸盐缓冲液，蒸馏水，丙酮，甘油缓冲液封固剂等。

3. 标本准备　肾穿冷冻切片（前期已处理好）。

4. 免疫荧光细胞化学技术直接法染色步骤

（1）冷冻切片恢复至室温。

（2）0.01mol/L PBS 5min×3 次。

（3）滴加经稀释至染色效价如 1∶50 或 1∶100 的抗体 FITC-C3，在室温或 37℃湿盒内，30min。

（4）0.01mol/L PBS 5min×3 次。

（5）除去片上多余水分，但不要风干，甘油缓冲液封固、镜检。

（6）对照染色

1）正常免疫荧光血清染色，如上法处理切片，结果应为阴性。

2）染色抑制试验（一步法）：将荧光抗体和未标记的抗体球蛋白或血清（相同）等量混合，如上法处理切片。结果应为阴性。为证明此种染色抑制不是由于荧光抗体被稀释所致，可用盐水代替未标记抗血清，染色结果应为阳性。此法结果较二步法稳定。

5. 免疫荧光细胞化学技术间接法染色步骤

（1）0.01mol/L PBS 5min×3 次。

（2）滴加 1∶10 稀释的 C3，湿盒内 37℃，染色 30min。

（3）0.01mol/L PBS 5min×3 次。

（4）滴加 1∶100 稀释的 FITC- 羊抗鼠 IgG，湿盒内 37℃，染色 30min。

（5）0.01mol/L PBS 5min×3 次。

（6）甘油缓冲液封固，镜检。

（7）对照染色

1）抗体对照：用正常鼠血清或人血清代替免疫血清，再用上法进行染色，结果应为阴性。

2）抗原对照：应为阴性。

3）阳性对照：用已知阳性切片通过上法进行染色，结果为阳性。

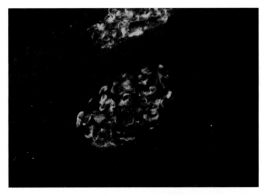

图 7-3　肾组织 C3 沉积（免疫荧光，200×）

三、结 果 判 定

观察荧光标志物的分布部位、分布形式、荧光强度（图 7-3）。亮度的判断标准：一般分为四级，即 "–" 为无或可见微弱荧光。"+" 仅能见明确可见的荧光。"++" 可见有明亮的荧光。"+++" 可见耀眼的荧光。

四、注 意 事 项

1. 组织切片或其他标本不能太厚，如太厚激发光大部分消耗在标本下部，而物镜直接观察到的上部不充分激发。另外，细胞重叠或杂质掩盖，影响判断。

2. 封固剂常用甘油，必须无自发荧光，无色透明。

3. 一般暗视野荧光显微镜和用油镜观察标本时，必须使用镜油，最好使用特制的无荧光镜油。

4. 严格按照荧光显微镜出厂说明书要求进行操作，不要随意改变程序。

5. 应在暗室中进行检查。进入暗室后，接上电源，点燃超高压汞灯 5 ～ 15min，待光源发出强光稳定后，眼睛完全适应暗室，再将标本置于载物台，开始观察。

6. 防止紫外线对眼睛的损害，在调整光源时应戴上防护眼镜。

7. 检查时间每次以 1 ～ 2h 为宜，超过 90min，超高压汞灯发光强度逐渐下降，荧光减弱；标本受紫外线照射 3 ～ 5min 后，荧光也明显减弱，所以最多不得超过 3h。

8. 荧光显微镜光源寿命有限，标本应集中检查，以节省时间、保护光源。天热时，应加电扇散热降温，新换灯泡应从开始就记录使用时间。灯熄灭后欲再用时，须待灯泡充分冷却后（15 分钟以上）才能点燃。一天中应避免数次点燃光源。

9. 标本染色后立即观察，因时间久了荧光会逐渐减弱。若将标本放在聚乙烯塑料袋中4℃保存，可延缓荧光减弱时间，防止封固剂蒸发。

第三节 免疫组织化学与细胞化学技术染色注意事项

一、抗原修复

组织在制作过程中，由于化学试剂的作用封闭了抗原，又由于热的作用致使部分抗原的肽链发生扭曲，致使在免疫组化的染色过程中不能将其显示出来，为了解决上述的问题，利用化学试剂和热的作用将这些抗原重新暴露出来或修正过来的过程称为抗原修复。

目前常规石蜡切片标本，一般均用甲醛固定。经甲醛固定的部分组织细胞，免疫组化标记敏感性明显降低，其原因为：①在用甲醛固定过程中形成醛键而封闭了部分抗原决定簇；②在用固定剂固定时，会使蛋白与蛋白之间发生交联，也可能会封闭抗原决定簇，阻碍抗原与抗体结合。为了解决上述存在的问题，更好地暴露出抗原，目前公认的方法就是进行抗原修复。

抗原修复有许多种方法，一般分为化学方法和物理方法。在这些方法中，有的是根据抗体的要求来进行，有的是根据抗原的表达程度来进行，我们则对每种病例每项检测，都要求必须进行抗原修复，以达到抗原全面表达的最佳状态。下面介绍的是较常用的化学和物理方法。

（一）常用抗原修复法

1. 胰蛋白酶消化方法 酶浓度一般为 0.05% ～ 0.11%，配制方法：取 0.05g 或 0.1g 胰蛋白酶加入到 100ml 0.05% 或 0.1% pH 7.8 的无水氯化钙水溶液中，溶解即可用。消化条件和时间：将切片放置在湿盒内，37℃ 10 ～ 40min，一般为 20min 即可。

2. 胃蛋白酶消化方法 0.4% 胃蛋白酶，用 0.1ml/L HCl 配制。消化时间为 37℃，20min。主要用于细胞间质抗原的显示如纤黏素、胶原酶等。

3. 高压加热方法 该法是利用高压和高热来促进醛键的断裂，被应用于一些较难修复的抗原。该法将切片放入盛有柠檬酸盐缓冲液的高压锅内，置电炉上加热至喷气，并持续 2min。

柠檬酸盐缓冲液的配制如下：

A 液：称取 21.01g 柠檬酸溶于 1000ml 蒸馏水中。

B 液：称取 29.41g 柠檬酸钠溶于 1000ml 蒸馏水中。

工作液：取 9ml A 液和 41ml B 液加入 450ml 蒸馏水中，调 pH=6.0 ± 0.1。

4. 真空负压抗原修复法 这是一种操作简单，效果特佳，温度恒定，能一次性处理大量切片的方法。切片置于柠檬酸盐缓冲液中，真空负压干燥箱预先调至 95℃，真空负压处理 10min。

5. 微波辐射抗原修复法　　该法的特点是产热迅速，容易操作，也容易引起抗原修复液的沸腾，使用微波炉时禁止使用金属性的器皿，以防引起失火或爆炸。切片置于柠檬酸盐缓冲液中，置于微波炉内微波辐射 10min，如检测雌二醇受体（ER）和孕激素受体（PR）则需要 20min 左右。

6. 电炉加热抗原修复法　　在没有上述设备或标本较脆弱，过薄易碎，则可以应用该法。电炉加热抗原修复法较为温和，相应的效果也较差。另外，电炉加热必须常用温度计来测量温度，对其温度不好控制，有时需要多次关闭电源来维持所需的温度。将切片放入抗原修复液中于电炉上加热，不时用温度计测量温度，当达 92℃后，即可拔掉电源，当温度低于 92℃时，再插上电源，如此反复持续至 10min 左右。

（二）抗原修复注意事项

1. pH 的应用范围及选择　　至今为止，大家公认的最好的抗原修复液还是柠檬酸盐缓冲液，pH 6.0，它适合于大多数的抗原，在常规应用的临床标记抗体中基本都适用，经用该液修复后的抗原表达增强，抗原的定性和定位很理想。

2. 抗原修复时应选择最佳温度　　研究表明温度在 92 ～ 98℃是合适的，尤其在 95℃为最好，这是因为：①这种温度未达沸腾，切片不容易脱离载片；②能够解离和破坏与蛋白交联的甲醛醛键等，处理时可以随意选择和确定抗原修复的作用时间。

3. 抗原修复时有效温度所需持续时间根据各单位的设备条件及使用的仪器不同，抗原修复时在有效的温度范围内所持续的时间也不一样。

4. 抗原修复液必须遵循自然降温规律，否则效果不好或达不到抗原修复的目的。抗原修复过后的切片取出放于室温中降温，不能强行用冰块或冷水令其降温。这是因为经历了高温的抗原蛋白分子链必须随着温度的降低才会逐渐恢复原来的形态和构型。

5. 尽量使用足量的抗原修复液。

6. 切片必须附贴牢固　　用于抗原修复的切片，必须附贴牢固，否则发生掉片，前功尽弃。

二、孵育条件及抗体浓度

一抗孵育条件在免疫组化反应中最重要，包括孵育时间、温度和抗体浓度。一抗孵育温度有几种：4℃、室温、37℃；孵育时间与温度、抗体浓度有关，一般在 4℃需要孵育 18 ～ 24h，室温下需要孵育 3h，37℃需要孵育 1 ～ 2h，如果一抗浓度过高或孵育时间过长，容易导致非特异性染色。

二抗孵育条件：二抗一般室温或 37℃ 90 ～ 120min，可适当增加，而浓度一般为工作液浓度，若是浓缩液，一般为 1 ∶ 250 ～ 1 ∶ 200，一般情况下二抗浓度是确定的。

三、非特异性染色的控制

非特异性染色是指抗原无明确定位，肿瘤细胞与间质细胞，细胞与间质均为黄色，色度无深浅之分。造成非特异性染色的原因较多，但最常见的原因如下：

1. 抗体浓度高易导致切片深染，分不清是哪些细胞着色。解决方法：找出最佳的抗体稀释度。

2. 抗体不纯或抗体特异性不强，交叉反应较多，或抗体表达较弱。阳性细胞和阴性细胞都着色，但阳性细胞着色更强。对于这种情况，可找一个背景着色较浅的试剂盒试试，或用微波修复。

3. 抗体孵育时间过长或孵育温度过高，会导致着色过深，且不能补救。

4. 标本固定不佳，建议用中性甲醛溶液作为固定液。

四、设置对照

免疫组化对照试验，包括阳性对照和阴性对照。阳性对照中适当的着色是指所有的试剂是可靠的，并且这些试剂已按正确的程序应用于对照片。一般用来作阳性对照的方法包括设置阳性切片和选择内部阳性对照。

　　阳性对照片是用已被免疫组化确定为阳性的病例或者选用某些组织一定含有的抗原（如标记CK时，上皮组织表达一定阳性）作为阳性对照片，与每天的免疫组化染色中的待检片一起进行染色，最后的结果是阳性片一定阳性，以其为标准，来评判每一例切片。有了正确的阳性对照片，对于无表达的阴性片，就能够确切地作出阴性的判决。阳性对照片的设立，可以排除假阴性。

　　在设立阳性对照片时，应以每天新鲜切片的病例为最好。如果为了贪图方便，一次性切大量的切片储备着，作为每次使用的阳性对照片，随着时间的延长，切片上的抗原容易受到破坏而逐步消失，最后阳性片也呈阴性。因此这种方法不可取。另外，切好后的切片如存放于4℃冰箱中，对脱蜡也极为不利，切片将不易脱蜡或者脱蜡不干净，影响标记或造成背景的染色，效果不好。

　　还可以选择内部阳性对照。在一批待测片中，如有确定的预测抗原，就不需专门设立一张阳性对照片，而可利用预测切片上的必定阳性组织来进行。如检测B细胞或T细胞时，有淋巴结的切片，这种情况就可以不设阳性对照片，阳性对照片的设立，一是排除待检片中的假阳性、假阴性病例；二是检测操作中有没有存在技术方面的问题，如果操作不当，就不可能得到阳性结果或出现假阴性。

　　对于免疫组化切片设置的阳性对照的评判要准确、客观，首先阳性细胞的阳性物定位要准确。

　　阳性细胞所出现的阳性物，无非是在细胞核、细胞膜和细胞质，但不管在什么部位都要定位准确，如ER和PR，它们的阳性物是在细胞核，如果在细胞质中见到棕黄色的反应物，也应判为阴性。

　　阴性对照，由取自每一个病例的组织所组成，染色时省去一抗或用未免疫的血清、生理盐水或缓冲液代替。

【思考题】

1. 染色过程中关于脱蜡的描述错误的是（　　　　）
A. 石蜡切片必须经过脱蜡后才能染色　　　　　　　B. 脱蜡前切片经过烘烤
C. 二甲苯的新鲜与否不影响脱蜡的效果　　　　　　D. 组织切片脱蜡要彻底

2. 关于非特异性染色的说法错误的是（　　　　）
A. 表现为弥漫均匀的背景染色
B. 出现在组织边缘、胶原纤维及血浆渗出处，坏死组织及固定不良的组织中心处
C. 一片细胞内染色强度较一致，无深浅及多少之分
D. 着色细胞数量极少时，多为非特异性染色

3. 某切片DAB染色后15min才出现染色，请分析下列哪种情况不可能（　　　　）
A. 抗体浓度过低　　　　　　　　　　　　　　　　B. 孵育时间过短
C. 封闭时间过长　　　　　　　　　　　　　　　　D. 属于正常现象

答案：1. C　2. D　3. D

（杨　丞）

第八章　原位杂交技术

原位杂交（*in situ* hybridization），是原位核酸分子杂交组织或细胞化学技术的简称，是应用带有标志物的已知碱基序列的核酸探针与组织或细胞中待检测的核酸进行特异性结合，形成杂交体，然后以组化或免疫组化的方法，通过显示探针标志物而在组织细胞原位显示核酸的方法。原位杂交可以通过 DNA 探针或 RNA 探针与组织细胞内待检测片段，形成 DNA-DNA、DNA-RNA 或 RNA-RNA 双链分子，而检测出 DNA 或 mRNA 的存在和定位。常用的标志物有放射性核素（^{3}H、^{35}S 和 ^{32}P 等）、生物素、地高辛和荧光素等。原位杂交技术具有高度特异性和敏感性，可以检测出低至 20 个 mRNA 拷贝（使用放射自显影技术）。目前，实验室较常用的有地高辛标记的原位杂交技术和荧光原位杂交技术。

第一节　地高辛标记的原位杂交技术

一、地高辛标记的原位杂交技术基本原理

加热、pH 变化或在乙醇、尿素或甲酰胺等有机溶剂的作用下，可使 DNA 变性（denaturation），使双链解离。基于碱基互补配对原则，单链的 RNA 和通过变性而形成的单链 DNA，可以与一定程度互补的 DNA 或 RNA 探针相结合，形成杂交分子。将地高辛（digoxigenin）-11-dUTP 连接到 DNA 或 RNA 探针末端，可以通过光学显微镜显示。地高辛标记的原位杂交技术是一种安全、灵敏度高、不需要特殊检测设备的检测方法。

二、实验步骤

原位杂交技术在不同的应用上有差异，但是基本方法大致相同，主要包括组织处理、探针准备、杂交、漂洗和显示等过程。其中组织处理和探针准备合称为杂交前准备，漂洗又称为杂交后处理（post hybridization treatment）。

（一）组织处理

1. 取材　动物组织采用灌注固定，手术标本尽量保证组织新鲜。应选用能保持组织细胞结构正常，保存细胞内 DNA、RNA 水平，促进探针进入细胞的固定剂。最常用固定剂是 4% 多聚甲醛（paraformaldehyde，PFA）。

2. 杂交前标本处理

（1）增强组织通透性和探针穿透性：常用试剂有聚乙二醇辛基苯基醚（Triton X-100）、乙醇、蛋白酶 K、胃蛋白酶、胰蛋白酶、胶原酶和淀粉酶等，应用最广泛的是蛋白酶 K。

蛋白酶 K 储备液与焦碳酸二乙酯（DEPC）水按照 1∶39 的比例混合即为 25μg/ml 的蛋白酶 K 工作液。为防止蛋白酶 K 过度消化，常使用甘氨酸工作液作为其终止液。

（2）降低背景染色：预杂交（prehybridization）是降低背景染色的主要手段之一。预杂交液相对于杂交液来说，不含标记的探针和硫酸葡聚糖。

为降低背景染色，亦可使用 20μg/ml 的 RNA 酶溶液洗涤组织一次，以降低残余的内源性 RNA。

（3）防止 RNA 酶污染：预杂交和杂交时使用的所有溶液应用 DEPC 水配制。

3. 组织切片预处理

（1）石蜡切片脱蜡后，使用 0.1mol/L PBS 冲洗 10min；冷冻切片直接用 PBS 冲洗；漂片在 PBS 中漂浮 5min×3 次。

（2）甘氨酸工作液洗 5min。

（3）0.4% Triton X-100 的 PBS 中漂浮 15min。

（4）蛋白酶 K 工作液，37℃处理 30min。

（5）甘氨酸工作液或 4% 多聚甲醛终止蛋白酶 K 工作液 5min。

（6）0.1mol/L PBS 洗 3min×2 次。

（7）0.25% 乙酸酐浸 10min。

（8）2× 柠檬酸钠（SSC）缓冲液洗 10min。

（二）探针准备

核酸探针（nucleic acid probe）是指使用地高辛等标志物标记的，能与特定靶分子发生特异性杂交的 DNA 或 RNA 片段。常用的有 DNA 探针、cDNA 探针、RNA 探针和寡核苷酸探针。

1. 核酸探针设计原则

（1）序列长度在 10～50bp。

（2）G+C 含量在 40%～60%。

（3）分子内无互补序列。

（4）避免重复序列。

（5）与非靶区域同源性不超过 70%。

2. 探针的标志物　理想的标记物应具备敏感度高、特异性强、标记检测方法简单、探针保存时间长、无毒无污染和价格低廉等特点。目前常用的标记物分为放射性和非放射性两种。

（1）随机引物法：利用随机引物标记的方法，将地高辛 -11-dUTP 掺到新合成的 DNA 链中，反应体系含六碱基随机引物、dNTP、地高辛 -11-dUTP、DNA 合成酶等。可检测出 0.03～0.10pg 的 DNA，操作简单，标记效率高，可应用于单链 DNA 和 RNA 的标记。

（2）缺口平移法：使用 DNase Ⅰ 在 DNA 双链打开若干单链缺口，DNA 聚合酶 Ⅰ 切除 5′ 端核苷酸，而在 3′ 端以互补 DNA 为模板，合成掺有地高辛 -11-dUTP 的新的 DNA 链。可以简单快速地合成特异性强的 DNA 探针，但仅限于较长的双链 DNA。

（3）末端标记法：只标记 DNA 片段的一端，可得到全长的 DNA 片段，但是标记活性不高。目前常用 T_4 DNA 聚合酶、T_4 多核苷酸激酶和 Klenow 片段等。

3. 核酸探针浓度　应用最低探针浓度以达到与靶核苷酸的最大饱和结合度。每张切片以 10～20μl 杂交液为宜，杂交液过多则可能造成盖玻片滑脱。核酸探针的浓度过高，则会导致高背景染色。探针越短，越容易进入细胞，杂交效率高，杂交时间短。500 个碱基的探针杂交时间约为 20h，超过 500 个碱基的探针可用水解酶水解后再进行杂交。

（三）杂交

杂交（hybridization）即将杂交液滴于切片组织上，加盖硅化盖玻片，并在盖玻片四周使用液体石蜡封固，以避免杂交液蒸发。杂交时间较长时，可将载玻片置于盛有 2×SSC 缓冲液的保湿盒中孵育。

1. 杂交液　杂交液反复冻融，易出现硫酸葡聚糖沉淀。使用前加热至 50℃，使其充分溶解后，再加入探针分子。一般 RNA 探针分子浓度为 0.5～2μg/ml，DNA 探针分子浓度为 1μg/ml。

2. 杂交温度　DNA 探针所需的熔解温度（melting temperature，T_m）是 90℃，而 RNA 则是 95℃。高温条件下，无法保证组织的完整性及与载玻片的黏附性，为了解决这个问题，可以在杂交液中加入甲酰胺以降低探针的 T_m，杂交液每加入 1% 的甲酰胺，熔解温度下降 0.72℃。实际操作中，一般会把 T_m 设定在 30～60℃。

RNA 和 cRNA 探针的 T_m 一般为 37～42℃；DNA 探针或靶 DNA 需要在 80～90℃加热 5～15min 使其变性，然后在冰上静置 1min 冷却后，置于盛有 2×SSC 缓冲液的保湿盒中，37～42℃孵育过夜。

3. 杂交时间 杂交时间过短，会造成杂交不完全；杂交时间过长，会增加非特异性染色。一般将杂交时间设定为 16 ～ 20h。杂交时间与核酸探针长度、组织通透性有关，在应用过程中应具体实验具体分析。

4. 杂交实验过程

（1）预杂交：脱水的载玻片上，滴加 100μl 预杂交液，置于保湿盒，55 ～ 58℃孵育 2h。

（2）杂交：甩掉预杂交液，地高辛探针和载玻片 80 ～ 95℃变性 5 ～ 15min，置于冰上冷却 1min，滴加 20μl 含有地高辛探针的杂交液于组织上，37 ～ 42℃孵育 16 ～ 20h。

（四）漂洗

杂交后使用一系列不同浓度、不同温度的盐溶液进行漂洗，可以有效降低背景染色，获得良好的反差效果。漂洗液的使用原则是，盐溶液浓度从高到低依次使用，使用温度从低到高。

1. 取出玻片，去掉盖玻片，甩掉杂交液，分别使用初次漂洗液和二次漂洗液洗 5 ～ 10min。

2. 使用 RNA 酶 A 于 37℃漂洗 10min，如果是 DNA 探针，则不需要此实验步骤。

（五）显示

1. 所用试剂

（1）地高辛探针杂交后处理液：缓冲液 A，缓冲液 B，缓冲液 C，AP 显色液。

（2）A-B 显色液：显色为棕黑色。

显影前，A 液：B 液以 1：1 混合，振荡摇匀，避光下显色 5 ～ 15min。

（3）DAB-H_2O_2 显色液：用于辣根过氧化物酶标记的探针显色，显色为棕黄色。

（4）NBT-BCIP 显色液：用于碱性磷酸酶标记的探针显色，显色为紫蓝色。

2. 显色步骤

（1）在缓冲液 A 中平衡 5min，在载玻片上滴加碱性磷酸酶的抗地高辛抗体，室温孵育 2h。

（2）缓冲液 A 洗 15min×2 次，缓冲液 B 中平衡 5min，将 AP 显色液滴加于组织上，显色过夜。

（3）缓冲液 C 洗 15min，ddH_2O 洗 15min，脱水，透明，封片，风干，显微镜观察。

第二节　荧光原位杂交技术

荧光原位杂交（fluorescence *in situ* hybridization，FISH）是指利用荧光信号对组织、细胞中的核酸进行检测的原位杂交技术。具有试验周期短、反应速度快、敏感性高、特异性强、定位准确、标记稳定等优势。FISH 目前可以用于分裂期细胞染色体分析，检测间期染色体异常，显示核内三维结构，广泛应用于细胞滴片、石蜡切片和冷冻切片等。

一、荧光原位杂交技术基本原理

FISH 是使用有荧光标记的特异性 DNA 或 RNA 探针，与待检测的细胞、组织内的染色体 DNA 或 mRNA 进行杂交，形成杂交体，通过相关设备检测其荧光信号。目前，荧光探针有 2 种标记方法，其一是直接标记法，将荧光分子直接标记于探针上，使用荧光显微镜检测；其二是间接标记法，采用中间分子探针，杂交后使用荧光标记物在显微镜下检测中间分子探针。

二、实验步骤

（一）组织处理

FISH 技术所检测的标本可以是贴壁细胞，细胞悬液，血涂片、冷冻切片或石蜡切片的组织。其载玻片和盖玻片的处理与地高辛标记的原位杂交技术相同，其组织制备主要有以下几种。

1. 新鲜细胞印片制备 将新鲜组织做一新鲜剖面，印迹于经过处理的载玻片，固定于甲醇 - 冰醋酸（3 : 1）固定液中 20min，风干后置于 37℃中 1 ～ 2 天即可。

2. 冷冻组织切片 使用 OCT 包埋新鲜组织，置于恒冷切片机内，平衡至 –20℃后，切片，厚度为 10μm，贴附在处理后的载玻片上。干燥后，固定于 pH7.4 的 4% 多聚甲醛溶液中 30min，保存于 –80℃，杂交实验前升温备用。

3. 石蜡组织切片 4% 多聚甲醛溶液固定 24h 后，石蜡切片，厚度 4μm，37℃干燥过夜，保存于 4℃。

4. 离心细胞涂片 使用现配的甲醇 - 冰醋酸（3 : 1）固定液固定 10min，1000r/min 离心 3 ～ 5min，将沉淀的细胞黏附于处理后的载玻片，自然风干，备用。

（二）探针准备

FISH 常用 DNA 探针、RNA 探针和寡核苷酸探针。

1. 核酸探针的荧光标记

（1）直接标记法：将荧光素掺入核酸探针中，然后与靶核酸进行杂交，所形成的杂交体含有荧光素，可在荧光显微镜下直接观察。具有简单、快捷和特异性高的特点，但是敏感性较低，随着荧光检测技术和荧光材料的发展，其灵敏度不断提高。

常用的荧光素标记物有异硫氰酸荧光素（FITC）、氨基乙酰荧光素（amino acetyl fluorene，AAF）、氨甲基香豆素乙酸（AMCA）、罗丹明（rhodamine）、四甲基异硫氰酸罗丹明（TRITC）、得克萨斯红（Texas red）和花青素类（Cy2、Cy3、Cy5、Cy7）等。

（2）间接标记法：是先应用亲和性物质或半抗原作为中间分子掺入核酸探针中，再通过亲和连接或免疫反应带入荧光素而间接检测杂交体的方法。通过中间分子的处理，荧光信号扩大，检测的灵敏性提高。

常用的中间分子有：生物素（biotin），使用荧光素标记的抗生物素蛋白（avidin）或链霉抗生物素蛋白（streptavidin）检测；氨基乙酰荧光素（AAF），使用抗 AAF 抗体检测；磺酸盐（sulfonate），使用抗磺酸抗体检测；地高辛（digoxigenin），使用荧光素标记的抗地高辛抗体检测；二硝基苯（DNP）等。

2. 探针标记方法

（1）PCR 标记法：在 PCR 反应体系中掺入含有地高辛、生物素或荧光素标记的单核苷酸，进行 20 ～ 25 个循环数的反应，反应结束后加入终止液，无水乙醇 12 000g 离心沉淀，使用 TE 缓冲液溶解探针。

（2）切口平移（nick translation）法：见地高辛标记的原位杂交技术中的介绍。

（3）随机引物法：见地高辛标记的原位杂交技术中的介绍。

3. 核酸探针的选择原则 大的 DNA 片段适合作 DNA 探针。为了抑制大片段 DNA 中的重复序列，可采用未标记的过量的基因组 DNA 杂交。

4. 多色荧光原位杂交（multi-color FISH，MFISH） 是利用不同颜色荧光素标记的不同标本，对同一标本进行杂交，用来检测同一标本的不同 DNA 序列。其中直接法标记可在荧光显微镜下直接检测；间接法采用不同半抗原标记的不同探针进行杂交，然后使用不同荧光素标记的抗体进行反应后，在荧光显微镜下观察。用于揭示染色体畸变、复杂染色体核型改变等。

5. 纤维 FISH 是将细胞内所有 DNA 在载玻片上制备出高度伸展的 DNA 纤维，使用不同颜色荧光素标记的探针与之进行杂交，在荧光显微镜下观察结果。

（三）杂交

1. 杂交前处理

（1）增强组织的通透性和核酸探针的穿透性：常使用蛋白酶 K、链酶蛋白酶、胃蛋白酶和 Triton X-100 等。其中，蛋白酶 K 在冷冻切片和石蜡切片中的使用浓度分别是 0.5 ～ 2μg/ml 和 10 ～

25μg/ml。

（2）染色体及探针的变性：使组织或探针 DNA 在高温下解离为单链 DNA。可将载有组织或细胞的载玻片置于变性液中于 80 ～ 95℃变性 5 ～ 15min。

2. 杂交条件选择　对于染色体重复序列的检测，可将探针混合液直接滴加于载玻片并加盖硅化的盖玻片。可在保湿盒中孵育，保湿盒用封口膜封闭。

（1）孵育温度：37℃左右。

（2）探针浓度：2ng/μl，在染色体铺片中，探针浓度应为 0.4ng/μl。

（3）杂交液应以 3 ～ 5μl/cm² 的剂量铺于载玻片上。

3. 杂交液

（1）50× 登哈特（Denhardt）液。

（2）预杂交液。

（3）杂交液：在预杂交液中加入 100g 硫酸葡聚糖和浓度为 1μg/ml 的核酸探针。

4. 杂交步骤

（1）标本变性：标本置于 70% 甲酰胺 /2×SSC 缓冲液中于 80 ～ 95℃变性 5 ～ 15min。分别置于 –20℃的 70%、85%、100% 梯度乙醇中 5min，自然干燥。

（2）探针变性：在水浴锅中于 80 ～ 95℃变性 5 ～ 15min。

（3）预杂交 2h。

（4）滴 10μl 杂交液于组织上，盖上硅化的盖玻片，使用封口膜封固，置于盛有 2×SSC 缓冲液的保湿盒中 37℃孵育 20 ～ 22h。

（四）漂洗

1. 漂洗液

（1）初次漂洗液。

（2）二次漂洗液。

2. 漂洗过程　于 2×SSC 缓冲液中 43℃移除盖玻片，分别使用初次和二次漂洗液于 37℃洗载玻片 2 次。

（五）杂交信号的放大

如果使用间接法 FISH，则需要进行该过程的操作，直接法 FISH 则省略该过程。

1. 封闭液

2. 信号放大过程

（1）使用 150μl 封闭液Ⅰ，37℃孵育 20min，移除液体，加 150μl 卵白素 -FITC，37℃孵育 30min，PBS 洗 3 次。

（2）加 150μl 封闭液Ⅱ，37℃孵育 20min，移除液体，加 50μl 生物素化的卵白素抗体，37℃孵育 30min，PBS 洗 3 次。自然风干。

（六）封片

1. 抗褪色剂

2. 封片过程

（1）取 20μl 溴化丙锭（或 DAPI[①]）与抗褪色剂的等量混合液，滴于标本上。

（2）封片，使用指甲油封闭在盖玻片周围。

（七）荧光显微镜观察结果

封片后应立即观察，如果条件不允许应保存于 4℃或 –20℃中。

---

① DAPI 为 4',6- 二脒基 -2 苯基吲哚。

（1）在可见光下找到视野。

（2）打开荧光激发光源，观察并拍照。

三、注意事项

1. 防止蛋白酶 K 过度消化而致脱片。

2. 注意蛋白酶 K 浓度，浓度过低则待测核酸暴露不充分，太高则可导致组织受损。

3. 注意环境温度，应使用温箱或水浴锅。

4. 尽早拍照，防止荧光猝灭。

【思考题】

1. 以下物质不能作为荧光素标记物的是（　　　）

A. FITC　　　　　　B. Texas red　　　　　C. DAB　　　　D. Cy5　　　　E. TRITC

2. 封片时，向切片滴加 DAPI 是对（　　　）进行染色。

A. 细胞质　　　　　B. 细胞核　　　　　C. 细胞器　　　D. 糖蛋白　　E. 细胞膜

3. 用 TritonX-100 处理组织细胞是为了（　　　）

A. 使核酸变性　　　B. 使蛋白质变性　　　C. 增加细胞膜通透性

D. 增加核膜通透性　E. 降低细胞质浓度

答案：1. C　2. B　3. C

（陈志强　滕　藤）

第九章　显微镜技术

第一节　光学显微镜

一、光学显微镜的结构

光学显微镜由三部分组成：机械部分、照明部分和光学部分（图 9-1）。

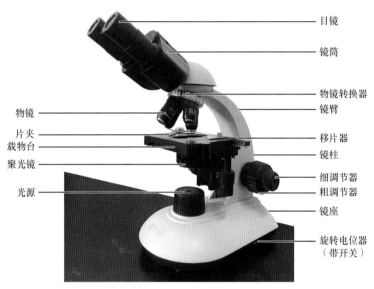

图 9-1　双目光学显微镜结构

（一）机械部分

1. 镜座（base）　位于显微镜的最底部，起到稳定和支撑整个显微镜镜体的作用。

2. 镜柱（post）　是位于镜座上方的短柱，连接镜座和镜臂。

3. 镜臂（arm）　支持镜筒与载物台，是位于镜柱上方的弯曲结构、取放显微镜时的手持部位。镜筒直立式光镜在镜臂和镜柱之间有一个可活动的倾斜关节，可使镜臂适当倾斜，便于观察，但倾斜角度不能超过 45°，否则由于重心偏移显微镜易倾倒；镜筒倾斜式显微镜的镜臂与镜柱连为一体，无倾斜关节。

4. 镜筒（tube）　是位于镜臂前上方的圆筒状结构，上端安装目镜，下端安装物镜转换器，可分为单筒式和双筒式，单筒式有直立式和倾斜式两种，双筒式均为倾斜式。目前常用的光学显微镜多为双筒显微镜，两眼同时使用可以缓解眼睛疲劳，两筒之间的距离可以调节。

5. 物镜转换器（revolving nosepiece）　固定在镜筒下方，为圆盘状结构部件，盘上有 3～4 个圆孔，分别安装了不同放大倍数的物镜，可以更换不同倍数的物镜。转动物镜转换器时应用手捏住螺旋盘旋转，不要手推物镜，以免时间长时使成像发生偏差。

6. 载物台（stage）　是放置载玻片的平台，中央有一个通光孔，光线通过此孔照射在载玻片上，载物台上安装有玻片移动器，用以夹持玻片，并使玻片能够前后、左右移动。

7. 调节器（adjuster）　装在镜臂或镜柱两侧的粗、细螺旋，用以调节焦距。

（1）粗调节器（粗螺旋）（coarse adjuster）：在使用低倍镜前，可先用粗螺旋找到物像。转动粗螺旋时可使载物台（镜筒倾斜式显微镜）或镜筒（镜筒直立式显微镜）大幅度升降，可以快速调节物镜和标本间距离，使物像出现在视野当中。

（2）细调节器（细螺旋）（fine adjuster）：转动细螺旋时可使载物台或镜筒发生短距离的升降，在使用高倍镜、油镜或低倍镜时，为了观察到更清晰的物像，可以使用细螺旋调节。

（二）照明部分

照明部分位于载物台的下方，包括反射镜、聚光镜、光圈。

1. 反射镜（reflector） 是安装在镜座上的一个小圆镜，可向任意方向转动，有平面和凹面两个面，其作用是将光线反射到聚光镜上。平面镜聚光作用弱，在光线较强时使用，凹面镜聚光作用强，在光线较弱的时候使用。电光源普通显微镜没有反射镜，照明装置安装在镜座内，光线的强弱可由底座上的光亮调节钮来控制。

2. 聚光镜（condenser） 位于载物台的下方，由一组透镜组成，其作用是将光线汇聚，通过光孔照射到标本上。聚光镜的侧下方（左或右侧）有一个小螺旋，转动可以升降聚光镜调节视野中光亮的强弱度。

3. 光圈（diaphragm） 位于聚光镜的下方，由一组金属薄片组成，其外侧有一小柄，转动小柄可调节其开孔的大小，从而控制通过的光量。

（三）光学部分

1. 目镜（ocular） 一般有 2～3 个，安装在镜筒的上端，上面刻有 5×、10× 和 15× 符号（表示放大倍数），在使用中，通常用 10× 的目镜。

2. 物镜（objective） 一般有 3～4 个物镜（图 9-2），装在物镜转换器上面，是决定显微镜质量、分辨率和放大倍数的关键部分。一般在物镜镜筒上标有主要性能指标——放大倍数和数值孔径，如 10/0.25、40/0.65 和 100/1.25。不同倍数的物镜详细情况如表 9-1 所示。

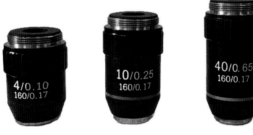 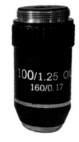

图 9-2　光学显微镜物镜镜头

表 9-1　不同倍数物镜区别

镜头	放大倍数	镜身	数值孔径	工作距离 /mm
低倍镜	10×	短	0.25	5.40
高倍镜	40×	较长	0.65	0.39
油镜	100×	最长	1.25	0.11

数值孔径（numerical aperture，NA）又称镜口率，反映物镜分辨率的大小，数字越大，说明其分辨率越高。分辨率是指显微镜能够分辨物体上的最小间隔的能力，可分辨的最小间隔距离越近，分辨率越高。人的分辨率可达 0.1mm，显微镜的分辨率能达到 0.2μm。

$$R=0.61\lambda/NA \quad NA=n \cdot \sin(\alpha/2)$$

式中，R 为分辨率，λ 为光波波长，NA 为镜口率，n 为介质折射率，α 为透镜视锥顶角，折射率大的介质（如香柏油的折射率为 1.515，空气的折射率为 1），分辨率也大。工作距离是指物像调节清楚时物镜下表面与盖玻片上表面之间的距离；物镜的放大倍数越大，工作距离就越小（表 9-1）。

二、光学显微镜的使用方法

1. 低倍镜的使用方法

（1）取镜与放置：取显微镜时，右手握住镜臂，左手托住镜座，保持平稳轻轻放在实验台上，位于操作者前方略偏左侧的位置，显微镜离实验台边缘应至少有10cm（一拳）的距离。

（2）对光：使用电光源显微镜时，首先打开显微镜电源开关，然后使低倍镜对准载物台，开大光圈，上升聚光镜并调节光亮调节旋钮至视野内光线明亮适中。

使用普通光学显微镜时，先转动粗螺旋，使载物台慢慢下降（镜筒直立式显微镜需升高镜筒），使物镜与载物台之间的距离拉开，然后再转动物镜转换器，使低倍镜对准通光孔（转动时听到"咔"的一声响时，表明物镜光轴镜筒中心已经对准），打开光圈，上升聚光镜，将反射镜凹面转向光源，用目镜观察，并同时调节反射镜的方向，直到视野内的光线明亮且均匀为止。

（3）置片：取一标本片放在载物台上，切记一定要将盖玻片一面朝上，用玻片移动器将待观察部位移到通光孔的正中。

（4）调焦：先选用低倍物镜（10×），同时转动粗螺旋，使载物台上升至物镜距标本片3～4mm处，一边在目镜上观察，一边缓慢转动粗螺旋，使载物台缓慢下降至视野中出现清晰的物像。

如果看不到物像，可能由以下原因造成：①物镜未对正通光孔，应对正后再进行观察。②标本不在观察视野内，将标本移动到通光孔中央处。③调节器转动得太快，超过焦点，应缓慢旋转重新调焦。④视野内的光线过强，不易观察到未染色的标本片，应将光线调暗一些再进行观察。

2. 高倍镜的使用方法

（1）选好观察目标：一定要先在低倍镜下把要观察的部位移动到视野中央，将物像调节至清晰。

（2）选换高倍物镜：为防止镜头碰撞到玻片，一边从显微镜侧面注视玻片与镜头之间的距离，一边慢慢转动转换器使高倍物镜镜头对准通光孔。

（3）调节焦距：从低倍镜转换成高倍镜观察时，一般能看到一个模糊的物像，调节细螺旋，可以看见清晰的物像。若视野亮度不够，可上升聚光镜和开大光圈。

3. 油镜的使用方法

（1）选好目标：必须先在低、高倍镜下观察，将待观察部位移到视野中央。

（2）转换油镜：转动物镜转换器，使高倍物镜镜头离开通光孔，在观察部位中央滴1滴镜油（香柏油），从侧面观察镜头与玻片的距离，缓慢使油镜镜头转到通光孔，浸入香柏油中。

（3）调节光亮度：油镜需要的光亮度强，将聚光镜上升到最高位置，光圈开到最大。

（4）调节焦距：一边观察目镜，一边稍稍调节细螺旋，使物像清晰。若物像不理想或不出现物像时，需要重新寻找物像，在油区之外应按低倍镜到高倍镜，最后到油镜的操作程序。在油区内重找物像时要按低倍镜至油镜的程序，以免油污染高倍镜头。

（5）擦净油镜头：油镜使用完毕后，将油镜升高离开通光孔，首先用干擦镜纸擦一遍镜头，去掉多余的油，再将擦镜纸滴少许二甲苯将镜头上和标本上的香柏油擦去，最后用干净擦镜纸再轻轻擦拭干净。

三、使用光学显微镜的注意事项

1. 持镜时务必轻拿轻放，不可单手提取显微镜，避免碰撞到镜身或零件掉落，一定是右手握镜臂、左手托住镜座。

2. 不能把显微镜放在实验台的边缘，以免碰翻。

3. 避免水滴、乙醇或其他药品接触镜头和镜台，如果沾污要立刻擦干净。

4. 上升载物台转换物镜时，严禁边操作边在目镜上观察，要从显微镜侧面注视物镜与标本的距离，以免物镜与标本片相撞，造成玻片或物镜镜头的损坏。

5. 需要更换玻片标本时，要先将载物台与物镜头分离一定距离，才可取下标本片。

6. 转换物镜时应用手缓慢转动物镜转换器，一定不能用手直接抓握物镜转动。

7. 放置玻片标本时一定要对准通光孔中央，不能把玻片放反。

8. 观察时要保持双目睁开，切勿闭上一只眼睛。

9. 使用完毕后，必须复原，其步骤是：取下标本片，转动转换器使镜头离开通光孔，下降载物台，平放反射镜，下降聚光镜（但不要接触反射镜），关闭光圈，回位玻片移动器，盖上显微镜外罩，放回显微镜台柜中。

10. 保持显微镜清洁，光学和照明部分只能用擦镜纸擦拭，切忌口吹、手抹或用布擦，机械部分可以用布擦拭。

11. 在每次使用显微镜前，逐项检查显微镜各部分情况，看是否有损坏。如发现损坏，要及时向管理员报告。使用完毕，填写显微镜使用记录本。

四、光学显微镜应用领域

光学显微镜从诞生至今，已有 400 多年的历史，光学显微镜的用途非常广泛，如在生物学、物理学、化学、天文学，以及在一些科研工作中都离不开显微镜。在生物学中，显微镜可以帮助人们去探知未知的世界，去认识世界。

医院是显微镜的最大应用场所，主要用来检查患者的体液变化、入侵人体的病菌、组织细胞结构的变化等信息，是医生制订治疗方案的有效依据。在基因工程、显微外科手术中，显微镜是医生的必备工具；农业育种、病虫害防治等工作也离不开显微镜；工业生产中，精细零件的加工检测和装配调整、材料性能的研究是显微镜可以大显身手的地方；刑侦人员经常依靠显微镜分析各种微观的罪迹；环保部门借助显微镜检测各种固体污染物；地矿工程师和文物考古工作者借助显微镜所发现的蛛丝马迹，判断深埋地下的矿藏或推断出尘封的历史真相；日常生活中，人们也离不开显微镜，如在美容美发行业，使用显微镜对皮肤、发质等进行检测。可见，显微镜与人们日常生活的结合已经非常紧密。

第二节　电子显微镜

电子显微镜（electron microscope）简称电镜，是根据电子光学原理，用电子束和电子透镜代替光束和光学透镜，使物质的细微结构在非常高的放大倍数下成像的电子光学仪器。常用的电子显微镜有透射电镜（transmission electron microscope，TEM）和扫描电镜（scanning electron microscope，SEM）两种。

一、透射电镜

（一）透射电镜的结构

透射电镜主要由电子光学系统、真空系统、供电系统三大部分组成。

1. 电子光学系统　简称镜筒，为电镜的主体，一般情况下是直立的，包括电子枪、聚光镜、样品室、物镜、中间镜、投影镜、荧光屏观察室、照相室等。其作用是对标本实行放大、成像、观察和记录，这是电镜与光镜的最大区别部分。它以高速运动的电子束代替光线，以电子透镜取代光学显微镜的玻璃透镜，使分辨率大大提高。

电子枪是由阴极、栅极、阳极组成，发出的电子束经高压加速后形成高速电子流投向聚光镜。聚光镜将高压电子束聚焦，投射到样品上。样品室承载样品，内设气锁装置，在更换样品后数秒内可恢复正常真空工作状态。物镜是短距透镜，放大率高，决定着电镜的分辨率和成像的质量。中间镜结构类似物镜，经物镜放大的电子像由中间镜作二级放大。投影镜位于中间镜的下方，是将中间像放大后在荧光屏上成像。

2. 真空系统　包含了机械泵、空气过滤器、油扩散泵及排气管道等部件，使镜筒内保持高度真空状态。电镜必须在高真空条件下才能正常工作，真空度要求达到 1.33×10^{-5} kPa。真空度由电镜上的真空计检测和显示。目前使用的电镜均为自动抽真空系统，阀门由电子程序控制，自动启闭。电镜利用高压电子束为照明源，要求电子束的通道上不能有游离气体存在，以避免与气体分子碰撞引起电离、放电、电子散射、灯丝氧化、污染样品等，影响观察效果或发生故障。

3. 供电系统　包括高压电源和透镜电源。供电系统提供稳定的电源，包括高压系统电源、各透镜的电源及真空泵的电源等。供电系统的稳定度至关重要，直接影响成像的质量。高压电源是小电流、高电压电源。可产生 $50 \sim 100$kV 的高电压，以加速电子流。透镜电源与此相反，是大电流、低电压电源，其使电子束聚焦成像。这两部分电源都要求极高的稳定性，要求电流的波动值小于 1×10^{-6}A/min。

（二）透射电镜成像原理

透射电镜的工作原理是以电子束作照明源，利用电子流的波动性，经电磁场的作用改变电子的前进轨迹，产生偏转、聚焦、发放，当电子束透过样品经电磁透镜的作用可放大成像，最后显示在荧光屏上或记录在照相装置上。高速运动的电子流的波长远远比光波波长要短，所以电镜的分辨率要比光镜高，分辨率达到了 0.14nm，放大倍数达到了 80 万倍。由阴极发射的电子经高压加速、聚光镜聚焦形成快速电子流，投射到样品上，与样品中各种原子的核外电子发生碰撞，形成电子散射。细胞质量、密度较大的部位电子散射度强，成像较暗；质量、密度较小的部位电子散射度弱，成像较亮，结果在荧光屏上形成与细胞结构相应的黑白图像。

近代使用的电镜，是由电子透镜或电磁透镜构成的。同光镜一样，电镜里也有几组电子透镜：第一组透镜为聚光镜，其作用是把电子束集中起来，瞄准在要观察的物体上；第二组透镜是物镜，使经过观察物体的电子束发生曲折而产生初步放大像；为了达到更高的倍数，可以在经过第一、第二中间镜和投影镜三次放大，最后由电子束构成的物体放大像投在荧光屏上，把电子图像变成了可见光图像。

（三）透射电镜生物样品的制备

常规超薄切片术是指不用特殊冷冻条件的常规包埋技术，包括取材、固定、脱水、浸透、包埋与聚合、超薄切片、染色等步骤。下面以家兔肝脏为例介绍制作过程及方法。

1. 取材　将活的家兔用 3% 戊巴比妥（1ml/kg）或 10%苯巴比妥（1.2ml/kg）进行轻微麻醉，快速打开腹腔，暴露肝脏，用锋利的双面刀片切取体积小于 1mm³ 的肝组织，取出后要马上投入配好的固定液中。取材过程要迅速，一般情况是将动物麻醉后取材，如果是处死后取材，最好在 $1 \sim 2$min 内完成；取材过程要在 $0 \sim 4$℃低温条件下进行，防止动物死后细胞缺氧组织发生超微结构的变化。

2. 固定　是利用化学试剂使细胞的细微结构或化学成分保持动物生前的状态。将取好的肝组织放入 2.5% 戊二醛中，在 4℃下固定 2h；用二甲砷酸钠缓冲液（0.1mol/L，pH7.4）冲洗 3 次，每次 10min；再放入 1% 的锇酸中，4℃下固定 2h。

3. 脱水

（1）漂洗：将用锇酸固定后的标本取出，用滤纸吸干液体，再用双蒸水漂洗 3 次，每次 10min。

（2）脱水：经漂洗后的标本，按顺序投入 30%、50%、70% 的乙醇中，4℃下各 10min；然后在室温下，投入 80%、90%、95% 的丙酮中各 10min，投入 2 份 100% 的丙酮中各 1 次，每次 10min。用脱水剂把组织细胞内的游离水除去，使包埋剂能够均匀渗入细胞内（如实验需中途停顿，可把标本放在 70% 的乙醇中过夜）。

4. 浸透　在室温或 37℃下，将标本分别置入 3：1、1：1 和 1：3 的 100% 丙酮与包埋剂的混合液中，时间各为 10 ~ 30min、30 ~ 60min 和 1 ~ 2h 或过夜；再放入纯包埋剂中 2 ~ 5h 或过夜。其目的是用包埋剂置换出标本中的丙酮。

5. 包埋与聚合　取清洁、干燥的包埋模具（如 2 号药用胶囊），先用注射器向胶囊中加 1 滴包埋剂，再用牙签将标本挑入胶囊中，使标本位于液面中央，再向胶囊中缓缓注满包埋剂。电镜生物标本常用环氧树脂作包埋剂，聚合后可切成超薄切片，并耐受电子束轰击。将包埋好的标本放入温箱中聚合，使包埋剂固化。固化过程一般在 37℃下处理 12h，45℃处理 12h，60℃处理 24h，也可直接放入 60℃温箱中处理 24h，目的是使包埋剂聚合、硬化，由流体变为均匀的固体。在切片时，其内包埋的肝组织能够保持结构不变。包埋块如不马上切片，一般情况下可长期保存。

6. 超薄切片　普通透射电镜的加速电压多为 70 ~ 100kV。电子束常难以穿透较厚的组织切片，而医学生物材料的超薄切片在 50 ~ 70nm，可以获得对比度较佳的图像。切片前，要将标本包埋块顶端修成近 45° 的四边锥体，使需切片的标本露出，切面约为 0.4mm × 0.6mm 的长方形或梯形。然后把标本包埋块夹在标本夹中，固定在切片机臂的远端。玻璃切片刀，需用胶布围成水槽，加入适量蒸馏水，使切下的薄片漂在水面，用铜网收集。薄片的厚度可从薄片与水面反射光所产生的干涉色来判断：以银白色（50 ~ 70nm）为佳；薄片大于 100nm（紫红色），电子束的穿透较差，微细结构辨别不清；但小于 40nm（暗灰色）图像反差低，难以观察。

7. 染色　在培养皿中放一片蜡纸，并在上面加 1 滴乙酸铀染液，用弯头小镊子夹住铜网边缘，贴有薄片的一面朝下，缓慢插入染液中，盖上培养皿盖，室温下染色 10 ~ 20min，双蒸水洗 2 次；放入柠檬酸铅染液中染色 15min，然后 0.1mol/L NaOH 染液漂洗 1 ~ 2s，双蒸水洗 2 次，自然风干后观察。其原理是利用重金属盐（如铅盐、铀盐等）与组织中某些成分结合（乙酸铀可与大多数细胞成分结合，尤其易与核酸、核蛋白、结缔组织纤维成分结合；柠檬酸铅易与蛋白质、糖类结合），以提高这些组分对电子的散射能力，增强超薄切片中不同组分对电子散射的差异，使细胞的超微结构得以充分体现，形成与细胞结构相应的图像，提高图像反差，也称电子染色。

（四）透射电镜样品制备注意事项

1. 因二甲砷酸钠缓冲液具有异味和毒性，配制使用时一定要非常小心。应在防护罩内进行配制，避免试剂与皮肤直接接触，防止吸入呼吸道内。

2. 锇酸（即四氧化锇，OsO_4）是一种强氧化剂，需冷冻、密封、避光保存，使用前要彻底化开，以免浓度不匀。配制和储存不当会产生锇黑，使其失效，并对皮肤和黏膜有刺激作用，操作时应戴防护手套，使用通风橱。

3. 玻璃切片刀要现用现做，通常情况下用一把刀切一个标本。

4. 乙酸铀染液有微量放射性，能发荧光，需小心使用，避光保存。染色时应避免强光直射，避免皮肤接触和污染实验台。

二、扫描电镜

（一）扫描电镜的结构

扫描电镜主要由电子光学系统、信号检测与转换系统、信号的显示与记录系统、真空系统和供电系统等部分组成。

1. 电子光学系统（即镜筒）　由电子枪、系列电磁透镜、扫描装置和样品室等部分组成。电子枪的构造、原理与透射电镜相似，即由阴极、栅极和阳极组成。当通电加热到一定温度时，尖端发射出电子束流，在加速电压的作用下，形成直径为 30 ~ 50μm 的高速电子流（即电子光源）。系列电磁透镜，通常装有 2 ~ 3 级电磁透镜，又称聚光镜，起聚焦电子束的作用，使电子枪发出的电子束直径缩小到 3 ~ 10nm（即电子探针）。扫描装置即偏转线圈，通常镜中装备 3 个偏转线圈，一个用于电子探针在样品表面扫描，另两个用于控制观察和摄影的显像管。样品室可容纳直径约

10cm 的样品台，并设空气闭锁装置。在更换样品时，确保镜筒内的真空状态，保护灼热的灯丝，以防止氧化，延长使用寿命。

2. 信号检测与转换系统 镜中装有检测器，用于检测电子探针与样品间相互作用产生的有关信号，其中闪烁体将两次电子转换成光信号；由光导管传送到样品室外的光电倍增管中，并转变成电信号进行前置放大和视频放大，再将电信号转变成电压信号输送到显像管的栅极。

3. 信号的显示与记录系统 包括两个显像管、几个调控装置和一架 120 照相机及计算机记录装置等。输送到显像管栅极上的电压信号，控制着两个显像管图像的亮度。当电子探针在样品表面扫描时，两个显像管中的电子束在荧光屏上也作栅极状扫描，使带有样品信息的电压信号通过显像管以不同亮度反映到荧光屏上，形成反映样品形貌和成分特征的可辨认图像，可直接观察和照相记录。

4. 真空系统和供电系统 扫描电镜的真空系统同样由机械泵和扩散泵组成，使镜筒内形成 $10^{-5} \sim 10^{-4}$ 的真空度。供电系统为扫描电镜的各部件提供特定的电源，与透射电镜相似，在此不做详细介绍。

（二）扫描电镜成像原理

扫描电镜的工作原理是电子枪发射出的电子，在加速电压的作用下，形成高速电子流，经聚光镜和物镜汇聚成电子探针，在样品表面进行扫描。电子束可激发样品表面（厚约几纳米）使原子外层电子逸出，形成二次电子（同时也产生其他信号）。二次电子产生的多少与样品表面形貌及不同元素成分相关。击出的二次电子被检测器收集，经视频放大，形成图像信号，传入显像管显示。电子束照射样品表面与显像管荧光屏上的画面呈同步扫描，结果在荧光屏上形成样品表面图像，可直接观察和照相。扫描电子显微镜的图像有很强的立体感。扫描电镜的分辨率主要取决于在样品表面上扫描的电子束的直径。放大倍数是显像管上扫描幅度与样品上扫描幅度之比，可从几十倍连续地变化到几十万倍。目前扫描电镜的分辨率已达 0.7nm，放大倍数为 30 万左右。

（三）扫描电镜生物样品制备

制备用于扫描电镜观察的生物标本，必须满足以下两个条件：①具有良好的导电性并且是干燥的生物标本；②标本干燥后微细结构应维持原形。制作过程的步骤包括：取材、固定、电处理、脱水、临界点干燥、镀膜。下面以家兔支气管为例介绍制作过程及方法。

1. 取材 用 3% 戊巴比妥(1ml/kg)或 10%苯巴比妥(1.2ml/kg)轻微麻醉家兔,解剖暴露支气管,用锋利的双面刀片切取小段支气管，剖开，切取 2mm × 5mm 大小的管壁组织。用 PBS（0.1mol/L，pH7.4）或生理盐水清洗 2 次。若黏膜表面有较多黏液，可用胰蛋白酶消化后再清洗。注意保护要观察的内表面（即黏膜面）。

2. 固定 把标本迅速投入固定液中，其固定程序与透射电镜标本相同。

3. 电处理 经锇酸固定的标本，双蒸水清洗 2 次后，放入 2% 单宁酸中处理 10min，再用双蒸水清洗 3 次，再放入 1% 锇酸中处理 30min。以上均在 4℃中进行。导电处理就是一种将极细的金属颗粒植入生物标本中以增强标本导电性的电子染色过程。

4. 脱水 将双蒸水洗过 3 次的标本依次放入 30%、50%、70%、80%、90%、95%、100% 的乙醇中各 10min，再将标本移入乙酸异戊酯中，于室温下 10min 以置换出标本上的乙醇。

5. 临界点干燥 迅速将标本移入临界点干燥器的密闭标本室中，打开进气阀门，注入液态 CO_2，当其量达到标本室容积的 2/3 时，关闭阀门，将标本室温度加至 40℃时，标本室内的压力达 120 个大气压，此时已超过临界点（31.4℃，72.8 个大气压；在临界点时，液态与气态界面消失）。随后，打开放气阀门，缓缓放气（放气时间不得少于 2h）。气放完后，取出完全干燥的标本。临界点干燥法是扫描电镜标本制备的一种重要干燥方法，它能消除表面张力，使标本在干燥过程中不损伤、不变形。

6. 镀膜 目的是要使样本具备导电性，并能经受电子束的轰击，从而获得良好的观察结果。

将干燥的标本用导电胶粘在标本台上（观察面向上），把标本台放在离子溅射仪阳极载物台上，在低真空（0.01托）条件下，加高压（1200～1400V），阴极（金属靶）与阳极间形成电场，其间残留的气体分子被电离，形成的阳离子轰击阴极上的金属靶，使金属原子溅射出来，覆盖在标本表面，形成连续均匀的金属膜（20nm左右），结果不仅保存了标本的表面形态，而且当电子束射到标本上时易激发大量二次电子，具有良好的导电性，使图像更为清晰。

（四）扫描电镜生物样品制备注意事项

1. 在样品制备过程中，要防止标本的损伤和被污染，尽量保持原有结构。放置样品前要预冷样品室，以免过早汽化影响效果。

2. 要保证干燥剂的纯度，以免污染样品。

3. 待样品室温度回到室温、压力回到零后方可开取样品。

4. 控制排放气体的速度，必须保持在临界状态下排净气体。

5. 脱水和干燥时，尽量避免因标本收缩造成人为假象，防止回潮，应妥善保存。

三、电镜的应用

电镜的出现促进了生命科学的发展。人类在超微结构水平上对细胞的结构和功能有了更进一步的了解。通过对超微结构变化的观察可为疾病的发生、诊断、治疗提供更有力的依据。电镜解开了病毒的奥秘，对认识和发现病毒以及对其进行分类提供了依据。对微生物的认识也上升了一大步，特别是对病菌的活动、孢子发芽等侵入寄生的研究获得了新的进展。电镜技术与生命科学技术相结合促进了生物医学研究领域的新进展，如免疫电镜技术、电镜放射自显影技术等。

透射电镜从高分辨率图像观察、电子衍射分析及X射线能谱成分分析、通过会聚电子衍射进行的晶体结构的精密分析，到物质的电子结构以及结合状态的分析，在材料开发和物性研究中都发挥着巨大的威力。其在生物学、物理学、化学、材料科学、地质、矿物学等领域有着广泛的应用。它还是病理学上诊断的重要工具。扫描电镜具有分辨率高、景深长、成像富有立体感等优点，可对各种材料进行各种角度的表面的观察分析。与光镜相比，电镜用电子束代替了可见光，用电磁透镜代替了光学透镜，并使用荧光屏将肉眼不可见电子束成像。

虽然电子显微镜的应用对生物学的进展起着关键作用，但我们仍不能忽视光学显微镜的作用。在科研工作中，可以将同一物质分别用光学显微镜、透射电子显微镜和扫描电子显微镜进行观察，把结果进行对照比较，这也是科学研究中经常使用的方法。

（曾　玉）

第三节　激光扫描共聚焦显微镜技术

激光扫描共聚焦显微镜（laser scanning confocal microscope，LSCM），又称为共聚焦激光扫描显微镜。1984年随着光学、视频和计算机技术的发展，在荧光显微镜的基础上配置激光共轭聚焦扫描装置，利用激光光源的穿透特点，对规格较大的样品进行连续精确的断层扫描。其特点是利用不同尺寸的针孔，规避非特异性信号，仅保留特异性信号，通过光电倍增管将信号收集，最后利用配套的软件进行数字化处理、分析并输出，获得特异性极强的样品图像。LSCM的激光源可以轻易穿透单一细胞个体，通过扫描荧光标记可以几乎无损地获得细胞的三维结构。对于较厚的未经过透明化处理的组织切片，LSCM的渗透半径可以达到100μm左右。LSCM不仅用于固定样本的成像，更可以应用于观测活细胞、活体组织切片甚至体积较小的动物胚胎的发育过程，对其进行定时、定位以及定量的分析。LSCM具有检测速度快、对细胞损伤小、特异性高以及重复性好等特点。

时至今日，LSCM的成像技术依旧飞速发展着。例如，激光共聚焦显微技术结合超分辨成像技术可以进一步增加放大倍数，而新研制的多光子显微技术（multiphoton microscopy）可以使成像渗透透半径增加数倍。

一、激光扫描共聚焦显微镜的基本结构

LSCM 由激光器、扫描探测器、荧光显微镜和计算机系统所组成。激光器发射光源，通过扫描器的二向色镜，进入荧光显微镜的物镜，激光激发样品后，发射光进入扫描器，最终被光电倍增管检测。检测信号被计算机系统采集，并可显示图像。

（一）激光器

光学显微镜所使用的光源是混合光，光谱范围宽，由于色差影响和入射光的散射和衍射而影响成像质量。而 LSCM 以激光为光源，激光的单色性和高亮度，使其成为 LSCM 最理想的光源，LSCM 中常用激光器的特点：

（1）发射波长：目前存在 21nm 至 7mm 波长的激光器，LSCM 的激光器主要应用于荧光信号的捕捉，其主要涵盖范围包括了从蓝光到远红光的大部分波长：Ar（UV）-351nm、364nm、458nm、476nm、514nm，Kr-568nm、647nm，HeNe-543nm、633nm。

（2）激光器输出功率：可在较宽范围（30% ～ 100%）内调节激光功率，功率越大，所反馈的信号越强。

（3）声光控制滤光片：可在保证激光稳定的条件下，连续调节单一波长激光输出能量，控制不同波长激光切换。

（4）冷却系统：由于激光器大量产热，为保证其正常工作，需经冷却系统降温。常用的是风冷系统，一般操纵顺序是先启动风冷系统，再启动激光器；反之，在关闭的时候，先关闭激光器，保证风冷系统运转 10 ～ 20min 后，再关闭风冷系统。

（二）扫描探测器

扫描探测器主要由分光镜、滤光镜、扫描镜、针孔和探测器组成。

1. 分光镜　根据光线波长不同而改变其传播方向，使激光能到达样品，而样品内源性表达的荧光蛋白或与样品结合的探针所携带的荧光蛋白受激发后产生的荧光亦是通过分光镜到达检测系统。

2. 滤光镜　可选择所需波长的发射光进行检测。可以是滤片、棱镜或光栅。

3. 扫描镜　由 X 轴和 Y 轴方向的两块镜片组成，通过改变镜片的角度，可使激光光斑在组织或细胞样品上移动而完成扫描。目前有两种可供选择的扫描镜。

（1）检流计式扫描器：速度慢，分辨率高。

（2）共振式扫描器：速度快，分辨率低。

4. 针孔　即检测针孔。置于探测器前，可消除非焦平面杂散光，从而控制焦平面成像，亦可影响成像荧光强度。在保证足够荧光信号通过的前提下，其孔径越小越好。

5. 探测器　常用的是光电倍增管，主要是将接收到的光信号转变为电信号，电信号可经过计算机转换为图像。光电倍增管具有灵敏度高、响应快的特点。除了光电倍增管，亦有使用电感耦合器件作为探测器的 LSCM。

（三）荧光显微镜

与常规的荧光显微镜大体相同，但是配有与共聚焦连接的接口、Z 轴步进马达、光路转换系统和复消色差物镜。

1. 步进马达　在扫描镜进行 X、Y 轴平面成像的基础之上，装于载物台上的微量步进马达可使成像向 Z 轴延伸以完成三维立体图像的构建。

2. 光路转换系统　可以切换光学观察模式和共聚焦观察模式。

3. 复消色差物镜　校正红、绿、蓝三色光色差，消除同一焦平面的剩余色差。

（四）计算机系统

计算机通过软件系统用于激光照射的方向、时间、强度的调节，扫描方式的转换，光电倍增管的调节，针孔孔径的调节，参与荧光信号的采集、转换、存储、处理和输出。

二、激光扫描共聚焦显微镜的成像原理

采用激光束作为光源，激光束分别经过针孔、分光镜而到达入射物镜，最终在组织或细胞样本上聚焦，并对焦平面进行逐点扫描。激光照射后，被荧光标记的组织细胞激发出荧光，沿入射光线经分光镜、探测针孔，以相反的方向在探测针孔聚焦，聚焦后，信号被光电倍增管探测收集，然后将信号输送至计算机系统。只有焦平面上的发射光才能穿过探测针孔，非焦平面的光不能穿过针孔而使非观察点的背景呈黑色，这种反差使成像更清晰。

三、对生物材料的基本要求

（一）实验用品的要求

1. 载玻片　厚度 0.8 ～ 1.2mm。载玻片太厚可因光吸收多，而不能使激光在细胞或组织标本上聚集。载玻片要求清洁，厚度均一，无自发荧光。可选石英玻璃载玻片。

2. 盖玻片　厚度 0.17mm，要求清洁。

3. 封固剂　无色透明，无自发荧光，pH8.5 ～ 9.5 的溶剂，可使硬钢强度较强，并且保存时间较长。常用甘油或甘油与 pH9.0 ～ 9.5 的碳酸盐缓冲液或磷酸盐缓冲液的等量混合液作为封固剂。

4. 镜油　无自发荧光，可用甘油。

（二）组织细胞标本的要求

1. 贴壁细胞　要求细胞为单层，并贴附于样品池中。

2. 悬浮细胞　通过黏附剂使细胞贴壁。常用的悬浮剂包括多聚赖氨酸、白蛋白、细胞组织黏合剂 Cell-Tak、组织切片黏合剂 VECTABOND、琼脂明胶、伴刀豆球蛋白等。

3. 组织切片　可采用活组织切片、冷冻切片和石蜡切片。切片厚度从数微米到数毫米不等，要求形态完整，6μm 切片较常见。应考虑荧光探针的跨膜能力，有时因组织标本过厚，而导致深层样品未被荧光标记。组织标本亦会吸收激光和发射光，从而过厚标本会影响成像荧光强度和清晰度。所以在实际操作中，在不影响组织完整的情况下，尽量选择薄组织切片。

（三）荧光探针标记组织细胞样本的要求

1. 细胞与荧光探针共孵育　可以用来标记活细胞。如果荧光探针的跨膜性能较差，可采用其易透膜的衍生物与细胞共孵育，待其进入细胞后，还原为可与目标分子结合的荧光探针分子。

2. 免疫荧光法　将已知抗原或抗体标记上荧光染料，再将之作为荧光探针检测组织细胞内相应抗体或抗原。观察测量激发后的荧光，并对其进行定性、定量和定位研究。

3. 显微注射法　通过显微注射的方法，将荧光标记的探针注射到细胞中，可防止其进入细胞器或与胞内蛋白质结合，可消除非特异性荧光的干扰。只能用于检测少量细胞，亦有可能造成细胞不可逆性损伤。

4. 透膜剂法　常用表面活性剂或细菌毒素作为透膜剂，而使细胞的通透性增强，利于荧光探针的进入。低渗溶液和酸性培养基亦可作为透膜剂。该法有造成细胞损伤的风险。

四、荧光定性、定量测量

（一）荧光测量的基本方法

1. 二维或三维图像　可以采集二维或三维图像。通过单波长、双波长及多波长采集固定染色

的组织细胞标本数据，并以数字形式进行存储。如果是采集三维图像，需在 Z 轴方向逐层扫描，通过步进马达控制在不同焦平面采集图像后，以数字形式记录，并传输至计算机系统三维重建程序，进行三维图像构建。三维图像可以是单一视图的单帧图像或是不同视图的动态图像。

2. 四维图像　通过三个空间量和一个时间量以延时扫描的方法构建立体照片动态图像。可以构建每一个时间点的立体照片，用于观察组织细胞内结构动态变化。

3. X-Z 图像模式　在步进马达的控制下，对不同焦平面沿 Z 轴方向单线扫描，然后再使用三维重建程序的切割平面功能完成构建。用于观察组织细胞的纵向结构。

4. 反射光成像　用反射光探针标记组织细胞标本，可避免荧光漂白恢复(fluorescence photobleaching recovery，FPR)效应，常用免疫金颗粒。

5. 定量荧光测量　用于溶酶体、线粒体、DNA、RNA 或受体分子的含量测定。

6. 定量共聚焦图像分析　测定细胞物理、化学、生物变化。

（二）荧光探针选择原则

1. 荧光探针与待测分子反应具备选择性和转移性，且探针应能跨过细胞膜。

2. 荧光探针的稳定性，应选择不易猝灭的荧光探针。

3. 荧光探针的灵敏度宜高，荧光强度宜强。

4. 多重荧光标记时，应考虑不同荧光之间的相互影响。

5. 应考虑荧光探针毒性，尤其是针对活细胞或组织的实验。

五、实验分析与功能

LSCM 具有高分辨率、高灵敏度、对组织细胞损伤小、重复性高的优点，并可根据需要通过多通道扫描、时间序列扫描、旋转扫描、区域扫描、光谱扫描等方式获得多维图像，能对图像进行分析处理。其在分析或细胞结构实时动态变化和三维图像构建方面有不可替代的作用。

（一）实验分析

1. 图像采集　可通过单波长、双波长、三波长或多波长采集图像，并转化为数字形式进行存储。

2. 三维图像构建　光学切片的厚度是指显微镜采集的标本切片的厚度，可通过物镜和针孔直径调节，而与步进马达的步距无关。通过改变三维图像的参数，可以揭示组织细胞内部不同层次的结构。通过三维图像可以进行长度、深度、体积的测量，从而获得组织细胞信息。

3. 定量测量　对细胞内结构和分子含量进行测量，可以检测抗原表达、细胞融合或细胞损伤，揭示肿瘤相关抗原定位及定量信息。

4. 动态测量　通过对不同时间点细胞内成分含量或位置的检测，可研究细胞生理变化规律。

（二）功能

1. 活细胞成像　通过亮度更强的物镜和毒性更小的荧光染料，结合 LSCM 良好的分辨率和采集图像速度快的特点，可以在较低细胞损伤的前提下，完成活细胞成像。

2. 活细胞动力参数测定　结合荧光漂白恢复技术使特定区域荧光猝灭，检测非猝灭区域向猝灭区域的分子扩散速率，从而可通过 LSCM 直接测定分子扩散速率和恢复速度。

3. 细胞间信号检测　通过测定缝隙连接介导的分子转移，从而研究细胞通信及其调节因素。

4. 细胞膜流动性测定　通过测定光膜探针的自由度，间接反映细胞膜的流动性。可用来进行磷脂酸组成、药物作用靶点、温度反映测定等方面的研究。

5. 黏附细胞分选　常用激光消除法进行培养皿底部黏附细胞的筛选，也是目前最有效的方法。

6. 细胞激光显微外科　将 LSCM 中的激光束作为光子刀，可完成细胞膜瞬间穿孔、线粒体切除、染色体切割和神经元突起切除等细胞外科手术。

六、激光扫描共聚焦显微镜的应用领域

激光扫描共聚焦显微镜在生命科学领域应用广泛，主要体现在以下几个领域：①蛋白质、抗体配体检测；②细胞原位检测核酸；③观察细胞器，如线粒体、内质网、高尔基体、溶酶体、细胞骨架；④检测细胞凋亡；⑤检测胞内脂肪；⑥活细胞实时动态监测，如胞内 Ca^{2+} 变化监测、胞内 pH 变化监测、膜电位监测、活性氧监测、细胞融合监测、大分子相互作用的监测等。

【思考题】

1. 用于观察细胞三维结构的显微镜是（　　　）
A. 扫描电子显微镜　　　　　B. 暗视野显微镜　　　　　C. 透射电子显微镜
D. 相差显微镜　　　　　E. 荧光显微镜

2. 光学显微镜的最高分辨率是（　　　）
A. 2nm　　　　　B. 0.2nm　　　　　C. 0.2μm　　　　　D. 2μm　　　　　E. 5nm

3. 电子显微镜的最高分辨率是（　　　）
A. 2nm　　　　　B. 0.2nm　　　　　C. 0.2μm　　　　　D. 0.04μm　　　　　E. 10nm

答案：1. A　2. C　3. B

（陈志强　滕　藤）

第三篇　形态学实验项目

第十章　基础性实验

第一节　细胞与人体基本组织的正常结构

实验一　细胞基本形态与结构

【实验目标】

（一）技能目标

1. 掌握人口腔黏膜上皮细胞的临时装片的制作方法。
2. 掌握血涂片的制备方法。
3. 掌握利用显微镜观察细胞的方法。

（二）知识目标

1. 掌握细胞的概念、基本结构。
2. 掌握人体不同细胞结构上的差异。

（三）素质目标

区别不同组织细胞的结构特点，分析其产生差异的原因，培养学生正确的实验操作技能和实验观察习惯。

【实验对象】

人口腔黏膜上皮，人脊神经节切片（HE 染色），蟾蜍血红细胞。

【实验药品和器材】

1. 药品　碘酒，甲醇，吉姆萨（Giemsa）染液等。
2. 器材及用品　显微镜，牙签，盖玻片，载玻片，镊子，纱布，漱口杯，吸水纸，解剖盘，解剖镜，剪刀，解剖针，镊子，大头针，一次性吸管，染色缸等。

（一）人口腔黏膜上皮细胞的制作与观察

【操作步骤和观察指标】

1. 操作步骤

（1）吸取一滴碘酒溶液滴在一张洁净的载玻片中央。

（2）用一根牙签的钝端伸入自己的口腔内壁，轻轻刮取黏膜上皮细胞，将它涂在载玻片中央的碘酒稀释液中，轻轻搅动，使细胞分布在载玻片中，要分布均匀，待其染色。

（3）然后用镊子夹取盖玻片，让盖玻片一边先接触水滴，再慢慢放下，避免产生气泡。

（4）如果盖玻片周围有过多的水分，应用吸水纸吸去。

2. 观察指标

（1）自制的口腔黏膜上皮细胞标本

1）低倍镜：挑选完整、轮廓清晰的细胞，移至视野中央。

2）高倍镜：可见到口腔黏膜上皮细胞呈扁平状，细胞膜薄，中央有一卵圆形的细胞核，细胞核与细胞膜之间为细胞质。

（2）人脊神经节（HE 染色）

1）肉眼：组织的深染部分是神经纤维，浅染部分是神经细胞。

2）低倍镜：浅染部分可见纵行神经纤维和成群的神经细胞，此类细胞大小不等，圆形，细胞质染成粉红色，细胞核呈圆形，染色淡，核膜、核仁清晰可见，周边环绕一层有圆形细胞核的扁平细胞，称为卫星细胞。

3）高倍镜：与低倍镜观察的结构相同，结构更加清晰，胞质中可见许多细小的嗜碱性颗粒。

（二）蟾蜍血红细胞涂片的制作与观察

【操作步骤和观察指标】

1. 操作步骤

（1）处理动物：取活蟾蜍一只，捣髓法使蟾蜍昏迷，具体操作如下：用一手拇指和示指夹住蟾蜍头部，无名指和小指夹住蟾蜍的两条后腿，将蟾蜍固定住，另一只手持解剖针从头部偏躯干方向沿着皮肤向下轻轻探触，在蟾蜍头部和躯干连接处的中点找到枕骨大孔（此处略有凹陷），将解剖针插入枕骨大孔 2～3mm，待有刺空感后，将解剖镜向下插入椎管内，轻轻搅动。若见蟾蜍后肢腿伸展，随后四肢松弛失去知觉即为处理好。

（2）取血及涂片：将蟾蜍腹面向上，用大头针将其固定到解剖盘上，剪开胸部，暴露心脏。在心脏上剪开一个小口，用吸管吸取血液，迅速滴一滴到载玻片的偏右端，一手拇指和示指握住载玻片的两端（握住短边），并迅速另用一张载玻片，让其一侧短边接触血液，使血液沿边缘展开，并迅速沿着长边向前推移，使血液成薄层均匀分布，盖上盖玻片。将血涂片自然晾干。

（3）固定：将晾干后的血涂片放在盛有甲醇的染色缸中，固定 3min。

（4）染色：将固定后的血涂片放在盛有 Giemsa 染液的染色缸中，染色 15min。

（5）洗片：自来水冲洗血涂片后晾干（冲洗时水流要细缓，并且不能直接冲洗有细胞的一面，有细胞一面要向下）。

2. 观察指标

（1）低倍镜：找到细胞数量适中可见到单个细胞的区域。

（2）高倍镜：镜下蛙血红细胞呈椭圆形，中央有一椭圆形细胞核，核质不显著。除红细胞外，涂片中还可以见到各种不同的白细胞及血小板，其数量比红细胞少得多。

【注意事项】

1. 刮口腔黏膜上皮时要注意力度，避免用力过度导致损伤。

2. 脊髓昏迷法处理蟾蜍时，注意体会枕骨大孔的位置。

【思考题】

1. 生命活动的基本结构和功能单位是（　　）

A. 细胞核　　　B. 细胞膜　　　C. 细胞器　　　D. 细胞质　　　E. 细胞

2. 细胞学说不包括的内容（　　）

A. 细胞是生命活动的基本结构和功能单位　　　B. 多细胞生物是从单细胞生物发育而来的

C. 细胞的增殖方式都是分裂　　　D. 细胞在结构和功能上有共同的规律

E. 细胞只能来自细胞

答案：1.E　2.B

（侯　霞）

实验二　活体细胞器的观察

【实验目标】

（一）技能目标

1. 掌握光镜下线粒体、高尔基体和中心体等细胞器的形态和分布。
2. 掌握某些细胞器的活体染色方法。

（二）知识目标

1. 掌握各种细胞器的概念、功能及分布特点。
2. 掌握细胞器活体染色方法的实验原理。

（三）素质目标

学会区分细胞中不同类型的细胞器。思考不同类型细胞中细胞器分布的特点、原因及与组织细胞功能的关系。培养客观记录实验结果的学习习惯。

【实验对象】

人黏膜口腔上皮细胞，兔脊神经节切片，马蛔虫子宫切片。

【实验药品和器材】

1. 药品　中性红 - 詹纳斯绿 B 染液，乙醇，蒸馏水。
2. 器材及用品　光学显微镜，载玻片，盖玻片，吸管，小镊子，吸水纸，牙签。

【操作步骤和观察指标】

1. 操作步骤

（1）中性红 - 詹纳斯绿 B 染液的配制。1 ∶ 15 000 中性红水溶液：中性红 5mg 溶于 75ml 蒸馏水中。1% 詹纳斯绿 B 染液：称取 1g 詹纳斯绿 B 溶于 100ml 蒸馏水中，稍加热（30 ～ 45℃）使之快速溶解，用滤纸过滤，即为 1% 原液，装入棕色瓶备用。为了保持其充分的氧化能力，最好是临用前现配。1% 中性红溶液：称取 0.5g 中性红溶于 50ml 蒸馏水中。中性红 - 詹纳斯绿 B 染液的配制：a 液，将 6 滴 1% 詹纳斯绿 B 溶液加入到 10ml 无水乙醇中，然后再加入 2ml 1 ∶ 15 000 中性红水溶液，并用黑纸包好储于冰箱中。b 液，在 10ml 无水乙醇中，加入 40 ～ 60 滴 1% 中性红溶液。将 a 液和 b 液混合在一起，即成中性红 - 詹纳斯绿 B 染液。此液临用前配制。

（2）在载玻片的中央滴 2 ～ 3 滴中性红 - 詹纳斯绿 B 染液。

（3）用牙签轻轻地刮自己口腔壁的内侧（此步骤起到清洁和去除表层衰老黏膜上皮细胞的作用，表层衰老黏膜上皮细胞线粒体代谢衰退、数目减少，不适合观察），将刮出物连牙签一起弃之。然后用另一支牙签在清洁后的部位刮取口腔黏膜上皮细胞。

（4）将细胞与载玻片上的染液混匀，盖上盖玻片，染色 2 ～ 3min。

2. 观察指标

（1）自制的人口腔黏膜上皮细胞标本

1）低倍镜：挑选完整、轮廓清晰的细胞，移至视野中央。

2）高倍镜：可见一些亮绿色的粒状和短棒状的颗粒，即为线粒体。

（2）兔脊神经节切片（观察高尔基体）

1）低倍镜：可见到众多圆形神经节细胞，细胞呈黄色、大小不一，细胞核呈圆形且无颜色。

2）高倍镜或油镜：可见细胞质中分布着许多棕黑色的短线或颗粒状结构，即为高尔基体。高尔基体一般分布在核周围的区域，但由于细胞在切片上的切面不同，有可能看到典型的高尔基体分布，也有可能看到整个切面都分布着高尔基体。

（3）马蛔虫子宫切片（观察中心体）

1）低倍镜：子宫内有许多受精卵，受精卵由卵壳（也称受精膜，在受精卵最外层）、围卵腔（无色的空泡状）和位于中心的受精卵细胞组成。可观察到处于有丝分裂各个时期的受精卵细胞，移动镜头可找到有丝分裂中期的细胞。

2）高倍镜：可在染色体两侧偏向细胞两极的位置看到中心体。

【思考题】

通常在电镜下可见核外膜与细胞质中哪种细胞器相连（　　　）

A. 高尔基体　　　　　　　B. 溶酶体　　　　　　　C. 线粒体

D. 粗面内质网　　　　　　E. 滑面内质网

答案：D

（侯　霞）

实验三　细胞分裂与细胞周期

【实验目标】

（一）技能目标

1. 掌握小鼠精细胞染色体标本制作法。

2. 掌握有丝分裂和减数分裂的观察方法。

（二）知识目标

1. 掌握有丝分裂的概念、不同时期的特点和重要生物学意义。

2. 掌握减数分裂的概念、不同时期的特点和重要生物学意义。

（三）素质目标

区别有丝分裂和减数分裂不同时期的形态学特点和异同点，进而掌握精子、卵子发生的特点，尝试分析此过程中可能产生遗传物质异常的原因。培养比较分析的学习习惯。

【实验对象】

马蛔虫子宫切片，成年雄性小鼠。

【实验药品和器材】

1. 药品　100μg/ml 秋水仙碱，2% 柠檬酸钠溶液，0.075mol/L KCl，甲醇 - 冰醋酸（3：1）溶液，甲醇 - 冰醋酸（1：1）溶液，PBS，Giemsa 染液。

2. 器材及用品　显微镜，擦镜纸，注射器，培养皿，镊子，剪刀，离心管，离心机，载玻片，矿物油（香柏油替代品），解剖盘，吸管试管，水浴锅。

【操作步骤和观察指标】

1. 操作步骤

（1）预处理：实验开始前 4～5h，在小鼠腹腔注射 100μg/ml 秋水仙碱 0.5ml。

（2）取材：断髓法处死小鼠，将小鼠腹面向上固定在解剖盘上，剪开下腹部，剪下两个睾丸。

（3）收集细胞：将睾丸放入盛有适量 2% 柠檬酸钠溶液的培养皿中，洗去污血，去掉脂肪等物。弃去柠檬酸钠溶液，并更换新的柠檬酸钠溶液 1ml，挑破并弃去睾丸被膜，释放出精曲小管并尽量剪碎。

（4）收集细胞：将培养皿中的液体及剪碎的组织全部移入离心管中，用吸管反复吸打 30～

50次，以获得更多的细胞；室温静置5min，将上清液移入另一干净试管中，1000r/min离心5min；去上清，保留少许上清液并将沉淀混匀。

（5）低渗处理：加入5ml 37℃预热的0.075mol/L KCl溶液，轻轻吹打混匀，37℃水浴静置10min。

（6）预固定：离心管中加入1ml的甲醇-冰醋酸（3∶1）溶液，用吸管轻轻混匀，静置2min，1000r/min离心8min，弃上清。

（7）固定：在沉淀中加入5ml甲醇-冰醋酸（3∶1）溶液，轻轻吹打混匀，静置10min，1000r/min离心8min，弃上清。

（8）再固定：在沉淀中加入5ml甲醇-冰醋酸（1∶1）溶液，吹打混匀，静置5min，1000r/min离心8min，弃上清，加2～3滴甲醇-冰醋酸（1∶1）溶液，并轻轻混匀制备成细胞悬液。

（9）滴片：用吸管吸取步骤8中的细胞悬液，从操作者肩膀高度将1～2滴细胞悬液滴到冰水载玻片上，两滴之间在载玻片上的位置尽量不要重叠，自然干燥。

（10）染色：Giemsa染液染色20～30min，流水洗去多余染液，晾干。

2. 观察指标

（1）马蛔虫子宫切片细胞有丝分裂的观察

1）低倍镜：光学显微镜下观察马蛔虫子宫切片，找到受精卵细胞。注意子宫内有许多受精卵，受精卵由卵壳（也称受精膜，在受精卵最外层）、围卵腔（无色的空泡状）和位于中心的受精卵细胞组成。

2）高倍镜：找到典型的、处于有丝分裂各个时期的细胞。

（2）雄性小鼠生殖细胞减数分裂的观察

1）低倍镜：找到染色体较多的位置，移至视野中央。

2）高倍镜：找到各个分裂时期的典型分裂象。

【注意事项】

1. 秋水仙碱的处理时间不宜过长或过短。

2. 小鼠睾丸外被膜要尽量剥离干净。

3. 低渗后操作手法要轻柔。

4. 固定液要新鲜配制。

【思考题】

1. 一个卵母细胞经过减数分裂形成（　　）卵细胞。

A. 1个　　　　　　B. 2个　　　　　　C. 3个　　　　　　D. 4个　　　　　　E. 8个

2. 在细胞周期中处于（　　）的染色体结构最清楚、最典型、最有利于观察和计数。

A. 分裂前期　　　　B. 分裂中期　　　　C. 分裂后期　　　　D. 分裂末期　　　　E. 以上均不是

答案：1. A　2. B

（侯　霞）

实验四　细胞膜及细胞骨架

【实验目标】

（一）技能目标

1. 掌握细胞骨架的染色方法。

2. 掌握光学显微镜下观察细胞骨架的方法。

3. 掌握聚乙二醇（PEG）细胞融合的方法。

（二）知识目标

1. 掌握细胞融合的原理及生物学意义。
2. 掌握细胞融合率的计算方法。

（三）素质目标

掌握客观区分融合与重叠细胞的技能，培养应用数学方法分析生物学实验结果的能力。

【实验对象】

鸡红细胞，洋葱。

【实验药品和器材】

1. 药品　50% 聚乙二醇（PEG：MW4000），汉克斯（Hanks）液（pH7.4），0.2mol/L Na_2HPO_4/K_2HPO_4 溶液（pH7.3），PBS、1% Triton X-100-M 缓冲液，0.2% 考马斯亮蓝 R250 染液，3% 戊二醛 -PBS（pH7.3）。

2. 器材及用品　显微镜，离心机，水浴箱，刻度离心管，试管，载玻片，盖玻片，培养皿，刀片，镊子。

（一）细胞融合

【操作步骤和观察指标】

1. 操作步骤

（1）取血：取新鲜鸡血，用生理盐水制备成 10% 的鸡血细胞悬液。

（2）收集血细胞：将 10% 鸡血细胞悬液 1ml 移入离心管中，再加入 5ml Hanks 液轻轻混匀，1000r/min 离心 5min，弃去上清，留少量液体将沉淀混匀。

（3）细胞融合：离心管放在 37℃水浴箱内的架子上，将 37℃预热的 50% PEG 溶液 0.5ml 于 1min 内匀速缓慢滴加到鸡血细胞悬液中，边加边轻轻混匀，加完后于 37℃水浴内静置 1min。

（4）终止反应：缓慢向离心管内滴加 9ml Hanks 液终止 PEG 的作用，37℃水浴静置 5min。

（5）制片：1000r/min 离心 5min，弃上清，留少量液体将细胞混匀成细胞悬液。取一滴细胞悬液滴到载玻片上，轻轻盖上盖玻片，制备成临时装片。

2. 观察指标

（1）低倍镜：挑选完整、轮廓清晰的细胞，移至视野中央。

（2）高倍镜：可以看到有两个或两个以上的鸡红细胞膜融合在一起，形成一个异体核细胞。要注意辨别融合与重叠的鸡红细胞。

（二）细胞骨架观察

【操作步骤和观察指标】

1. 操作步骤

（1）取材：用刀片在洋葱鳞叶内侧划出几个 $1cm^2$ 左右的区域，用镊子撕下表皮，放入盛有 PBS 的培养皿中漂洗 2min。

（2）溶解：弃去 PBS，加入 1% Triton X-100-M 缓冲液，静置 20min。

（3）漂洗：弃去液体，并加入 10ml Triton X-100-M 缓冲液漂洗 5min×3 次。

（4）固定：加入 3% 戊二醛 -PBS 固定 20min。

（5）漂洗：弃去固定液，并加入 10ml Triton X-100-M 缓冲液漂洗 5min×3 次。

（6）染色：加入 0.2% 考马斯亮蓝 R250 染液染色 10min，蒸馏水漂洗 2 次。

（7）封片：将洋葱表皮平展放在载玻片上，加盖玻片。

2. 观察指标

（1）低倍镜：挑选染色均匀的区域移至视野中央。

（2）高倍镜：可见被染成蓝色的沿着细胞纵向排列的细丝状纤维，即为微丝。

【注意事项】

1. 滴加 PEG 溶液时要匀速缓慢。

2. 滴加 PEG 溶液后所有的操作步骤手法要轻柔。

3. 要将洋葱表皮平展地放置在载玻片上。

【思考题】

下列哪种结构不是由细胞中的微管组成（　　　　）

A. 鞭毛　　　　　　B. 纤毛　　　　　C. 中心粒　　　　　D. 内质网　　　　　E. 以上都不是

答案：D

（侯　霞）

实验五　细胞核及染色体

【实验目标】

（一）技能目标

1. 掌握正常体细胞核型分析的基本方法。

2. 掌握染色体制备技术。

3. 掌握 G 显带技术。

（二）知识目标

1. 掌握核型、核型分析的概念。

2. 掌握正常人体细胞核型及几种常见染色体病患者染色体形态和核型。

（三）素质目标

区分正常核型及异常核型，分析产生异常核型的原因。培养复杂实验中严谨的实验操作习惯、实验技能，培养客观、准确记录实验结果的能力。

【实验对象】

正常人细胞分裂中期染色体照片、体外培养的淋巴细胞。

【实验药品和器材】

1. **药品**　0.4% 肝素溶液、100μg/ml 秋水仙碱、0.075mol/L KCl、10%RPMI[①]1640 培养基、小牛血清、甲醇、乙醇、冰醋酸、0.025% 胰蛋白酶（pH7.0）、Giemsa 染液原液、蒸馏水。

2. **器材及用品**　显微镜，细胞培养箱，低速离心机，37℃水浴锅，显微镜，5ml 注射器，细胞培养瓶，吸管，离心管，冰水玻片，剪刀，镊子，胶水，矿物油（香柏油替代品）。

（一）正常人体细胞染色体核型分析

【操作步骤和观察指标】

1. **操作步骤**　取正常人的染色体照片，用剪刀将照片中的染色体逐个剪下，按丹佛体制（Denver system）的组别、染色体编号将染色体贴在实验报告上。粘贴时染色体短臂向上、长臂向下，一对

---

① RPMI 为 Roswell Park Memorial Institute 缩写。

性染色体可以作为单独一组放到 G 组后。

2. 观察指标　按照丹佛体制分组，丹佛体制分组规则详见表 10-1。

表 10-1　染色体分组（丹佛体制）

组别	染色体编号	大小	着丝粒位置
A	1 ～ 3	最大	中央、亚中央
B	4、5	中	亚中央
C	6 ～ 12、X	中	亚中央
D	13 ～ 15	中	近端
E	16 ～ 18	较小	中央、亚中央
F	19、20	小	中央
G	21、22、Y	最小	近端

（二）人类染色体 G 显带技术及 G 显带核型分析

【操作步骤和观察指标】

1. 操作步骤

（1）淋巴细胞体外培养

1）采血：用灭菌注射器抽取 0.4% 肝素溶液约 0.2ml，抽动针筒使肝素溶液润湿针筒至 5ml 处，然后将多余肝素溶液排出。受检者小臂常规消毒，采静脉血 1.5ml，转动注射器使之与肝素溶液充分混合。

2）接种培养：将抗凝的静脉血滴入有 10% RPMI 1640 培养基的培养瓶内，每瓶 20 滴（7 号针头），轻轻混匀，置 37℃培养箱内，培养 72h。

3）制片：终止培养前 2 ～ 3h，加秋水仙碱在培养液至最终浓度为 0.4μg/ml。轻轻混匀，继续培养至 72h 后，收集细胞：用吸管充分吸打培养瓶壁，使细胞脱落，然后将全部培养液收集入离心管。2000r/min 离心 10min，去上清。

4）低渗：加入先经 37℃预热的 0.075mol/L KCl 8ml，轻轻混匀，37℃水浴中低渗处理 27min。

5）预固定：低渗后加固定液 2ml，2000r/min 离心 10min，去上清。

6）固定：加入新配制的固定液（甲醇：冰醋酸 =3 ： 1）8ml，混合，固定 30min，2000r/min 离心 10min，去上清。再次加入固定液 8ml，混匀，继续固定 30min；2000r/min 离心 10min，去上清。

7）滴片：根据离心管中的细胞数量加入数滴新鲜固定液，用吸管充分混匀制成细胞悬液。注意固定液要适量，使细胞悬液浓度适当。用吸管吸取细胞悬液，从操作者肩膀高度滴 1 ～ 2 滴细胞悬液于放置在桌面上的冰水玻片上，使细胞充分分散。

（2）显带

1）烤片：制备染色体标本后，置于 75 ～ 80℃烤箱中烤片 2.5 ～ 3h。

2）消化：将 0.025% 胰蛋白酶倒入染色缸置 37℃水浴中预温，将标本没入胰蛋白酶中处理 1.5min，其间轻摇标本数次，使胰蛋白酶作用充分。处理时间可以根据实验效果、标本新鲜程度等因素进行调整，建议先处理 1 ～ 2 张标本进行预试验后再大批操作。

3）染色：取出玻片、甩去胰蛋白酶液，放入 37℃ Giemsa 染液中（1 份 Giemsa 染液原液；25 份蒸馏水）染色 15 ～ 20min，自来水冲洗，晾干。

2. 观察指标

1）低倍镜：找到染色体分散较好的分裂象，移到视野中央。

2）油镜：按照显带核型的丹佛体制进行核型分析。分组后效果见图 10-1。

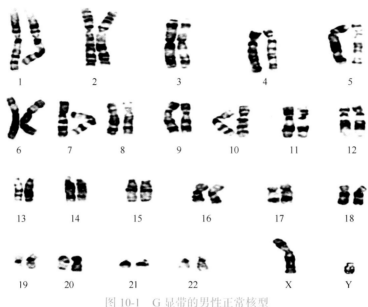

图 10-1　G 显带的男性正常核型

【注意事项】

1. 用于淋巴细胞培养的血液尽量新鲜。

2. 肝素的量不要过多或过少。

3. 低渗后，细胞变得脆弱，操作手法要柔和。

【思考题】

1. 人类 D 组染色体属于（　　　）

A. 中央着丝粒染色体　　　　　　　　　B. 亚中着丝粒染色体

C. 远端着丝粒染色体　　　　　　　　　D. 近端着丝粒染色体

2. 根据着丝粒的位置，染色体可分为四种类型，其中不包括下列选项中的（　　　）

A. 中央着丝粒染色体　　　　　　　　　B. 亚中着丝粒染色体

C. 近端着丝粒染色体　　　　　　　　　D. 远端着丝粒染色体

答案：1. D　2. D

（侯　霞）

实验六　上皮组织

【实验目标】

（一）技能目标

1. 掌握光学显微镜的使用方法。

2. 掌握 HE 染色切片结构的描述方法。

3. 掌握不同器官中找寻上皮的方法。

（二）知识目标

1. 掌握各种被覆上皮的结构特点。

2.熟悉腺上皮的结构特点。

（三）素质目标

1.培养正确的学习方法，注重理论联系实际。

2.养成认真观察、勤于思考的学习习惯。

3.培养空间思维能力，建立平面与立体的联系。

【实验对象】

上皮组织切片：①单层扁平上皮；②单层立方上皮；③单层柱状上皮；④假复层纤毛柱状上皮；⑤未角化复层扁平上皮；⑥角化复层扁平上皮；⑦变移上皮；⑧混合性腺。

【实验内容】

1.单层扁平上皮

（1）材料与方法：大鼠中动脉与中静脉，HE 染色（图 10-2）。

（2）观察要点

1）肉眼：常见 2～3 根管道，腔小而圆的是中动脉，腔大而不规则的是中静脉。

2）低倍镜：定位于中动脉或中静脉管腔面。

3）高倍镜：腔面可见内皮，细胞扁、薄，胞质少，粉红色，不易与深层结缔组织区分；细胞核呈扁椭圆形，略凸向管腔。

2.单层立方上皮

（1）材料与方法：犬甲状腺，HE 染色（图 10-3）。

（2）观察要点

1）肉眼：标本中可见许多红色小团块，为甲状腺滤泡。

2）低倍镜：定位于甲状腺滤泡壁。可见许多大小不等泡状结构（甲状腺滤泡），多数由单层立方上皮包绕。

3）高倍镜：细胞呈立方形，胞质呈粉红色，分界不清；细胞核呈圆形，位于细胞中央。

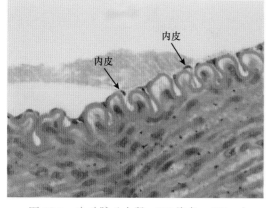

图 10-2 中动脉（大鼠，HE 染色，400×）

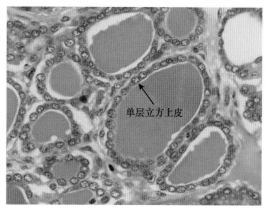

图 10-3 甲状腺（犬，HE 染色，400×）

3.单层柱状上皮

（1）材料与方法：兔小肠，HE 染色（图 10-4）。

（2）观察要点

1）肉眼：标本一面凹凸不平，是管腔面，仔细观察可见细小突起，为小肠绒毛；另一面平整，是外膜。

2）低倍镜：定位于小肠绒毛表面。小肠腔面指状突出的结构是小肠绒毛，表面覆盖单层柱状上皮。上皮染色较红，细胞排列紧密，其中白色空泡状细胞是杯状细胞。

3）高倍镜：上皮中多数细胞呈高柱状，胞质呈粉红色，分界不清；核呈长圆形，位于细胞近基底部；在细胞游离面，可见薄层红色带状结构，即纹状缘。柱状细胞之间，可见散在杯状细胞，顶部膨大呈白色空泡状，底部狭窄，含深染的核。

4. 假复层纤毛柱状上皮

（1）材料与方法：兔气管，HE 染色（图 10-5）。

（2）观察要点

1）肉眼：标本呈环行，内侧凹面为管腔面。

2）低倍镜：定位于管腔面。腔面薄层紫蓝色的结构，为假复层纤毛柱状上皮。上皮染色较深，细胞排列紧密，核位置高矮不等，形似复层。

3）高倍镜：上皮由柱状细胞、梭形细胞、锥形细胞和杯状细胞组成。各种细胞界线不清，不易分辨；核形态不一，位置不在同一水平。游离面可见密集的、排列整齐的细丝，即纤毛；上皮内可识别空泡状的杯状细胞。

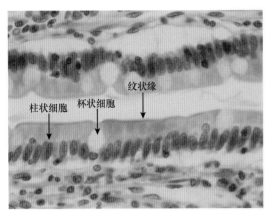

图 10-4　小肠（兔，HE 染色，400×）　　　图 10-5　气管（兔，HE 染色，400×）

5. 未角化复层扁平上皮

（1）材料与方法：犬食管，HE 染色（图 10-6）。

（2）观察要点

1）肉眼：起伏不平、染为紫蓝色的一面为食管腔面。

2）低倍镜：定位于管腔面。腔面染为紫蓝色，多层细胞密集而成的是复层扁平上皮，上皮基底与深部结缔组织交界处凹凸不平。

3）高倍镜：上皮细胞大致可分为三层。基底层，为一层矮柱状细胞，核呈椭圆形，胞质嗜碱性、染色较深。中间层，为数层多边形细胞，细胞界线比较清楚，核近圆形、居中。表层，为几层扁平细胞，核扁平。

6. 角化复层扁平上皮

（1）材料与方法：人指皮，HE 染色（图 10-7）。

（2）观察要点

1）肉眼：标本呈长条状，一面略凸为皮肤表面，表面有一薄层蓝色带状结构为表皮，即角化的复层扁平上皮。深部红色为结缔组织。

2）低倍镜：定位于表皮。表面红色部分为上皮浅层（角质层），深面蓝紫色部分为上皮其他各层，上皮基底与深部结缔组织交界处凹凸不平。

3）高倍镜：浅层为多层扁平角质细胞，但界线不清，核已消失，呈均质红色；细胞层间常见裂隙，为制片产生的人工假象。其余各层细胞有核，中间为数层多边形细胞和梭形细胞，基底为一层矮柱状细胞。

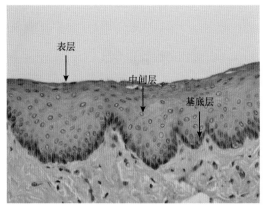

图 10-6 食管（犬，HE 染色，400×）

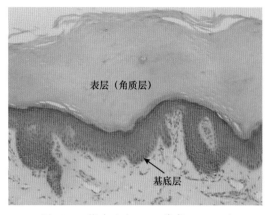

图 10-7 指皮（人，HE 染色，100×）

7. 变移上皮

（1）材料与方法：兔膀胱，HE 染色（图 10-8）。

（2）观察要点

1）肉眼：凹凸不平一面为管腔面。

2）低倍镜：定位于管腔面。上皮较厚，由数层细胞组成。

3）高倍镜：上皮基底为一层立方或矮柱状细胞；中间为几层多边形细胞；表层盖细胞很大，一个细胞可以覆盖几个中间层细胞。

8. 混合性腺

（1）材料与方法：人下颌下腺，HE 染色（图 10-9、图 10-10）。

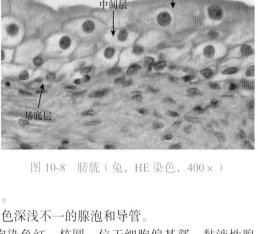

图 10-8 膀胱（兔，HE 染色，400×）

（2）观察要点

1）肉眼：组织被分为许多紫红色小块，为小叶。

2）低倍镜：定位于小叶。小叶内分布着很多染色深浅不一的腺泡和导管。

3）高倍镜：腺泡有三种。浆液性腺泡，腺细胞染色红，核圆，位于细胞偏基部。黏液性腺泡，腺细胞染色浅淡，核扁，位于细胞基部。混合性腺泡，大部分由黏液性细胞组成，几个浆液性细胞位于腺泡一侧，形成浆半月。导管：管腔明显，管壁上皮呈单层立方形或单层柱状。

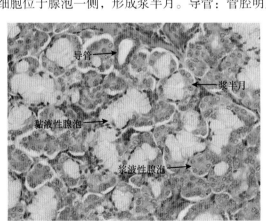

图 10-9 下颌下腺（人，HE 染色，100×）

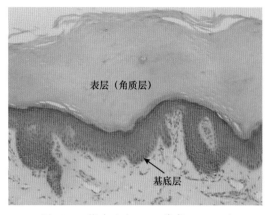

图 10-10 下颌下腺（人，HE 染色，400×）

【思考题】

1. 被覆上皮的分类依据是（　　　）

A. 细胞的形态　　　　　　　B. 细胞的层数　　　　　　C. 细胞的层数和形态

D. 上皮的分布　　　　　　　E. 上皮的分布和功能

2. 下列哪个器官分布单层柱状上皮（　　　）

A. 血管　　　　　　B. 膀胱　　　　　　C. 食管　　　　　　D. 小肠　　　　　　E. 皮肤

答案：1.C　2.D

（张仁东）

实验七　固有结缔组织

【实验目标】

（一）技能目标

1. 掌握光学显微镜的使用方法。

2. 掌握不同制片方法和不同染色方法下标本结构的描述方法。

3. 掌握不同器官中找寻固有结缔组织的方法。

（二）知识目标

1. 掌握疏松结缔组织的结构特点。

2. 熟悉致密结缔组织、脂肪组织和网状组织的结构特点。

（三）素质目标

1. 培养正确的学习方法，注重共性与特性相结合。

2. 养成认真观察、勤于思考的学习习惯。

3. 培养空间思维能力，建立平面与立体的联系。

【实验对象】

固有结缔组织切片和疏松结缔组织铺片：①疏松结缔组织铺片；②疏松结缔组织切片；③浆细胞；④规则致密结缔组织；⑤不规则致密结缔组织和脂肪组织；⑥弹性组织；⑦网状组织。

【实验内容】

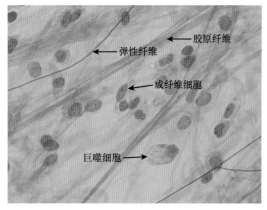

图10-11　肠系膜（大鼠，锥虫蓝注射、醛复红和伊红复合染色，400×）

1. 疏松结缔组织铺片

（1）材料与方法：大鼠肠系膜，锥虫蓝（台盼蓝）注射、醛复红和伊红复合染色（图10-11）。

（2）观察要点

1）肉眼：形状为不规则膜状，各部分颜色深浅不一。

2）低倍镜：定位于标本较薄，染色较浅处可见结构稀疏，有细丝状的纤维、深染的细胞，以及纤维和细胞之间淡染的基质。

3）高倍镜：胶原纤维，较粗，粉红色，波浪形，常聚集成束。弹性纤维，较细，紫蓝色，直行，部分地方因弹性回缩而成卷曲状。成纤维细胞，数量最多，胞体大，界线不清；核较大，椭圆形。巨噬细胞，胞质内有粗大的蓝色吞噬颗粒，胞核一般不易识别。

2. 疏松结缔组织切片

（1）材料与方法：犬食管，HE 染色（图 10-12）。

（2）观察要点

1）肉眼：起伏不平、染为紫蓝色的一面为食管腔面黏膜，黏膜外侧染为浅红色的是黏膜下层。

2）低倍镜：定位于食管的黏膜下层。

3）高倍镜：黏膜下层为疏松结缔组织，粉红色丝状结构为胶原纤维，其间散在紫蓝色胞核的是成纤维细胞，其他细胞不易识别，纤维之间染色浅淡的区域为基质。

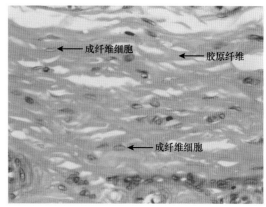

图 10-12 食管（犬，HE 染色，400×）

3. 浆细胞

（1）材料与方法：兔气管，HE 染色（图 10-13）。

（2）观察要点

1）肉眼：标本呈环形，管腔面染色较深的一层结构为假复层纤毛柱状上皮。

2）低倍镜：定位于管腔上皮下方的疏松结缔组织。

3）高倍镜：浆细胞呈卵圆形，胞质呈嗜碱性，在核旁有浅染区；核圆，偏于细胞一侧，染色质呈粗块状，从核中心向外呈放射状排列。

4. 规则致密结缔组织

（1）材料与方法：兔肌腱纵切面，HE 染色（图 10-14）。

（2）观察要点

1）肉眼：组织呈粉红色长条状。

2）低倍镜：定位于结构清楚处。粉红色胶原纤维平行排列，密集成束，之间可见腱细胞。

3）高倍镜：腱细胞，在胶原纤维束之间成行排列，核着色深、长椭圆形，胞质不易分辨。

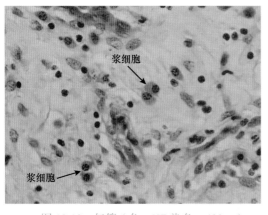

图 10-13 气管（兔，HE 染色，400×）

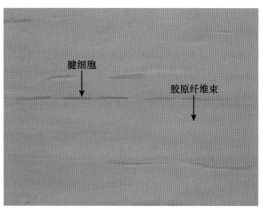

图 10-14 肌腱（兔，HE 染色，400×）

5. 不规则致密结缔组织和脂肪组织

（1）材料与方法：人无毛皮，HE 染色（图 10-15、图 10-16）。

（2）观察要点

1）肉眼：标本呈长条状，一面略凸为皮肤表面，表面的一条蓝色带状结构为表皮，表皮下方红色的部分是真皮，真皮下方染色浅淡的是皮下组织。

2）低倍镜：定位于真皮和皮下组织。真皮是不规则致密结缔组织，大量胶原纤维束纵横交织，形成许多长短、粗细和排列方向都不一致的粉红色条状结构。皮下组织中常见脂肪组织，染色浅淡，大量脂肪细胞聚集，其间有少量疏松结缔组织。

3）高倍镜：不规则致密结缔组织，胶原纤维之间散在紫蓝色的细胞核，主要是成纤维细胞和纤维细胞的核，细胞因为轮廓不清，不易区别。脂肪组织，脂肪细胞大，胞质充满脂滴，因制片过程中脂滴溶解而成空泡状；核呈弯月形，位于细胞边缘，是被脂滴挤压所致。

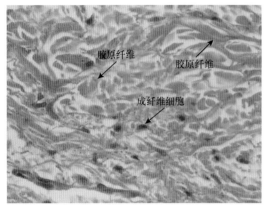 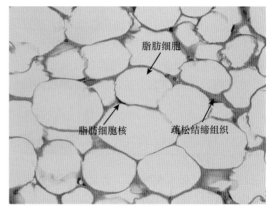

图 10-15　无毛皮（人，HE 染色，400×）（一）　　图 10-16　无毛皮（人，HE 染色，400×）（二）

6. 弹性组织

（1）材料与方法：兔大动脉，弹性染色（图 10-17）。

（2）观察要点

1）肉眼：凹面为管腔面内膜，凸面为血管壁外膜，中间染色深的部分为中膜。

2）低倍镜：定位于中膜。可见大量紫蓝色丝状结构，粗的是弹性膜，细的是弹性纤维。

3）高倍镜：弹性膜，几十层波浪状弯曲的蓝色带状结构，环绕管腔。弹性纤维，在弹性膜之间，大量蓝色细丝状结构，粗细不等，交织成网。

7. 网状组织

（1）材料与方法：兔淋巴结，镀银染色（图 10-18）。

（2）观察要点

1）肉眼：标本为棕黑色椭圆形。

2）低倍镜：定位于染色浅、结构稀疏的部位。

3）高倍镜：网状纤维，为棕黑色细丝，粗细不等，有分支，交织成网。分散其间的网状细胞，只能识别圆形或卵圆形的核。

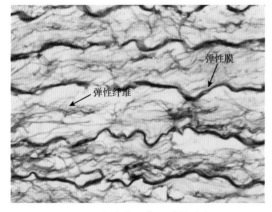 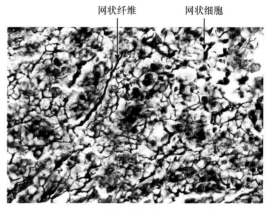

图 10-17　大动脉（兔，弹性染色，400×）　　　　图 10-18　淋巴结（兔，镀银染色，400×）

【思考题】

1. 有关浆细胞的描述错误的是（　　　）

A. 核偏于一侧　　　　　　　　B. 核中异染色质呈辐射状排列

C. 胞质丰富，嗜碱性　　　　　D. 能合成与分泌抗原

E. 由 B 淋巴细胞分化而来

2. 主要由 Ⅲ 型胶原蛋白构成，并具有嗜银性的纤维是（　　　）

A. 胶原纤维　　　　B. 肌原纤维　　　C. 网状纤维　　　D. 弹性纤维　　　E. 胶原原纤维

答案：1.D　2.C

（张仁东）

实验八 软骨与骨

【实验目标】

（一）技能目标

1. 掌握光学显微镜的使用方法。

2. 掌握不同制片方法和不同染色方法下标本结构的描述方法。

3. 掌握不同器官中找寻软骨与骨的方法。

（二）知识目标

1. 掌握透明软骨和密质骨的结构特点。

2. 掌握长骨发生各阶段的结构特点。

3. 熟悉弹性软骨和纤维软骨的结构特点。

（三）素质目标

1. 培养正确的学习方法，注重静态结构与动态变化的关系。

2. 养成认真观察、勤于思考的学习习惯。

3. 培养空间思维能力，建立平面与立体的联系。

【实验对象】

软骨切片与骨切片：①透明软骨；②弹性软骨；③纤维软骨；④密质骨；⑤长骨发生。

【实验内容】

1. 透明软骨

（1）材料与方法：兔气管，HE 染色（图 10-19）。

（2）观察要点

1）肉眼：标本呈环形，管腔面染色较深的一层结构为上皮，上皮外侧的浅蓝色"C"形带状结构为透明软骨。

2）低倍镜：定位于透明软骨。软骨表面的致密结缔组织为软骨膜，染成红色；中间软骨组织染成浅蓝色，其中分布着许多软骨细胞。

3）高倍镜：软骨膜，可见密集的胶原纤维和其间的细胞核，胞核呈扁圆形或梭形，不能分辨是纤维细胞还是骨祖细胞。软骨组织，软骨基质为紫

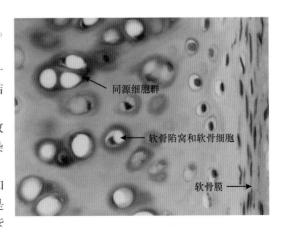

图 10-19 气管（兔，HE 染色，400×）

蓝色，其中分布着大小不等的腔隙，为软骨陷窝；软骨陷窝内的细胞是软骨细胞，生活状态的软骨细胞充满整个软骨陷窝，制片时细胞收缩变小，呈不规则形，就会露出软骨陷窝的空白部分；软骨陷窝周围的软骨基质染色较深，为软骨囊。软骨近边缘处的软骨细胞较小、较扁，常单个分布；软骨中央的软骨细胞则较大、较圆，常 2～8 个细胞成群分布，称同源细胞群。

2. 弹性软骨

（1）材料与方法：人耳郭，碘 – 铁苏木精染色（图 10-20）。

（2）观察要点

1）肉眼：周边染色浅的部分是皮肤，中央染为深紫蓝色的带状结构为弹性软骨。

2）低倍镜：定位于中央的弹性软骨。可见染色浅淡的软骨陷窝和其内的软骨细胞，分布比较密集；软骨基质中有大量染为深蓝色的弹性纤维，交织成网。

3. 纤维软骨

（1）材料与方法：大鼠椎间盘，HE 染色（图 10-21）。

（2）观察要点

1）肉眼：周边粉红色结构是纤维环，中心蓝色是髓核。

2）低倍镜：定位于纤维环。纤维环由纤维软骨构成，密集的胶原纤维束染为红色，环绕髓核走行。纤维间可见一些软骨细胞成行分布，软骨囊不明显。纤维间的淡染区是软骨基质。

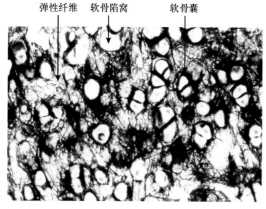

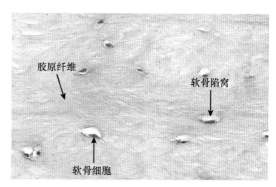

图 10-20　耳郭（人，碘 – 铁苏木精染色，400×）　　图 10-21　椎间盘（大鼠，HE 染色，400×）

4. 密质骨

（1）材料与方法：人长骨骨干，硫堇苦味酸染色（图 10-22、图 10-23）。

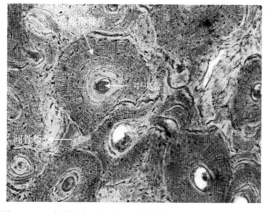

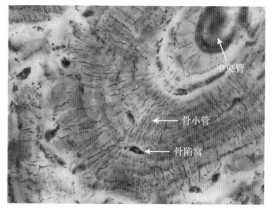

图 10-22　长骨骨干（人，硫堇苦味酸染色，100×）　　图 10-23　长骨骨干（人，硫堇苦味酸染色，400×）

（2）观察要点

1）肉眼：切片呈扇形，略凸的一面为骨干外表面，略凹的一面为骨髓腔面。

2）低倍镜：外环骨板，位于骨干外表面，较厚，由整齐排列的几层到十几层平行骨板构成。内环骨板，位于骨髓腔面，较薄，由几层不规则的平行骨板构成。骨单位（哈弗斯系统），位于内外环骨板之间的同心圆样结构，由中央管和周围环绕的多层哈弗斯骨板共同构成。间骨板，位于骨单位之间或骨单位和环骨板之间，由一些形状不规则的骨板构成。穿通管，切片中一些横行或斜行的管道，部分可见与中央管相通。

3）高倍镜：骨陷窝，在骨板内和骨板之间，为椭圆形的腔隙，内有骨细胞的胞体。骨小管，为骨陷窝向周围发出的许多细丝状的结构，是骨细胞突起所在的管道。每个骨单位的表面可见折光性较强的轮廓线，即黏合线。

5. 长骨发生

（1）材料与方法：幼儿指骨半根组织纵切片，HE染色（图10-24、图10-25）。

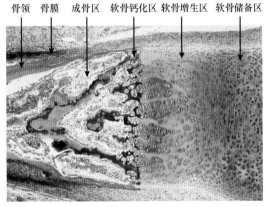
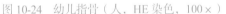

骨领　骨膜　成骨区　软骨钙化区　软骨增生区　软骨储备区

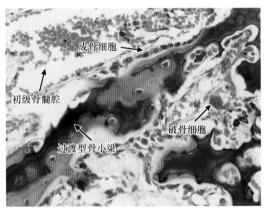

成骨细胞

初级骨髓腔

破骨细胞

过渡型骨小梁

图10-24　幼儿指骨（人，HE染色，100×）　　图10-25　幼儿指骨（人，HE染色，400×）

（2）观察要点

1）肉眼：切片呈长条状。一端圆形膨大呈紫蓝色的结构，为骨骺；余部较细呈粉红色的部分为骨干；两者之间的蓝色部分为骺板。

2）低倍镜：从骨骺端向骨干方向依次观察，重点是骺板。

骺端是透明软骨，有的标本在骨骺中央可以看见血管和血细胞，是次级骨化中心。继续观察骺板，依次可见软骨性骨发生的四个阶段。

A. 软骨储备区：为透明软骨组织，软骨基质呈弱嗜碱性，软骨细胞小而分散。

B. 软骨增生区：软骨细胞生长增大，变得较扁，同源细胞群的细胞形成纵行细胞柱。

C. 软骨钙化区：软骨细胞肥大、退化，核固缩，近骨髓腔端的细胞常常已经死亡消失，骨陷窝成为空洞。软骨基质因钙化而呈强嗜碱性。

D. 成骨区：可见过渡型骨小梁和初级骨髓腔。残存的蓝色软骨基质表面，覆盖着粉红色的骨组织，构成条索状的过渡型骨小梁；骨小梁之间，染色较浅的空隙为骨髓腔，内有红骨髓，含血窦和各种血细胞。

骨干外侧的薄层红色骨组织为骨领，骨领外面覆盖的致密结缔组织为骨膜。

3）高倍镜：观察成骨区。成骨细胞，立方形或矮柱状，胞质呈嗜碱性，单层排列在过渡型骨小梁表面。破骨细胞，胞体大，椭圆形或不规则，胞质呈嗜酸性，有多个深染的胞核，单个分布于骨小梁表面的凹陷处。

【思考题】

1. 三种软骨的主要区别是(　　　　)

A. 纤维类型不同　　　　　　　　　　B. 纤维数量和排列不同

C. 基质成分不同　　　　　　　　　　D. 软骨细胞分布不同

E. 软骨膜不同

2. 关于破骨细胞的形态描述，哪项错误(　　　　)

A. 体积大，胞核 1 个，大而圆　　　　B. 胞质嗜酸性

C. 常分布于骨组织表面　　　　　　　D. 紧贴骨组织一侧有皱褶缘

E. 有大量线粒体和溶酶体

答案：1.A　2.A

（张仁东）

实验九　血　液

一、血涂片制作及观察

【实验目标】

（一）技能目标

1. 掌握采集指血的方法。

2. 掌握人体血涂片的制作方法和瑞特（Wright）染色方法。

3. 掌握血涂片中找寻各种血细胞的方法。

（二）知识目标

掌握血液各有形成分的结构特点。

（三）素质目标

1. 培养正确的学习方法，注重形态与功能的统一。

2. 养成认真观察、勤于思考的学习习惯。

3. 培养严格遵守操作规程、认真记录、实事求是的行为习惯。

【实验对象】

人新鲜指血，血涂片（Wright 染色）。

【实验药品和器材】

1. 药品　70% 乙醇溶液、Wright 染色 A 液和 B 液。

2. 器材及用品　显微镜、载玻片、脱脂棉、取血针、吸管、洗耳球、蜡笔。

【操作步骤和观察指标】

1. 操作步骤

（1）用 70% 乙醇溶液将无名指消毒，待乙醇干后，刺破皮肤，使血液自然流出，将血滴至干净载玻片的一端约 1cm 处。

（2）左手持载玻片，右手持推片（另一载玻片），将推片一端以 30°～ 45° 轻轻接触血滴，使血液呈 "一" 字形展开，充满推片宽度。

（3）将推片与载玻片保持 30°～ 45° 夹角，用均匀的速度将血向载玻片的另一端推动，至血液铺完血膜。良好的血片，要求厚薄适宜，头、体、尾分明。

（4）挥动血片，使血膜自然干燥。

（5）标记血涂片后，在血膜两端各划一道蜡笔线，防染液外溢。

（6）将血涂片平放在染色架上。滴加Wright染色A液数滴，覆盖整张血片，固定0.5～1min。

（7）滴加Wright染色B液（A、B液的比例约为1：1.5），用洗耳球将其与A液吹匀，静置染色5～10min。

（8）平持载玻片，慢慢摇动玻片，然后用最小的自来水流从玻片的一侧冲去染液（不要先倒去染液再冲水），待血片自然干燥后（或用滤纸吸干），即可观察。

2. 观察指标　观察自制的血涂片标本（图10-26、图10-27）。

1）肉眼：血液呈粉红色的薄膜。

2）低倍镜：定位于涂片较薄、细胞分布均匀、白细胞较多的部位。大量密集的小颗粒样的是红细胞，粉红色，无核。少量有明显蓝色细胞核的细胞，散在，较大，是各种白细胞。

3）高倍镜或油镜：移动视野，寻找各种白细胞观察。

A. 红细胞：较小，圆形，无核；胞质红色，周缘染色深，中间浅。

B. 中性粒细胞：常见，较红细胞大。核分2～5叶或呈杆状，每叶核之间由染色质细丝相连；胞质淡红色，隐约可见细小的颗粒。

C. 嗜酸性粒细胞：少见，较中性粒细胞大。核常分2叶；胞质中充满粗大、均匀的红色颗粒。

D. 嗜碱性粒细胞：极少见，有的标本不能找到，大小近中性粒细胞。核呈S形或不规则，常因颗粒掩盖而看不清；胞质中有大小不等、分布不均的蓝紫色颗粒。

E. 单核细胞：较常见，胞体最大。核大，肾形、马蹄形或不规则，染色较浅；胞质丰富，灰蓝色，隐约可见细小呈紫色的嗜天青颗粒。

F. 淋巴细胞：常见，胞体大小不等，最多的是小淋巴细胞。小淋巴细胞比红细胞稍大；核圆，染色深，一侧常见浅凹；胞质很少，仅胞核周边薄薄的一层，强嗜碱性，染蔚蓝色，有的小淋巴细胞几乎不能看到胞质。中淋巴细胞稍大，胞质较多，染蔚蓝色。

G. 血小板：在红细胞之间，常成群，少数单个分布，为形态不规则的胞质小块，无细胞核，胞质中有蓝紫色、细小的血小板颗粒。

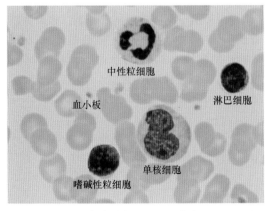

图10-26　血涂片（人，Wright染色，1000×）

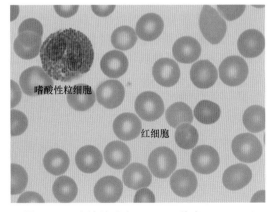

图10-27　血涂片（人，Wright染色，1000×）

【注意事项】

1. 玻片要干净、无油腻，推片边缘要光滑。

2. 取血后要迅速推片，以防血液凝固。

3. 制作血涂片时必须用力均匀，角度始终不变，如果用力太轻，血膜太厚无法观察；如果用力太重，则会损伤血细胞。

4. 染色后应以流水冲洗，不能先倒掉染液再冲水，以防染料沉着在血涂片上。冲洗时间不能过久，以防脱色。

二、骨髓涂片制作及观察

【实验目标】

（一）技能目标

1. 掌握颈椎脱臼处死大鼠的方法。
2. 掌握大鼠骨髓涂片的制作方法和 Wright 染色方法。
3. 掌握大鼠骨髓涂片的观察方法。

（二）知识目标

掌握不同发育阶段血细胞的形态特征。

（三）素质目标

1. 培养严格遵守操作规程、认真记录、实事求是的行为习惯。
2. 养成认真观察、勤于思考的学习习惯。
3. 培养善待动物、珍视生命的人文素养。

【实验对象】

大鼠，骨髓涂片（Wright 染色）。

【实验药品和器材】

1. 药品　Wright 染色 A 液和 B 液、血清。
2. 器材及用品　中号镊子、眼科镊、剪刀、试管、吸管、洗耳球、蜡笔、显微镜、载玻片。

【操作步骤和观察指标】

1. 操作步骤

（1）颈椎脱臼法处死大鼠。剪掉大腿部的肌肉，摘取完整股骨。

（2）剪去股骨两端的软骨，露出红色的骨髓腔，用中号镊子夹股骨以挤出骨髓；如果骨髓不易取出，可用直头眼科镊插入骨髓腔挑出骨髓。置骨髓于干净载玻片上。

（3）左手执平载玻片，右手持推片蘸取适量骨髓，使推片成30°～45°角与载玻片外侧1/4部位平稳接触，先沿载玻片横向拉动使骨髓均匀散开，然后向载玻片内侧端纵向迅速推动，推进时要平稳、匀速，制作出彗星尾状骨髓涂片。如果骨髓太干，也可加入适量的血清，充分混匀，取1滴至载玻片上，涂片。

（4）染色方法同血涂片，Wright 染色 B 液的染色时间可延长到 20～30min。

2. 观察指标　观察自制的骨髓涂片标本（图 10-28）。

1）肉眼：骨髓呈粉红色的薄膜。

2）低倍镜：定位于细胞分布均匀、互不重叠、结构清楚的区域。

3）高倍镜或油镜：大量成熟红细胞，细胞小，红色，无核。大量有核的细胞夹杂其间，为不同发育阶段的各种血细胞，细胞大小不一，核的形状、大小、颜色都有差异；其中有少量特别巨大的细胞，胞质丰富，核常扭曲分叶，为巨核细胞。

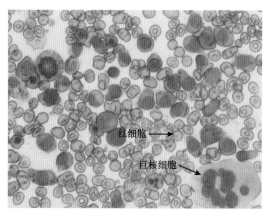

红细胞

巨核细胞

图 10-28　骨髓涂片（大鼠，Wright 染色，400×）

【注意事项】

1. 取得骨髓后应立即转移至玻片上用于涂片，以免凝固。

2. 染液量要充足，不要让染液蒸发干燥。

3. 染色涂片用水冲洗后，应在空气中自然干燥或风干，不可用火烤干。

【思考题】

1. 区别三种有粒白细胞的主要依据是（　　　）

A. 细胞大小　　　　　　　　B. 细胞核形态　　　　　　C. 有无嗜天青颗粒

D. 有无特殊颗粒　　　　　　E. 有无胞质颗粒

2. 各种血细胞的分化发育过程大致可分为（　　　）

A. 早幼阶段、中幼阶段、晚幼阶段　　　　　B. 原始阶段、幼稚阶段、成熟阶段

C. 原幼阶段、中幼阶段、晚幼阶段　　　　　D. 干细胞阶段、祖细胞阶段、幼稚细胞阶段

E. 干细胞阶段、祖细胞阶段、原始细胞阶段

答案：1. D　2. B

（张仁东）

实验十　肌　组　织

【实验目标】

（一）技能目标

1. 熟练辨别骨骼肌、心肌、平滑肌的光镜结构及三种肌组织在光镜下的区别。

2. 学会辨认骨骼肌和心肌的电镜结构。

（二）知识目标

1. 能描述骨骼肌、心肌、平滑肌的光镜结构及三种肌组织在光镜下的区别。

2. 能说出骨骼肌和心肌的电镜结构特点。

（三）素质目标

1. 养成认真观察、客观记录实验结果的行为习惯。

2. 培养严谨、求真的科研精神。

【实验对象】

骨骼肌切片、心肌切片、平滑肌切片。

【实验内容】

1. 骨骼肌

（1）材料与方法：兔的骨骼肌，HE 染色（图 10-29、图 10-30）。

（2）观察要点：区分出骨骼肌纤维的纵、横切面，细胞核的特点。

1）肉眼：长方形的是骨骼肌纵切面，短的是骨骼肌横切面。

2）低倍镜：重点了解骨骼肌器官的构成。

肌外膜：包裹整个肌肉外面的薄层疏松结缔组织。

肌束膜和肌束：肌外膜的组织伸入肌组织内，形成隔，包裹着每一束肌纤维，叫肌束膜。肌束的形状不规则，而且大小不等。

肌内膜和肌纤维：肌束膜再分支入内，包绕于每条肌纤维周围，叫肌内膜。肌纤维着红色，呈多边形。

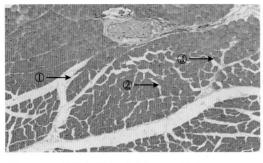
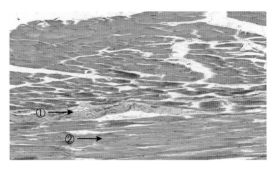

图 10-29 骨骼肌横切面（兔，HE 染色，200×）　　图 10-30　骨骼肌纵切面（兔，HE 染色，200×）
①肌束膜；②肌内膜；③肌纤维　　　　　　　　　①结缔组织；②肌纤维

3）高倍镜：观察肌膜、细胞核、肌质、肌原纤维、横纹等构造。观察横纹时，需将视野调暗。骨骼肌纤维的横切面呈多边形，肌膜下有数个着蓝紫色圆形的胞核。肌纤维内含有许多着粉红色、被切成点状的肌原纤维。肌原纤维聚成许多小区。肌原纤维之间是肌质，呈浅粉色。纵切面上可见明显的横纹（图 10-31、图 10-32）。

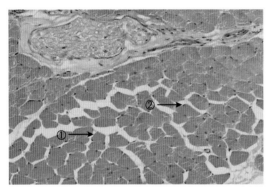
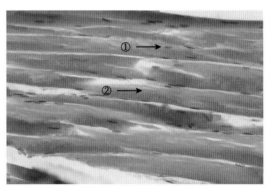

图 10-31　骨骼肌横切面（兔，HE 染色，400×）　　图 10-32　骨骼肌纵切面（兔，HE 染色，400×）
①骨骼肌纤维；②骨骼肌纤维细胞核　　　　　　①骨骼肌纤维细胞核；②横纹

2. 骨骼肌（铁苏木精染色）

（1）材料与方法：兔的骨骼肌，石蜡纵切片，铁苏木精染色。

（2）观察要点：观察骨骼肌纤维的横纹特点。

1）肉眼：为一条黑蓝色的组织，即骨骼肌的纵切面。

2）低倍镜：骨骼肌纤维是细长条形，每条纤维周边有染色较深的肌膜包裹，肌膜下有许多椭圆形或长形的细胞核。肌纤维上有明暗相间的横纹，肌纤维之间的结缔组织很少，而肌束间结缔组织较多些，所以一定要辨清单条肌纤维的宽度。

3）高倍镜：骨骼肌纤维内有许多纵行排列的细丝，为肌原纤维。每条肌原纤维上的横纹都由着色深浅不同的区域间隔排列。可分出：暗带，肌原纤维上着色深处；明带，肌原纤维上着色浅处（图 10-33、图 10-34）。

3. 心肌（HE 染色）

（1）材料与方法：人的心脏，石蜡切片，HE 染色（图 10-35～图 10-37）。

（2）观察要点

1）肉眼：为两块心肌，长条形的一块为纵切面，较小的一块为横切面。

2）低倍镜：镜下找到心肌，观察心肌纤维的纵、横切面。

心肌纤维纵切面（有的呈斜切面）：亦可见到闰盘。

心肌纤维横切面：肌纤维呈圆形、椭圆形或哑铃形，细胞核位于肌纤维中央，核周围肌质丰富（在切片上为核周染色浅部分），有的肌纤维中央圆形空白区正是细胞核两端肌质处。肌纤维的边缘为较薄的肌膜。肌纤维之间有结缔组织及血管充填。

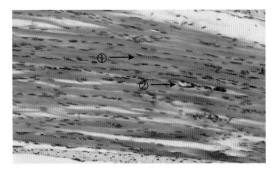 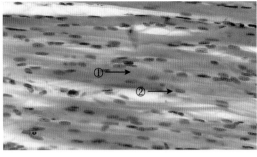

图 10-33　骨骼肌纤维纵切面（兔，苏木精染色，　图 10-34　骨骼肌纤维纵切面（兔，苏木精染色，
　　　　　　100×）　　　　　　　　　　　　　　　　　　　400×）

①骨骼肌纤维；②毛细血管　　　　　　　　　　　①横纹；②细胞核

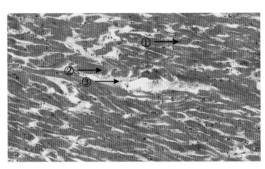

图 10-35　心肌纤维纵切面（人，HE 染色，200×）　图 10-36　心肌纤维横切面（人，HE 染色，200×）

①细胞核；②闰盘；③血管　　　　　　　①细胞核；②核周肌质丰富区含脂褐素颗粒；③血管

3）高倍镜

观察纵切面：结合低倍镜的图像及说明进行观察。

观察横切面：可见心肌纤维内充满许多粗大的红色小点（图 10-38）。

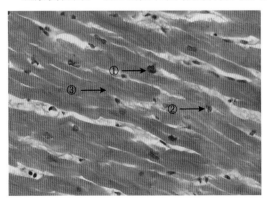 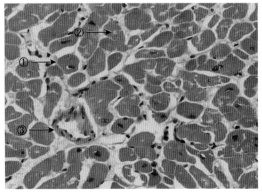

图 10-37　心肌纤维纵切面（人，HE 染色，400×）　图 10-38　心肌纤维横切面（人，HE 染色，400×）

①细胞核；②核周肌质丰富区含脂褐素颗粒；③闰盘　①心肌纤维；②核周肌质丰富区含脂褐素颗粒；③血管

4. 心肌（铁苏木精染色）

（1）材料与方法：人的心脏，苏木精整染，石蜡纵切片。

（2）观察要点：掌握心肌的特点。学会与其他两类肌组织相区别。

1）肉眼：为一块紫蓝色的组织。

2）低倍镜：可见许多细长的肌纤维，分支相连成网，网眼之间有结缔组织和血管（图 10-39）。

3）高倍镜：选择形态典型的心肌纤维纵切面观察以下各点（图 10-40）。

A. 肌膜：较薄。

B. 细胞核：位于肌纤维的中央，较大，呈圆形或椭圆形，着色较浅。可见有双核者。

C. 肌丝束：很细，纵行排列。肌丝束上也有与骨骼肌相同的横纹，但不如骨骼肌明显，H 带及间线则更不易看出。

D. 肌质：在细胞核的两端较丰富，并可见褐色的脂褐素颗粒。

E. 闰盘：是相邻心肌细胞相接触的地方，染色深，有的呈阶梯状，有的呈直板状，与心肌纤维长轴相垂直。

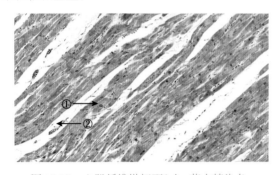 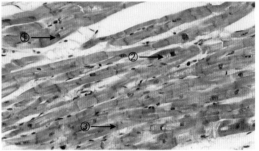

图 10-39　心肌纤维纵切面（人，苏木精染色，
100×）
①心肌纤维；②毛细血管

图 10-40　心肌纤维纵切面（人，苏木精染色，
400×）
①细胞核；②核周肌质丰富区含脂褐素颗粒；③闰盘

5. 平滑肌

（1）材料与方法：兔膀胱，石蜡纵横切片，HE 染色。

（2）观察要点

1）肉眼：组织块为收缩状态的膀胱壁。染为红色处为膀胱壁的平滑肌。

2）低倍镜：在移行上皮组织的下面，找到染成深红色的平滑肌组织，较附近的结缔组织为红。膀胱内平滑肌组织分布数层，各层平滑肌纤维排列方向不同，故可见肌纤维的纵横切面（图 10-41、图 10-42）。

3）高倍镜（图 10-43）

A. 平滑肌纤维横切面：呈大小不等的圆形，有的肌纤维内可见蓝紫色细胞核的横切面。大多肌纤维只有粉红色的胞质。

B. 平滑肌纤维纵切面：呈长梭形，胞质染成粉红色。胞核呈长杆状，位于肌纤维中央。肌纤维之间有结缔组织。

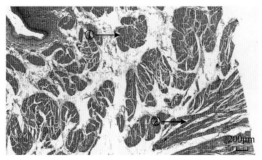

图 10-41　平滑肌纤维纵横切面（兔，HE 染色，40×）
①平滑肌纤维横切面；②平滑肌纤维纵切面

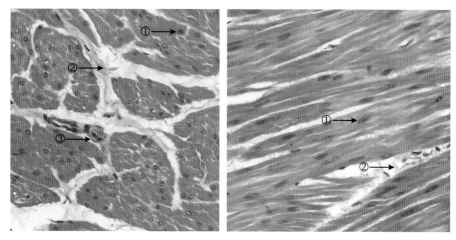

图 10-42　平滑肌纤维横切面（左）、纵切面（右）（兔，HE 染色，200×）

①平滑肌细胞核；②结缔组织；③毛细血管

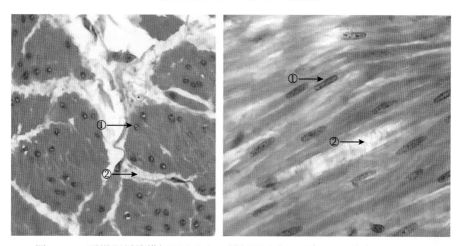

图 10-43　平滑肌纤维横切面（左）、纵切面（右）（兔，HE 染色，400×）

①平滑肌细胞核；②结缔组织

【思考题】

1. 光镜下心肌纤维与骨骼肌纤维的区别，哪项是错误的（　　　）

A. 两种肌纤维的大小和粗细不同

B. 骨骼肌纤维有横纹，心肌纤维没有横纹

C. 骨骼肌纤维没有闰盘，心肌纤维有闰盘

D. 骨骼肌含有多个胞核，大多位于周边，心肌纤维只有 1～2 个胞核，位于中央

E. 骨骼肌纤维没有分支，心肌纤维有分支

2. 关于肌节，哪项是错误的（　　　）

A. 肌节是骨骼肌收缩的基本结构单位，由 1/2I+A+1/2I 组成

B. 肌原纤维是由许多肌节连续排列而成

C. 收缩时肌节变短

D. 肌节含有粗肌丝、细肌丝和中间丝

E. 肌节是指两条相邻 Z 线之间的一段肌原纤维

答案：1. B　2. D

（王金花　黎　飔）

实验十一　神经组织

【实验目标】

（一）技能目标

1. 熟练辨认神经元的形态结构。
2. 辨认神经纤维的形态结构。

（二）知识目标

1. 能阐述神经元的形态结构特点及其与功能之间的联系。
2. 能说出突触的概念、分类，化学性突触光、电镜结构特点。
3. 能说出神经纤维的形态结构特点。

（三）素质目标

1. 养成认真观察、客观记录实验结果的行为习惯。
2. 培养严谨、求真的探索精神。
3. 培养学生沟通表达能力、团队精神。

【实验对象】

脊髓切片、脊神经节切片。

【实验内容】

（一）脊髓

1. 材料与方法　猫的小段脊髓，石蜡横切片，HE 染色。

2. 观察要点　脊髓前角运动神经元的形态结构及其在脊髓内的分布；多极神经元的形态、结构特点。

（1）肉眼：脊髓横切面呈扁圆形，其外面包裹着脊髓膜。脊髓分为灰质和白质两部分。灰质居中，着色较红，形如蝴蝶状（或称"H"形），灰质又有四个突出的部分。两个前角：伸向腹侧，为较粗钝的突起。两个后角：伸向背侧，为较细的突起。白质着色浅红，围绕在灰质的周围（图 10-44）。

（2）低倍镜：先分辨白质和灰质及灰质中的前角和后角。

脊髓膜由外向内分为三层：硬脊膜，由结缔组织组成；蛛网膜，由许多结缔组织小梁构成，因制片原因多处未被保存；软脊膜，为紧贴脊髓表面的薄层结缔组织，含有丰富的血管。在蛛网膜下腔可见脊髓前根或后根的切面。

1）白质中为神经纤维集中所在处，即传导束，其中多为有髓神经纤维的横切面（图 10-45）。

2）灰质中含有神经元的胞体、树突、大量神经胶质细胞和无髓神经纤维。灰质前角中有体积很大的神经元胞体，数量多，成群分布，这就是前角运动细胞。后角中的神经细胞较小，数量较少，分散排列。脊髓中央的空隙为脊髓中央管，由立方形或矮柱状室管膜细胞构成其管壁。

（3）高倍镜：观察前角运动细胞的形态、构造。前角运动细胞属于多极神经元，有的细胞可见有数个突起，有的则只见到一、两个突起。选择一个切面较完整的神经元进行观察（图 10-46）。

1）细胞体：大，呈多角形，细胞质着浅红色。

2）细胞核：很大，圆形，位于细胞中央，细胞核染色较浅，呈空泡状。核仁 1 个，圆形，大而明显，着红色。

3）尼氏体：嗜碱性，着蓝紫色，呈块状，分散在胞质中，如同虎皮上的斑纹，故又可称虎斑

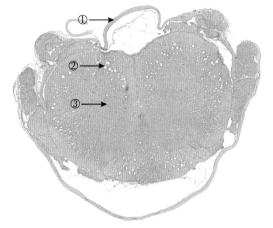

图 10-44 脊髓（猫，HE 染色，40×）
①脊髓膜；②白质；③灰质

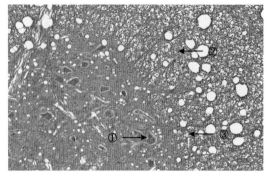

图 10-45 脊髓灰质与白质（猫，HE 染色，200×）
①灰质内的运动神经元；②白质；③有髓神经纤维（横切面）

4）突起

树突：可切到一、两个或数个，由胞体伸出时较粗，逐渐变细，内含尼氏体。

轴突：只有一个（一般不易切到），较细长，粗细均匀，呈粉红色，不含尼氏体。轴突自胞体伸出处，为呈圆锥形区，其胞质不含尼氏体，即轴丘。

（二）脊神经节

1. 材料 人体脊神经节，石蜡切片，HE 染色。

2. 观察要点 脊神经节的构造。比较脊神经节细胞和脊髓前角运动细胞的形态和构造。

（1）肉眼：脊神经节是脊髓后根的膨大部分，为椭圆形器官，所以在纵切面上也呈长椭圆形。

（2）低倍镜：脊神经节的外面包裹着一层染

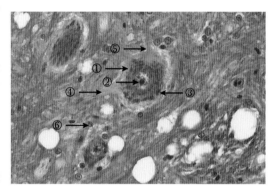

图 10-46 脊髓前角运动神经元（猫，HE 染色，400×）
①细胞体；②细胞核；③尼氏体；④树突；⑤轴突；⑥神经胶质细胞

色浅的由致密（纤维性）结缔组织组成的被膜。被膜的结缔组织伸入节内，构成支架。同时被膜向后根延续成为后根的外膜。神经节的结缔组织支架内有许多大小不等、圆形的脊神经节细胞聚集。节细胞即假单极神经元，依神经节的长轴成行排列，行间有红染由这些节细胞的突起所组成的神经纤维（图 10-47）。

（3）高倍镜（图 10-48）

1）假单极神经元：为圆形或椭圆形的细胞，大小不一。选择形态、结构完整的节细胞观察，可见到节细胞核呈圆形，较大，染色浅，核仁明显。胞质内含有许多嗜碱性的尼氏体，呈细小颗粒状，弥散分布。有的节细胞胞质内还含有脂褐素。

2）卫星细胞：紧靠节细胞的外面有一层扁平细胞围绕，构成一层被囊，故又称被囊细胞。其细胞核呈圆形，较小，着色较深。在被囊细胞外面，有薄层的结缔组织包绕。

3）移动标本，观察节内神经纤维，大部分为有髓神经纤维。（复习施万细胞、髓鞘及轴突等结构）

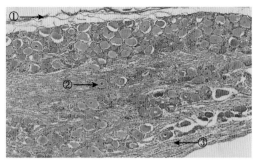
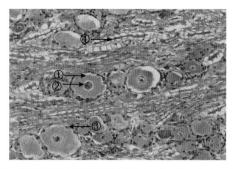

图 10-47　脊神经节（人，HE 染色，100×）　　图 10-48　脊神经节内的假单极神经元（人，HE 染色，400×）
①被膜；②假单极神经元；③密集排列的神经纤维　　①假单极神经元；②细胞核；③卫星细胞；④密集排列的神经纤维

（三）示教

1.神经原纤维

（1）材料与方法：猫或兔的小段脊髓，用硝酸银镀染，石蜡横切片。

（2）观察要点：观察神经原纤维的形态及在神经细胞内的分布。

1）低倍镜：找到呈棕黄色的前角运动神经元。

2）高倍镜：在前角运动细胞的胞质内，可见到深棕色的细丝，交错排列成网，并伸入树突与轴突，这就是神经原纤维。细胞核呈浅黄色或被染成黑色。

2.突触　位于神经元胞体或树突上。可见极短的神经纤维止于突触处。

【思考题】

1.关于光镜下神经元的特点，哪项是错误的（　　　）

A.细胞形状多种多样，都有突起　　　　　　B.由胞体上伸出树突和轴突

C.胞核一般较大，多呈圆形，异染色质少，核仁大而明显

D.胞体和突起中都有尼氏体　　　　　　E.胞体和突起中都有神经原纤维

2.关于突触，哪项是错误的（　　　）

A.是神经元与神经元之间或神经元与非神经元之间的一种特化的细胞连接

B.是神经元传递神经冲动的结构

C.由突触前成分、突触间隙和突触后成分组成

D.突触前成分内有许多突触小泡，小泡内含有营养物质

E.突触后膜有神经递质的受体

答案：1.D　2.D

（王金花　黎　飚）

第二节　细胞与人体基本组织的病理变化

实验一　细胞与组织的适应、损伤及修复

【实验目标】

（一）技能目标

1.掌握变性的常见类型及形态变化。

2.掌握坏死的形态特征。

3. 掌握肉芽组织的形态特征。

（二）知识目标

1. 掌握变性和坏死的概念、类型、病理变化及其结局。
2. 掌握肉芽组织的概念及功能，了解肉芽组织的形成过程及机制。

（三）素质目标

区别不同类型损伤的形态学特点，分析其病因，培养仔细观察病变要点、客观记录实验结果的学习习惯。

【实验对象】

1. 大体标本　①高血压心脏肥大；②肝脂肪变性；③结肠阿米巴痢疾；④脾的凝固性坏死；⑤肾的压迫性萎缩；⑥肾的干酪样坏死；⑦胸膜玻璃样变性；⑧足干性坏疽。

2. 组织切片　①高血压心脏肥大；②肝脂肪变性；③结肠阿米巴痢疾；④脾细动脉壁玻璃样变性；⑤淋巴结的干酪样坏死；⑥肉芽组织。

【实验内容】

（一）高血压心脏肥大

1. 材料　人体标本。
2. 观察要点　高血压导致心脏肥大的主要部位及结构特点。

（1）大体标本：心脏体积明显增大，左心室肌壁明显增厚，约 2.5cm，乳头肌亦明显肥大，左心室扩大（图 10-49）。

（2）组织切片：心肌细胞体积增大，细胞核增大，染色质浓染，呈方形。其下方心肌细胞萎缩，核细长（图 10-50）。

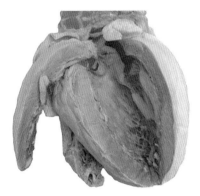 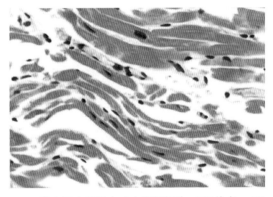

图 10-49　高血压心脏肥大（人大体标本）　　图 10-50　高血压心脏肥大（人组织切片，HE 染色，400×）

（二）肝脂肪变性

1. 材料　人体标本。
2. 观察要点

（1）大体标本：肝脏体积增大，被膜光滑、紧张，边缘变钝，表面及切面颜色变黄，有油腻感（图 10-51）。

（2）组织切片：肝细胞体积增大，胞质内出现大小不等的圆形小空泡，即肝细胞内蓄积的脂滴，

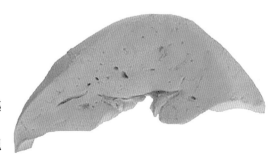

图 10-51　肝脂肪变性（人大体标本）

细胞核被脂滴挤压于细胞边缘处（图10-52）。

（三）结肠阿米巴痢疾

1. 材料　人体标本。

2. 观察要点

（1）大体标本：结肠黏膜有多个散在的圆形或椭圆形溃疡，溃疡边缘有少许破棉絮样坏死物，溃疡口窄底宽，呈潜行状（图10-53）。

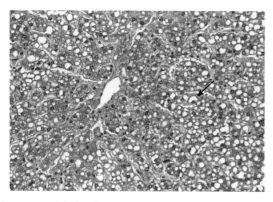

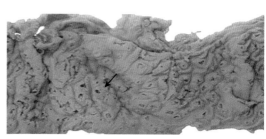

图10-52　肝脂肪变性（人组织切片，HE染色，200×）　　图10-53　结肠阿米巴痢疾（人大体标本）

（2）组织切片：结肠黏膜表面组织部分坏死脱落，形成一似烧瓶状缺损，深达黏膜下层。在溃疡底可见阿米巴滋养体，溃疡边缘有少量炎症细胞浸润（图10-54）。

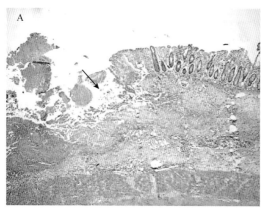

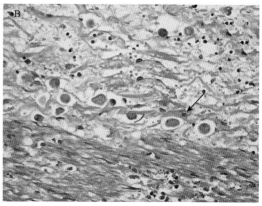

图10-54　结肠阿米巴痢疾（人组织切片，HE染色，A.40×；B.400×）

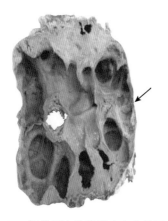

图10-55　肾的压迫性萎缩（人大体标本）

（四）肾的压迫性萎缩

1. 材料　人体标本。

2. 大体标本观察要点　肾实质高度萎缩变薄，呈囊状，皮髓质分界不清，肾盂及肾盏明显扩大（图10-55）。

（五）脾的凝固性坏死

1. 材料　人体标本。

2. 大体标本观察要点　脾切面可见略呈扇形的坏死灶，颜色呈灰白色，与周围组织分界清楚，周围有一黑色的出血带，坏死灶直达脾包膜（图10-56）。

（六）肾的干酪样坏死

1. 材料　人体标本。

2. 大体标本观察要点　肾切面可见多个散在性的灰黄色坏死灶，质松脆，似干酪，部分已液化排出形成空洞（图 10-57）。

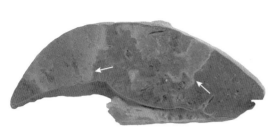

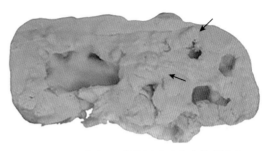

图 10-56　脾的凝固性坏死（人大体标本）　　图 10-57　肾的干酪样坏死（人大体标本）

（七）胸膜玻璃样变性

1. 材料　人体标本。

2. 大体标本观察要点　胸膜明显增厚，达 1～2cm，呈灰白色，切面见脏层和壁层粘连、增厚、质地变硬，弹性减弱，均匀半透明（图 10-58）。

（八）足干性坏疽

1. 材料　人体标本。

2. 大体标本观察要点　病变足趾呈黑褐色，干燥，质硬，与正常组织分界明显（图 10-59）。

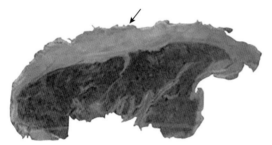

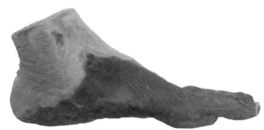

图 10-58　胸膜玻璃样变性（人大体标本）　　图 10-59　足干性坏疽（人大体标本）

（九）脾细动脉壁玻璃样变性

1. 材料　人体标本。

2. 组织切片观察要点　脾白髓中央动脉管壁内见均质红染的玻璃样物质沉着，致管壁增厚，管腔高度狭窄（图 10-60）。

（十）淋巴结的干酪样坏死

1. 材料　人体标本。

2. 组织切片观察要点　淋巴结内有大小不一的结节状病灶，部分病灶中心为干酪样坏死区，呈一片模糊细颗粒状无结构的红染区域（图 10-61）。

（十一）肉芽组织

1. 材料　人体标本。

2. 组织切片观察要点　肉芽组织主要由成纤维细胞及毛细血管组成。浅表部分毛细血管，方向与表面垂直，结构疏松，有较多炎症细胞浸润，深部的肉芽组织排列渐趋紧密，细胞及毛细血管数量减少，胶原纤维较多，与表面平行（图 10-62）。

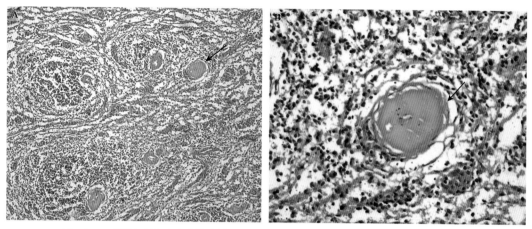

图 10-60　脾细动脉壁玻璃样变性（人组织切片，HE 染色，A. 40×；B. 400×）

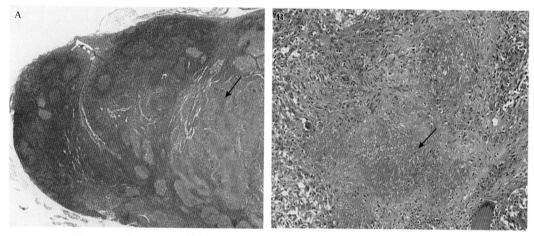

图 10-61　淋巴结的干酪样坏死（人组织切片，HE 染色，A. 40×；B. 400×）

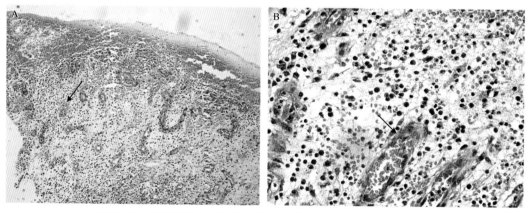

图 10-62　肉芽组织（人组织切片，HE 染色，A. 40×；B. 400×）

【思考题】

1. 慢性消耗性疾病时，最早发生萎缩的组织是（　　　）。

A. 骨骼肌　　　　　B. 心肌　　　　　C. 脑组织　　　D. 脂肪组织　　　E. 结缔组织

2. 下述哪一项不符合干性坏疽（　　　）

A. 继发于肢体末端体表组织的坏死　　　　　B. 合并腐败菌感染

C. 动脉被阻塞，静脉回流通畅　　　　　D. 常伴有全身中毒症状

E. 坏死组织呈污秽黑褐色

3. 肉芽组织的主要成分是（　　　）。

A. 成纤维细胞、新生毛细血管和炎细胞　　　　　B. 成纤维细胞和巨噬细胞

C. 成纤维细胞和炎细胞　　　　　D. 新生毛细血管和巨噬细胞

E. 新生毛细血管和炎细胞

答案：1. D　2. D　3. A

（周晓明）

实验二　局部血液循环障碍

【实验目标】

（一）技能目标

1. 掌握淤血所致的一系列病理变化。

2. 掌握血栓的形态特点。

3. 掌握梗死的形态特点。

（二）知识目标

1. 掌握淤血的概念、原因。

2. 掌握血栓形成的条件和机制、血栓的类型、结局及其对机体的影响。

3. 掌握梗死的概念、类型及其对机体的影响。

（三）素质目标

了解血栓形成、栓塞和梗死的相互关系，分析病变发生发展的过程，归纳相关知识点，提高逻辑推理的能力，培养主动学习和思考的习惯。

【实验对象】

1. **大体标本**　①慢性肺淤血；②慢性肝淤血；③下肢静脉混合血栓；④肠出血性梗死；⑤肺出血性梗死。

2. **组织切片**　①慢性肺淤血；②慢性肝淤血；③下肢静脉混合血栓；④肠出血性梗死。

【实验内容】

（一）慢性肺淤血

1. **材料**　人体标本。

2. **观察要点**

（1）大体标本：肺表面和切面可见散在分布的斑点状病灶，质实，呈棕黄色（图10-63）。

（2）组织切片：肺泡间隔增厚，肺泡壁毛细血管扩张充血，肺泡腔内有成堆排列的心衰细胞，胞质内含棕黄色的含铁血黄素颗粒（图10-64）。

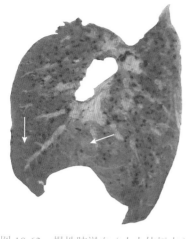
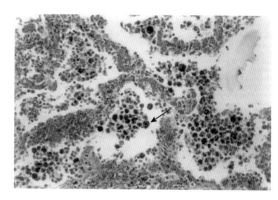

图 10-63　慢性肺淤血（人大体标本）　图 10-64　慢性肺淤血（人组织切片，HE 染色，400×）

（二）慢性肝淤血

1. 材料　人体标本。

2. 观察要点

（1）大体标本：肝脏体积增大，被膜紧张，切面见弥漫性分布的红色（标本固定后为褐色）与灰黄色相间的斑点或条纹状，形似槟榔的切面，故称为槟榔肝（图 10-65）。

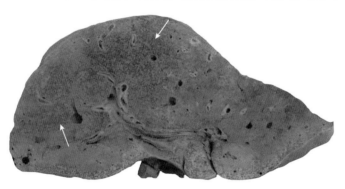

图 10-65　肝脂肪变性（人大体标本）

（2）组织切片：肝小叶结构尚清，中央静脉及肝窦均显著扩张充血，部分肝细胞萎缩、消失，相邻肝血窦互相融合形成淤血带，周边肝细胞发生脂肪变性，胞质内可见圆形小空泡（图 10-66）。

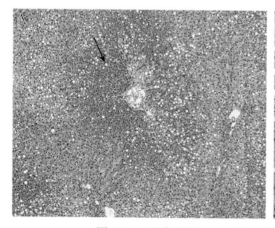
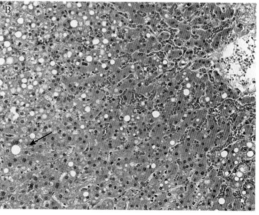

图 10-66　肝脂肪变性（人组织切片，HE 染色，A.40×；B.400×）

（三）下肢静脉混合血栓

1.材料 人体标本。

2.观察要点

（1）大体标本：下肢静脉内有一长条圆柱形固体物（即血栓）附着于内膜面，血栓色暗红，较干燥（图 10-67）。

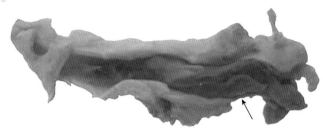

图 10-67 混合血栓（人大体标本）

（2）组织切片：镜下见浅粉色小梁状条纹和红染区域相互交织。浅粉色小梁主要由血小板构成，其边缘有较多白细胞黏附，小梁间为网状纤维蛋白，网罗大量红细胞（图 10-68）。

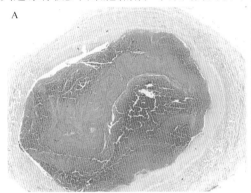
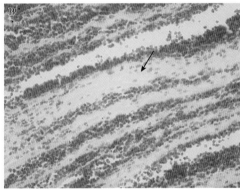

图 10-68 混合血栓（人组织切片，HE 染色，A. 40×；B. 400×）

（四）肠出血性梗死

1.材料 人体标本。

2.观察要点

（1）大体标本：肠壁组织坏死，表面呈暗黑色，部分肠段互相粘连，结构不清（图 10-69）。

（2）组织切片：大部分肠壁坏死，间质血管明显扩张充血及出血，伴较多淋巴细胞浸润。局部肠黏膜上皮细胞坏死，腺体结构轮廓依稀可见（图 10-70）。

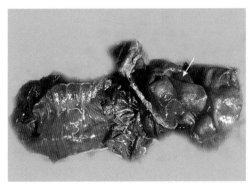
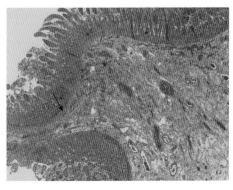
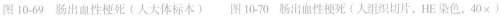

图 10-69 肠出血性梗死（人大体标本） 图 10-70 肠出血性梗死（人组织切片，HE 染色，40×）

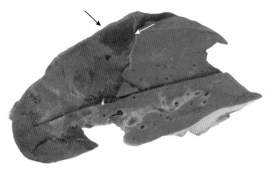

图 10-71　肺出血性梗死（人大体标本）

（五）肺出血性梗死

1. 材料　人体标本。

2. 大体标本观察要点　肺切面于肺膜下见一黑色略呈锥形病灶，尖端朝肺门，底部靠近肺膜，与周围组织界线清楚（图 10-71）。

【思考题】

1. 下列哪种因素与血栓形成无关？

A. 血流缓慢　B. 涡流形成　C. 纤溶酶增加

D. 心血管内皮损伤　E. 血小板数量增多

2. 潜水员从深水中快速升到水面易发生（　）。

A. 血栓栓塞　　B. 气体栓塞　　C. 脂肪栓塞　　D. 肺水肿　　E. 肺淤血

3. 易发生贫血性梗死的脏器是（　）。

A. 脾、心、肾　　B. 心、脑、肠　　C. 脑、肺、肠　　D. 肺、肾、肝　　E. 脾、心、肠

答案：1. C　2. B　3. A

（周晓明）

实验三　炎　　症

【实验目标】

（一）技能目标

掌握各类型炎症的形态学特点。

（二）知识目标

1. 掌握炎症的概念、基本病理变化及病理类型。

2. 熟悉炎症的发生、发展及结局。

（三）素质目标

区别不同类型炎症的形态特点，分析病因，并分组讨论、讲述，培养仔细观察病变要点，分析、归纳、阐述问题的能力及学习的主观能动性。

【实验对象】

1. 大体标本　①干酪样肺炎；②阿米巴肝脓肿；③急性细菌性痢疾；④化脓性纤维素性胸膜炎；⑤脑脓肿；⑥慢性胆囊炎；⑦急性蜂窝织炎性阑尾炎；⑧肝脓肿。

2. 组织切片　①急性蜂窝织炎性阑尾炎；②肝脓肿；③异物性肉芽肿。

【实验内容】

（一）急性蜂窝织炎性阑尾炎

1. 材料　人体标本。

2. 观察要点

（1）大体标本：阑尾明显肿胀，血管扩张，浆膜高度充血，并有灰黄色的渗出物附着（图 10-72）。

（2）组织切片：阑尾黏膜层、黏膜下层、肌层及浆膜层血管扩张、充血并有大量中性粒细胞为主的炎症细胞弥漫浸润，肌层水肿疏松，阑尾黏膜破坏，腔内有炎性分泌物，阑尾周围脂肪组织有明显炎症反应（图 10-73）。

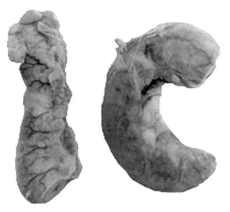

图 10-72 急性蜂窝织炎性阑尾炎（人大体标本）　　图 10-73 急性蜂窝织炎性阑尾炎（人组织切片，
　　　　　　　　　　　　　　　　　　　　　　　　　　　　　　　　　HE 染色，100×）

（二）肝脓肿

1. 材料　人体标本。

2. 观察要点

（1）大体标本：肝脏切面可见坏死病灶，鸡蛋大，坏死灶内容物已大部分流出形成空腔，空腔壁为破碎的灰黄色物所附着（图 10-74）。

（2）组织切片：肝组织边缘见单个圆形或卵圆形病灶，即为脓肿灶（图 10-75）。高倍镜下，脓肿灶内原有肝组织已被破坏，肝细胞陷于坏死崩解，代之以大量多已坏变的中性粒细胞（脓细胞）。

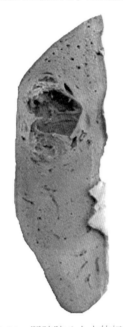

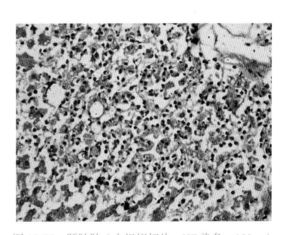

图 10-74 肝脓肿（人大体标本）　　图 10-75 肝脓肿（人组织切片，HE 染色，100×）

（三）异物性肉芽肿

1. 材料　人体标本。

2. 组织切片观察要点　外科手术切除的标本。镜下见结缔组织中有多个小结节病灶，部分病灶中心为异物（手术线），周围有巨噬细胞和多核异物巨细胞包绕，胞质内含吞噬的异物（图 10-76）。

（四）慢性胆囊炎

1. 材料 人体标本。

2. 大体标本观察要点 胆囊黏膜粗糙不平，胆囊壁增生变厚（图 10-77）。

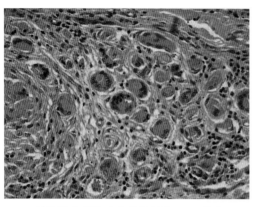
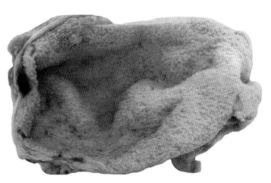

图 10-76　异物性肉芽肿（人组织切片，HE 染色，100×）　　　　图 10-77　慢性胆囊炎（人大体标本）

（五）干酪样肺炎

1. 材料 人体标本。

2. 大体标本观察要点 肺切面上可见肺叶呈大片干酪样坏死，灰黄色，质松脆，豆腐渣样（图 10-78）。

（六）阿米巴肝脓肿

1. 材料 人体标本。

2. 大体标本观察要点 肝右叶有一个巨大脓肿腔，脓液已流走，脓肿壁有残余的坏死组织，呈破棉絮状（图 10-79）。

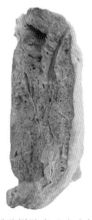
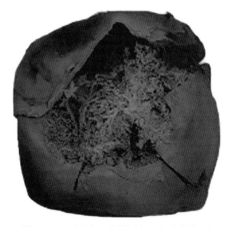

图 10-78　干酪样肺炎（人大体标本）　　　　图 10-79　阿米巴肝脓肿（人大体标本）

（七）急性细菌性痢疾

1. 材料 人体标本。

2. 大体标本观察要点 结肠黏膜有一层灰黄色米糠状膜状物附着（标本已干枯），见图 10-80。

（八）化脓性纤维素性胸膜炎

1. 材料 人体标本。

2. 大体标本观察要点 左肺膜表面有灰黄色黏稠液体附着，固定后部分呈绒毛状（图10-81）。

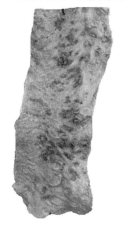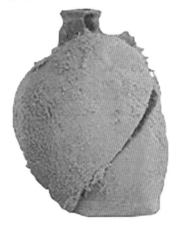

图 10-80 结肠急性细菌性痢疾（人大体标本） 图 10-81 化脓性纤维素性胸膜炎（人大体标本）

（九）脑脓肿

1. 材料 人体标本。

2. 大体标本观察要点 一侧大脑切面可见一个浅灰黄色圆形病灶，大小约鸽蛋，边界清楚（图10-82）。

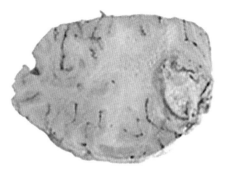

图 10-82 脑脓肿（大体标本）

【思考题】

1. 感染性肉芽肿的特征性细胞成分是（　　　）

A. 淋巴细胞和巨噬细胞　　　　　　　　B. 嗜酸性粒细胞和浆细胞

C. 单核巨噬细胞和中性粒细胞　　　　　D. 多核巨细胞及上皮样细胞

E. 异物巨细胞及淋巴细胞

2. 炎症的基本病变是（　　　）

A. 变性、坏死、增生　　　　　　　　　B. 变质、渗出、增生

C. 炎症介质的释放　　　　　　　　　　D. 血管变化及渗出物的形成

E. 局部物质代谢紊乱

3. 以中性粒细胞渗出为主的炎症是（　　　）

A. 假膜性炎　　　　B. 浆液性炎　　　　C. 化脓性炎　　　　D. 卡他性炎　　　　E. 变态反应性炎

4. 炎症的结局有哪些？

答案：1.D　2.B　3.C　4.略

（张　弦）

实验四 肿 瘤

【实验目标】

（一）技能目标

1. 掌握肿瘤的异型性。
2. 掌握肿瘤的形态特征。
3. 掌握良、恶性肿瘤的区别。
4. 掌握良、恶性肿瘤及癌与肉瘤的区别。

（二）知识目标

1. 掌握肿瘤的概念。
2. 掌握肿瘤的生长与转移方式及对机体的影响。
3. 熟悉肿瘤的分类、命名原则及常见肿瘤的主要病变特点。
4. 了解肿瘤的常用病理学诊断方法、应用范围和注意事项。

（三）素质目标

掌握良、恶性肿瘤的形态特点，癌与肉瘤的形态学特点，分析其区别，培养学生仔细观察病变要点，总结、分析、归纳问题的能力。

【实验对象】

1. 大体标本　①纤维瘤；②脂肪瘤；③乳头状瘤；④小肠腺瘤；⑤卵巢黏液性囊腺瘤；⑥卵巢浆液性囊腺瘤；⑦血管瘤；⑧子宫平滑肌瘤；⑨卵巢囊性成熟性畸胎瘤；⑩皮肤鳞状细胞癌；⑪阴茎癌；⑫食管癌；⑬膀胱癌；⑭大肠腺癌；⑮纤维肉瘤；⑯肺转移癌；⑰淋巴结转移癌；⑱卵巢癌大网膜转移；⑲骨肉瘤。

2. 组织切片　①未分化多形性肉瘤；②乳头状瘤；③纤维瘤；④皮肤鳞状细胞癌；⑤大肠腺癌；⑥纤维肉瘤；⑦淋巴结转移癌。

【实验内容】

（一）纤维瘤

1. 材料　人体标本。

2. 观察要点

（1）大体标本：肿物呈卵圆形，约 5cm×3cm×3cm、8cm×5cm×2cm、12cm×6cm×5cm 大小，切面灰白色，质硬实呈编织状，周围有包膜包裹（图 10-83）。

（2）组织切片：肿物由梭形的肿瘤细胞构成，细胞核小，狭长，两端伸出细长的纤维，很像正常的纤维细胞，肿物中可见较多胶原纤维，呈编织状图（图 10-84）。

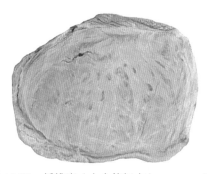
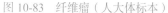
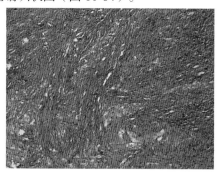

图 10-83　纤维瘤（人大体标本）　　　图 10-84　纤维瘤（人组织切片，HE 染色，40×）

（二）乳头状瘤

1. 材料　人体标本。

2. 观察要点

（1）大体标本：肿瘤取自于皮肤表面，肿瘤由若干乳头形成，形如桑果，基部有蒂（图 10-85）。

（2）组织切片：肿瘤处表皮明显增厚，向表面作乳头状生长，肿瘤细胞分化与正常表皮相似，乳头的轴心部为纤维组织和血管，组成肿瘤的间质，肿瘤细胞无向下浸润生长（图 10-86）。

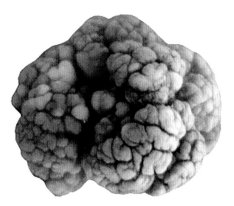

图 10-85　乳头状瘤（人大体标本）　　图 10-86　乳头状瘤（人组织切片，HE 染色，40×）

（三）皮肤鳞状细胞癌

1. 材料　人体标本。

2. 观察要点

（1）大体标本：皮肤表面见一 5cm×4cm 菜花状灰白色肿物，表面凹凸不平，质脆，并向皮下浸润（图 10-87）。

（2）组织切片：标本取自阴茎肿物，镜下见阴茎鳞状上皮增生，大部分呈巢状向组织深处浸润，癌巢中心有角化珠，外有癌细胞围绕，癌细胞核大、深染，形状不一致，癌巢与间质分界清楚（图 10-88）。

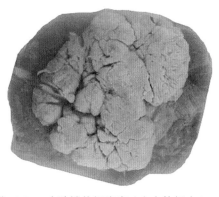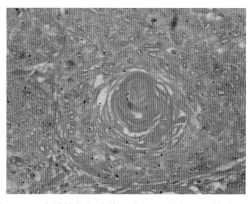

图 10-87　皮肤鳞状细胞癌（人大体标本）　　图 10-88　皮肤鳞状细胞癌（人组织切片，HE 染色，400×）

（四）大肠腺癌

1. 材料　人体标本。

2. 观察要点

（1）大体标本：标本取自一段肠组织，已切开，黏膜面见一大而不规则的溃疡型肿块，溃疡边缘明显隆起，底部凹凸不平，癌组织切片呈灰白色，浸润肠壁，导致肠壁增厚（图 10-89）。

（2）组织切片：切片的一端尚可见正常的结肠黏膜，另一端为癌肿部分，癌组织呈不规则腺管状、筛状结构，排列紊乱，向下浸润到肌层。癌细胞排列成多层，细胞大小不一，核深染，可见病理性核分裂象（图 10-90）。

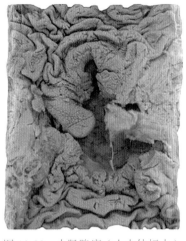
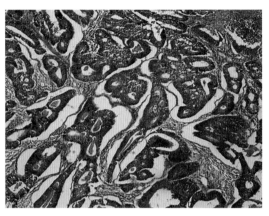

图 10-89　大肠腺癌（人大体标本）　　图 10-90　大肠腺癌（人组织切片，HE 染色，100×）

（五）纤维肉瘤

1. 材料　人体标本。

2. 观察要点

（1）大体标本：标本表面可见皮肤，皮下脂肪组织间见一肿物约 8cm×6cm×3cm，切面灰红色，质软而湿润似鱼肉状，周围有不完整的包膜（图 10-91）。

（2）组织切片：肿瘤由梭形、椭圆形的肿瘤细胞构成，肿瘤细胞间可见少量胶原纤维，部分区域可见肿瘤细胞呈编织状排列。肿瘤细胞大小不一，核肥大深染，染色质粗糙，核质比增大，可见核分裂象（图 10-92）。

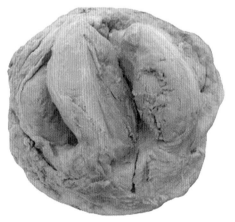

图 10-91　纤维肉瘤（人大体标本）　　图 10-92　纤维肉瘤（人组织切片，HE 染色，40×）

（六）未分化多形性肉瘤

1. 材料　人体标本。

2. 组织切片观察要点（主要观察肿瘤的异型性）　肿瘤细胞纵横交错排列，排列杂乱，细胞及核大小、形状不一，有的区域细胞体大，质丰富，核大，呈巨细胞样，可见形态怪异、具有丰富嗜碱胞质的瘤巨细胞。核质比例失调，核染色质粗糙，部分可见核仁，核分裂象易见，并见各种病理性核分裂象（图10-93）。

（七）淋巴结转移癌

1. 材料 人体标本。

2. 观察要点

（1）大体标本：腹后壁腹主动脉旁淋巴结肿大（患者为肺癌晚期），切面呈灰白色，质地较硬（图10-94）。

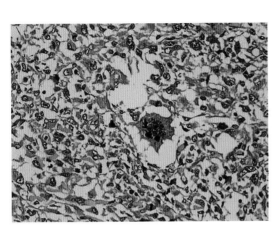 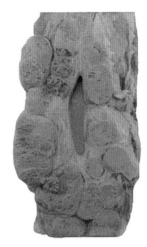

图10-93 未分化多形性肉瘤（人组织切片，HE染 色，400×）

图10-94 肺癌腹后壁淋巴结转移（人大 体标本）

（2）组织切片：淋巴结的结构部分被破坏，为癌组织所取代，呈实体性或腺腔样排列，肿瘤细胞异型性明显，癌细胞排列成多层，细胞大小不一，核深染，核质比高，核分裂象可见（图10-95）。

（八）脂肪瘤

1. 材料 人体标本。

2. 大体标本观察要点 肿物取自皮下，椭圆形，分叶状，切面呈灰黄色，质软，包膜完整（图10-96）。

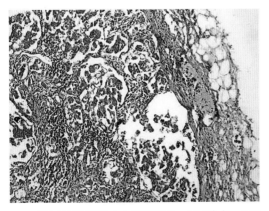 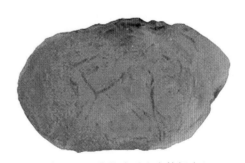

图10-95 淋巴结转移癌（人组织切片，HE染色，100×）

图10-96 脂肪瘤（人大体标本）

（九）小肠腺瘤

1. 材料 人体标本。

2. 大体标本观察要点 小肠黏膜突出一个约荔枝大息肉状肿物，质实，颜色和正常肠黏膜相似，肿物以细小蒂部与肠壁相连（图 10-97）。

（十）卵巢浆液性囊腺瘤

1. 材料 人体标本。

2. 大体标本观察要点 标本为囊性肿物，已剪开，内容物已流出，囊壁较薄、光滑、未见乳头，肿瘤外可见附着的输卵管（图 10-98）。

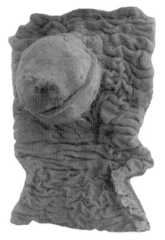
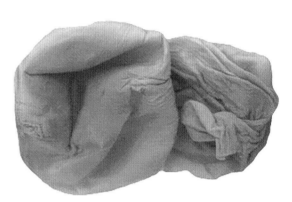

图 10-97 小肠腺瘤（人大体标本）　　图 10-98 卵巢浆液性囊腺瘤（人大体标本）

（十一）卵巢黏液性囊腺瘤

1. 材料 人体标本。

2. 大体标本观察要点 整个标本为囊性肿物，取自卵巢，切面呈多囊状结构，囊腔内为充满灰白色黏稠胶冻状液体（图 10-99）。

（十二）卵巢囊性成熟性畸胎瘤

1. 材料 人体标本。

2. 大体标本观察要点 肿物取自卵巢，为多房囊状，由多胚层成分构成；囊壁可见毛发、骨质，肿瘤表面附有输卵管（图 10-100）。

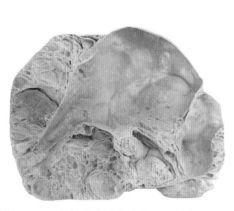
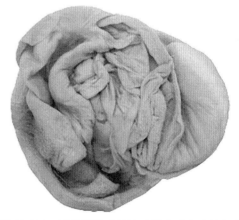

图 10-99 卵巢黏液性囊腺瘤（人大体标本）　图 10-100 卵巢囊性成熟性畸胎瘤（人大体标本）

（十三）血管瘤

1. 材料　人体标本。

2. 大体标本观察要点　肿物取自腹膜后，呈暗红色，切面上有许多大小不等的含血液的小腔，呈海绵状结构（图10-101）。

（十四）子宫平滑肌瘤

1. 材料　人体标本。

2. 大体标本观察要点　子宫自子宫底向子宫腔长出一个鸭蛋大肿物，肿物表面光滑、质硬实，灰白色与周围肌壁组织颜色相似，与子宫分界清楚（图10-102）。

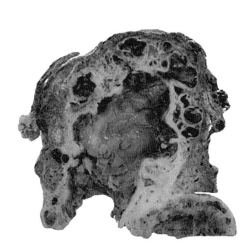 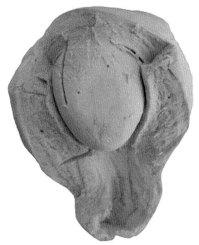

图 10-101　血管瘤（人大体标本）　　　图 10-102　子宫平滑肌瘤（人大体标本）

（十五）阴茎癌

1. 材料　人体标本。

2. 大体标本观察要点　阴茎龟头处有一菜花状肿物，灰白色，并可见坏死，肿物已向深部浸润（图10-103）。

（十六）食管癌

1. 材料　人体标本。

2. 大体标本观察要点　标本取自一段食管，下段可见一灰白色肿物，切面粗糙，浸润性生长，并向腔内突出，食管腔狭窄明显（图10-104）。

（十七）膀胱癌

1. 材料　人体标本。

2. 大体标本观察要点　肿瘤自膀胱壁向膀胱腔表面突起，呈乳头状或息肉状，瘤组织切面灰白色，基底宽，呈浸润性生长（图10-105）。

（十八）骨肉瘤

1. 材料　人体标本。

2. 大体标本观察要点　股骨上段有一约 7cm×2.5cm 的肿物，肿物不规则，向四周浸润生长，界线不清楚，切面呈灰白色，质地细腻均匀，有清晰的放射状骨梁（图10-106）。

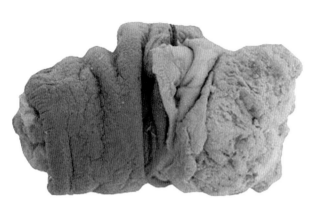

图 10-103　阴茎癌（人大体标本）

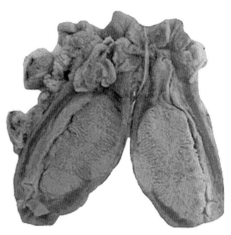

图 10-104　食管癌（人大体标本）

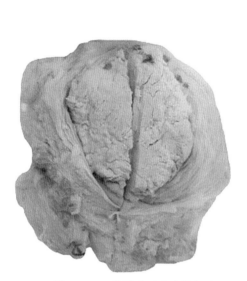

图 10-105　膀胱癌（人大体标本）

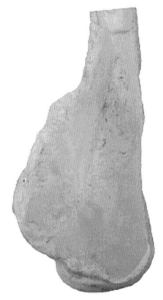

图 10-106　骨肉瘤（人大体标本）

（十九）肺转移癌

1. 材料　人体标本。

2. 大体标本观察要点　肺切面可见散在性多个灰白色肿块，圆形或椭圆形，大小为绿豆大至龙眼大，质实，与周围分界清楚（图 10-107）。

（二十）卵巢癌大网膜转移

1. 材料　人体标本。

2. 大体标本观察要点　大网膜弥漫性分布绿豆大小至花生大小的结节，有些结节互相融合，呈灰白色（图 10-108）。

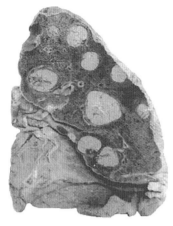 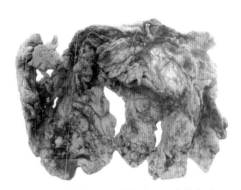

图 10-107 肺转移癌（人大体标本） 图 10-108 卵巢癌大网膜转移（人大体标本）

【思考题】

1. 淋巴结癌转移时，癌细胞首先出现于（　　　）

A. 边缘窦　　　　　　　　B. 髓窦　　　　　　　　　C. 淋巴滤泡内

D. 皮质区　　　　　　　　E. 淋巴结门部

2. 下列哪种形态癌的可能性最大（　　　）

A. 乳头状　　　　　　　　B. 火山口溃疡状　　　　　C. 蕈伞状

D. 息肉状　　　　　　　　E. 菜花状

3. 肉瘤最典型的肉眼特点是（　　　）

A. 结节状，有包膜　　　　B. 质硬、湿润　　　　　　C. 呈浸润性生长

D. 呈鱼肉样　　　　　　　E. 呈淡粉红色或暗红色

答案：1.A　2.B　3.D

（张　弦）

第三节　各器官系统的正常组织结构

实验一　神经系统

【实验目标】

（一）技能目标

1. 掌握显微镜的使用及观察方法。

2. 掌握数字切片软件的使用。

（二）知识目标

1. 掌握大脑皮质的组织结构及各层结构特点。

2. 掌握小脑皮质的组织结构及各层结构特点。

3. 熟悉脊髓皮质的组织结构。

（三）素质目标

1. 培养学生顺序观察及细致观察的能力。

2. 培养学生科学使用仪器；养成实验记录的习惯。

【实验对象】

组织切片：①大脑皮质；②小脑皮质；③脊髓。

【实验内容】

（一）大脑皮质（cerebral cortex）正常组织结构

1. 材料与方法　猫大脑，HE 染色。

2. 组织切片观察要点　重点辨识锥体细胞。

（1）低倍镜：首先找出软脑膜、大脑皮质和脊髓。重点观察大脑皮质。大脑皮质位于大脑表面，主要由神经元和神经胶质细胞组成。神经元多为多极神经元，形态多样，可分为锥体细胞、颗粒细胞和梭形细胞三大类。由表及里将大脑皮质分为 6 层，各层间分界不清晰。

1）分子层（molecular layer）：是皮质的最表层，染色较淡，细胞小而少，排列不紧密，主要是星形细胞和水平细胞，纤维较丰富。

2）外颗粒层（external granular layer）：位于分子层的内侧，较薄，细胞密集，由许多星形细胞和少量小型锥体细胞构成。

3）外锥体细胞层（external pyramidal layer）：为最厚的一层，主要由中型及小型锥体细胞构成，锥体细胞形态清晰。

4）内颗粒层（internal granular layer）：较薄，不明显，细胞较小，由较多星形细胞和少量锥体细胞构成。

5）内锥体细胞层（internal pyramidal layer）：此层最容易辨认，主要由大型和中型锥体细胞构成（图 10-109、图 10-110）。

6）多形细胞层（polymorphic layer）：与其他层分界不清晰，细胞散在分布，胞体较小，形态多样，以梭形细胞为主。

（2）高倍镜：重点观察锥体细胞，胞体呈锥形，核圆，位于中央，胞体尖端发出主树突，轴突自胞体底部发出。

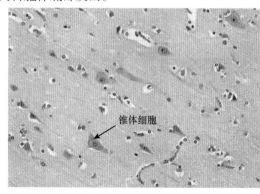
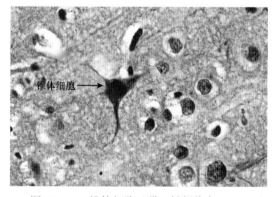

图 10-109　锥体细胞（猫，HE 染色，100×）　　　图 10-110　锥体细胞（猫，镀银染色，400×）

（二）小脑皮质（cerebellar cortex）正常组织结构

1. 材料与方法　猫小脑，HE 染色。

2. 组织切片观察要点　区分小脑各个层次的结构并重点辨识浦肯野细胞。

（1）肉眼：表面可见较多的横沟把小脑分隔成多个小叶。HE 染色下，表层染成粉红色的部分为分子层，深部染成紫蓝色的部分为颗粒层，小叶中心部为髓质。

（2）低倍镜：首先找到软脑膜、小脑皮质和髓质。重点观察小脑皮质。小脑皮质分为三层（图 10-111）。

1）分子层（molecular layer）：是皮质最浅层，染色淡，主要由神经纤维组成。神经元比较分散，主要是星形细胞和篮状细胞。

2）浦肯野细胞层（Purkinje cell layer）：主要由浦肯野细胞组成，介于分子层和颗粒层之间（图 10-112）。

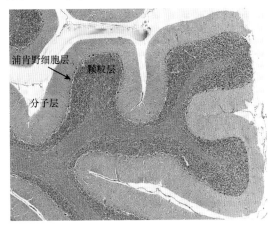 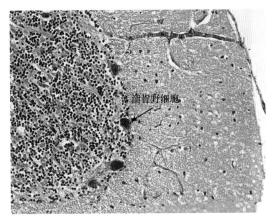

图 10-111 小脑（猫，HE 染色，100×）　　图 10-112 浦肯野细胞（猫，小脑，HE 染色，400×）

3）颗粒层（granular layer）：位于小脑皮质最深层，细胞体较小，密集呈颗粒状，此层染色最深。

（3）高倍镜：主要观察浦肯野细胞。浦肯野细胞是小脑皮质中最大的神经元，胞体呈梨形，核大而圆，位于细胞中央，染色浅，核膜清晰；胞质中可见点状的尼氏体。

（三）脊髓（spinal cord）正常组织结构

1. 材料与方法　猫脊髓，HE 染色。

2. 组织切片观察要点　重点辨识脊髓前角运动神经元。

（1）肉眼：脊髓整体呈扁圆形，中央着色较深，呈蝴蝶形或 H 形是脊髓的灰质部分；灰质伸出两个粗短的前角及两个细长的后角。灰质周边着色较浅的部分为白质。

（2）低倍镜：可分辨灰质、白质、前角和后角（图 10-113）。中央的腔管为中央管。

1）前角：较宽大，神经元数量多，体积较大，多数为躯体运动神经元（图 10-114）。

2）后角：细长，神经元数量较少，体积较小，散在分布。

3）侧角：部分较粗大的脊髓节段可见侧角，主要含有成群分布交感神经元。

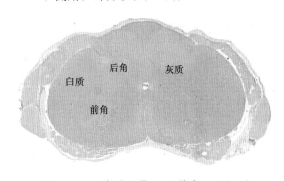 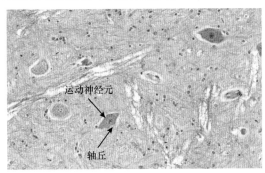

图 10-113 脊髓（猫，HE 染色，100×）　　图 10-114 前角运动神经元（猫，HE 染色，400×）

（3）高倍镜：主要观察前角运动神经元。可见神经元胞体较大，细胞核居中，大而圆，异染色质较少，核仁明显。在胞质可见大小不一、嗜碱性的尼氏体；部分神经元可见明显的轴丘。神经元之间多见神经胶质细胞的细胞核，核较小，呈蓝紫色。

【思考题】

1. 小脑由表及里可分为（　　　）

A. 分子层、颗粒层、浦肯野细胞层　　　　B. 分子层、浦肯野细胞层、颗粒层

C. 颗粒层、分子层、浦肯野细胞层　　　　D. 浦肯野细胞层、颗粒层、分子层

E. 颗粒层、浦肯野细胞层、分子层

2. 患者，男性，50 岁，2 年来有右侧口角抽搐发作，近 2 个月来，右侧鼻唇沟浅，右侧露齿动作不能，皱额、闭眼正常，并伴有伸舌偏右症状，感觉和上下肢肌力无明显异常，病变损害部位在大脑皮质左侧中央前回下部。大脑皮质不包含哪种神经元（　　　）

A. 锥体细胞　　　B. 星形细胞　　　C. 水平细胞　　　D. 浦肯野细胞　　　E. 梭形细胞

答案：1.B　2.D

（崔志刚）

实验二　循 环 系 统

【实验目标】

（一）技能目标

1. 掌握光学显微镜的正确使用方法。

2. 掌握数字切片浏览系统的使用方法。

（二）知识目标

1. 掌握大动脉、中动脉和中静脉的正常组织结构。

2. 掌握心壁的组织结构，了解心瓣膜的组织结构特点。

（三）素质目标

养成认真观察、勤于思考、理论联系实际的行为习惯。

【实验内容】

（一）大动脉管壁的组织结构

1. 材料与方法　人的大动脉，HE 染色。

2. 观察要点　区分大动脉管壁的三层结构，尤其是中膜的构成。

3. 肉眼观察　管壁厚，凹面为腔面，凸面为外膜面。

4. 低倍镜　管壁分三层，分界不明显（图 10-115）。

（1）内膜：最薄，由内皮和内皮下层构成。内皮下层较厚，内弹性膜与中膜弹性膜相连，故与中膜分界不明显。

（2）中膜：最厚，主要由数十层环行排列的弹性膜组成，在标本上为红色发亮呈波浪状，各层弹性膜之间夹有环行平滑肌。

（3）外膜：较中膜薄，主要由结缔组织构成，其中有小血管和神经，外弹性膜不明显，与中膜弹性膜分界不清。

5. 高倍镜（图 10-116）

（1）内膜

1）内皮：仅见核突向管腔，有时内皮脱落而不完整。

2）内皮下层：较中动脉厚，含胶原纤维、弹性纤维及平滑肌纤维。

3）内弹性膜：数层，与中膜弹性膜无明显的界线。

（2）中膜：可见多层平行排列的弹性膜，呈波浪状，着粉红色，折光性强。其间夹有梭形的平滑肌纤维，其核呈杆状。

（3）外膜：由疏松结缔组织构成，外弹性膜与中膜弹性膜分界不明显。

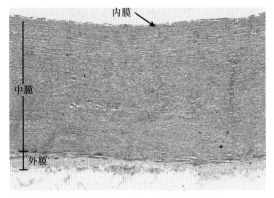

图 10-115 大动脉（人，HE 染色，40×）

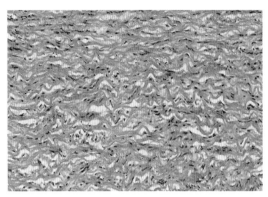

图 10-116 大动脉（人，HE 染色，200×）

（二）中动脉和中静脉的正常组织结构

1.材料与方法 犬的中动脉和中静脉，HE 染色。

2.观察要点 比较中动脉和中静脉在结构上的异同。

（1）肉眼观察：标本中有两个较大的血管横切面。管壁较厚，管腔较小而圆是中动脉。管壁较薄，管腔较大而不规则的是中静脉。

（2）低倍镜

1）中动脉：管壁分三层，界线清楚，由腔面向外观察（图 10-117）。

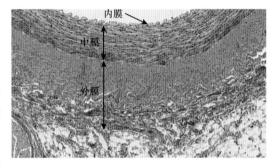

图 10-117 中动脉（犬，HE 染色，100×）

内膜：很薄，腔面只见一层内皮细胞核，由亮红色波浪状的内弹性膜与中膜分界。

中膜：最厚，主要由环行平滑肌组成，其间有少量结缔组织。

外膜：厚度近似中膜，着色较浅，主要由结缔组织组成。外膜与中膜交界处有外弹性膜，呈断续的波浪状。

2）中静脉：注意与中动脉相区别（图 10-118）。

内膜：很薄，仅能见到内皮细胞核。由于内弹性膜不明显，故与中膜分界不清。

中膜：较薄，主要由稀疏的环行平滑肌束组成，肌束间有结缔组织。

外膜：较中膜厚，由结缔组织组成，无外弹性膜。有时可见含有成束纵行平滑肌的横断面和营养小血管的横断面。

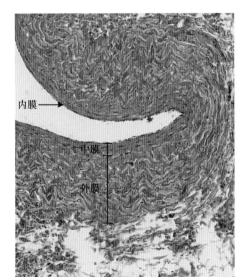

图 10-118 中静脉（犬，HE 染色，100×）

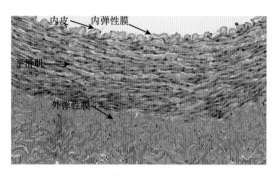

图 10-119　中动脉（犬，HE 染色，200×）

（3）高倍镜

1）中动脉（图 10-119）

内膜：由内皮、内皮下层和内弹性膜构成。①内皮：一层内皮细胞核排列在腔面，突向管腔，胞质不清楚。②内皮下层：位于内皮下方，由于内皮下层的结缔组织很薄，看似内皮与波浪状的内弹性膜直接相贴。③内弹性膜：呈波浪状、红色、折光性强。

中膜：主要由多层环行排列的平滑肌纤维构成，核呈杆状或椭圆形。肌纤维之间有少量弹性纤维和胶原纤维。

外膜：厚度与中膜大致相等，由结缔组织构成。在肌组织与结缔组织交界处有纵行或螺旋走行的弹性纤维，在标本上被切成不规则形小块或断续的波浪状，为外弹性膜。结缔组织中还含有营养小血管和神经的断面。

2）中静脉

内膜：分内皮、内皮下层和内弹性膜三层，仅内皮细胞核较容易分辨，内皮下层和内弹性膜都不明显。

中膜：主要有 3～5 层环行平滑肌，排列疏松，被结缔组织隔开。

外膜：无外弹性膜，可见胶原纤维、弹性纤维及血管、神经的断面，靠近中膜处有纵行平滑肌的横断面。

（三）心脏壁的正常组织结构

1. 材料与方法　犬的心脏，HE 染色。

2. 观察要点　区分心房壁和心室壁，观察心脏壁的三层结构。

（1）肉眼观察：壁薄部分为心房，壁厚部分为心室；二者交界处可见浅染条状结构为心瓣膜，表明该方位是心腔面。

（2）低倍镜：由内向外分为心内膜、心肌膜和心外膜三层（图 10-120）。心内膜最薄，淡红色。表面为内皮；内皮下层由结缔组织组成。内皮下层分内、外两层，内层薄，为薄层结缔组织；外层靠近心肌膜，为心内膜下层，在心室壁中此处含浅染的浦肯野纤维。心肌膜由心肌组成，心室壁厚于心房壁，可见各种切面的心肌纤维束，其间有少量结缔组织和丰富的毛细血管。心外膜由疏松结缔组织及间皮构成（浆膜），其中可见小血管、神经和脂肪组织。心瓣膜为心内膜向心腔内折叠并突出的部分，结构类似心内膜，表面为内皮，中间为致密结缔组织。

（3）高倍镜（图 10-121）

1）心内膜：分为两层。

内皮为单层扁平上皮，胞核呈扁圆形。

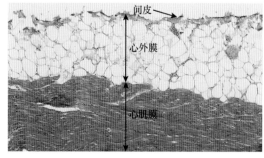

图 10-120　心外膜（犬，HE 染色，100×）

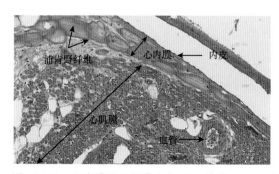

图 10-121　心内膜和心肌膜（犬，HE 染色，200×）

内皮下层由结缔组织构成，内层为致密的结缔组织，心内膜下层由疏松结缔组织组成。在心室壁的心内膜下层含浦肯野纤维，直径较心肌纤维粗，胞质丰富，呈粉红色，染色浅，胞核1～2个，居中，横纹不明显。

2）心肌膜：由心肌构成，由于肌纤维呈螺旋状排列，可见纵、横、斜等各种切面，其间有丰富的毛细血管和少量的结缔组织。

3）心外膜：由薄层结缔组织构成，其中含血管、神经和脂肪组织。外表面的间皮和间皮下薄层疏松结缔组织构成浆膜，即心包脏层。

【思考题】

1. 中等动脉中膜富含（　　　）

A. 胶原纤维　　　　B. 弹性纤维　　　C. 平滑肌纤维　　　D. 弹性膜　　　E. 网状纤维

2. 心脏壁的结构不包括（　　　）

A. 心内膜　　　　　B. 心肌膜　　　C. 心外膜　　　　　D. 内弹性膜　　E. 内皮下层

答案：1.C　2.D

（耿世佳）

实验三　皮　　肤

【实验目标】

（一）技能目标

1. 掌握光学显微镜的正确使用方法。

2. 掌握数字切片浏览系统的使用方法。

（二）知识目标

1. 掌握皮肤的组织结构。

2. 了解汗腺、皮脂腺和毛发的基本结构。

（三）素质目标

养成认真观察、勤于思考、理论联系实际的行为习惯。

【实验内容】

（一）指皮

1. 材料与方法　人的指皮，HE 染色。

2. 观察要点　观察表皮的分层，理解表皮的角化过程。

（1）肉眼观察：标本为一半圆形凸起结构，凸起侧为手指的掌面。边缘红染，深部蓝染的区域为表皮，表皮深面粉红色部分是真皮和皮下组织。

（2）低倍镜：分辨表皮、真皮和皮下组织（图 10-122）。

1）表皮：为角化的复层扁平上皮，与真皮交界处凹凸不平。由交界处向表面观察，可见表皮依次分为基底层、棘层、颗粒层、透明层和角质层五层。

2）真皮：位于表皮下方，可分为两层。乳头层：紧靠表皮，较薄，由较致密的结缔组织构成，胶原纤维较细，向表皮基底面形

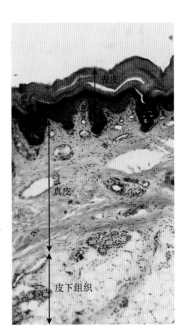

图 10-122　指皮（人，HE 染色，100×）

成许多乳头状突起，为真皮乳头。网织层：在乳头层下方，较厚，由致密结缔组织构成，胶原纤维束粗大，与乳头层无明显界线。

3）皮下组织：位于网状层的深面，由疏松结缔组织和脂肪组织构成，与网织层无明显界线，含有环层小体、较大的血管、神经、汗腺分泌部及导管。

（3）高倍镜：

1）表皮：由基层向表面观察（图 10-123）。

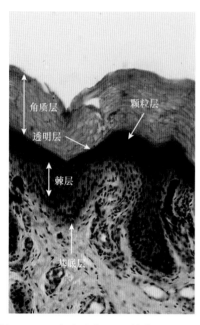

图 10-123　表皮（人，HE 染色，200×）

基底层：为一层矮柱状的基底细胞，细胞核呈椭圆形，胞质嗜碱性较强，细胞界线不清，排列整齐。

棘层：为 4～10 层多边形棘细胞组成，棘细胞胞体较大，胞质弱嗜碱性，界线清楚；可见相邻细胞的棘状突起相互连接。

颗粒层：为 3～5 层梭形细胞；核浅染或退化消失，胞质内含许多大小不一的蓝紫色颗粒，为透明角质颗粒。

透明层：为 2～3 层更扁的梭形细胞，核已退化消失，细胞呈透明均质状，胞质染成红色，细胞界线不清。

角质层：由许多层角化细胞组成，无核，细胞呈嗜酸性均质状，界线不清。该层有螺旋状的汗腺导管穿行，故呈现一连串的腔隙。

2）真皮

真皮乳头：含毛细血管或触觉小体，分别为血管乳头和神经乳头。触觉小体：椭圆形，外包结缔组织被囊，内有数层横列的扁平细胞，小体长轴与皮肤表面垂直排列。

网织层：乳头层下方为致密结缔组织，可见粗大的胶原纤维束。

汗腺：是单管腺，由分泌部和导管组成。分泌部位于真皮的深层或皮下组织，分泌部盘曲成团，成群存在。分泌部管径较粗，由单层锥形细胞围成；腺细胞染色较浅。导管的管径较细，由两层立方上皮细胞构成，细胞小，胞质嗜碱性，染色深。

（二）头皮

1. 材料与方法　人的头皮，HE 染色。

2. 观察要点　了解头皮和指皮的区别，重点观察毛发、皮脂腺、立毛肌的结构。

（1）肉眼：标本一侧的紫色薄层是表皮，可见露在表皮外的毛干；表皮下方较厚染成红色的为真皮，其中斜行、染成蓝紫色的结构为毛囊。

（2）低倍镜（图 10-124）

1）表皮：较薄，由角化的复层扁平上皮组成，只能分辨出基底层、棘层、角质层。毛干贯通表皮露出表面。

2）真皮：较薄，由致密结缔组织组成，其中有皮脂腺、汗腺、毛囊及立毛肌。

3）毛

毛根：染成黄褐色埋入真皮或皮下。

毛囊：分两层，内层包裹毛根为上皮性鞘，与表皮相连续，结构似表皮。

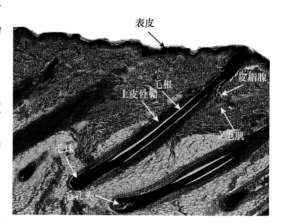

图 10-124　头皮（人，HE 染色，40×）

毛球：毛囊和毛根下端为一体，膨大呈球形。毛球底部内陷，有结缔组织突入形成毛乳头。

皮脂腺：位于毛囊与立毛肌之间。

立毛肌：位于毛根与表皮成钝角的一侧，为一束斜行平滑肌。

（3）高倍镜

1）毛囊：其纵切面可分为两层，内层由数层上皮细胞构成，为上皮性鞘；外层由致密结缔组织构成，为结缔组织性鞘，与真皮组织无明显分界。毛根由数层含黑素的角化上皮细胞构成。

2）皮脂腺：为泡状腺，分泌部为实心的细胞团，外层细胞较小，染色较深，中心细胞体积大，多边形。胞质充满了小脂滴，染色浅，核固缩或消失。导管短，由复层扁平上皮构成，与毛囊上皮相连。

3）立毛肌：为一束斜行的平滑肌或部分断面，它一端附于毛囊，另一端止于真皮乳头层。

【思考题】

1. 厚表皮由深至浅的分层顺序是（　　　　）

A. 基底层、棘层、角质层、颗粒层、透明层

B. 基底层、透明层、棘层、角质层、颗粒层

C. 基底层、透明层、角质层、颗粒层、棘层

D. 棘层、颗粒层、透明层、角质层、基底层

E. 基底层、棘层、颗粒层、透明层、角质层

2. 毛发的生长点是（　　　　）

A. 毛球　　　　　　B. 毛根　　　　　　C. 毛囊　　　　　　D. 毛乳头　　　　　　E. 上皮性鞘

答案：1.E　2.A

（耿世佳）

实验四　眼、耳

【实验目标】

（一）技能目标

1. 掌握光学显微镜的正确使用方法。

2. 掌握数字切片浏览系统的使用方法。

（二）知识目标

1. 掌握眼球壁各层及眼内容物的组织结构。

2. 掌握壶腹嵴、位觉斑、螺旋器的基本结构，了解内耳迷路的组织结构。

（三）素质目标

养成认真观察、勤于思考、理论联系实际的行为习惯。

【实验内容】

（一）眼球

1. 材料与方法　人眼球矢状切面，HE 染色。

2. 观察要点　眼球壁各层的组织结构，重点观察角膜、虹膜、睫状体和视网膜。

（1）肉眼：眼球前部稍凸起，后部有视神经。辨认眼球壁三层膜结构；辨认角膜、虹膜、睫状体、晶状体等结构的位置。

1）纤维膜：位于眼球壁的最外层，染成红色，前部为角膜，后部为巩膜。

2）血管膜：位于纤维膜内面，呈棕黑色。

3）视网膜：位于眼球壁的最内层。

4）眼球内容物：房水、晶状体和玻璃体。

晶体状：位于虹膜和玻璃体之间，为染成红色的椭圆体。

玻璃体：位于晶状体与视网膜之间（玻璃体已脱落）。

前房和后房：前房是角膜与虹膜之间的腔隙，后房是虹膜与晶状体、睫状体及玻璃体之间的腔隙（房水已流失）。

（2）低倍镜和高倍镜：用低倍镜找到各部位后，再用高倍镜仔细观察。

1）纤维膜：致密结缔组织，凸向前方的为角膜，其余部分为巩膜。

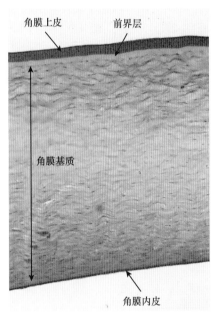

图 10-125　角膜（人，HE 染色，100×）

A. 角膜：由前向后分为 5 层（图 10-125）。

角膜上皮：未角化的复层扁平上皮，有 5～6 层细胞，上皮基部平整无乳头，不含色素。

前界层：一层染色淡的均质薄膜。紧贴在角膜上皮之后，此膜中不含细胞。

角膜基质：最厚，占角膜的大部分，由平行排列的胶原板层组成，层间无血管，有少量扁平的成纤维细胞。

后界层：较薄，与前界层结构相似。

角膜内皮：位于角膜内表面，为单层扁平或立方上皮。

B. 巩膜：位于角膜后部，由致密结缔组织构成。在巩膜与角膜交界处，巩膜向前内侧伸出一较短的嵴状突起，即巩膜距。其前端有小梁网附着，后端有睫状肌附着。

C. 角膜缘：角膜与巩膜交界的移行区。

角膜缘上皮：较厚，由十余层上皮细胞构成，细胞小，基底层的矮柱状细胞即角膜干细胞。

巩膜静脉窦：位于角膜缘内侧的不规则腔隙，多呈细长裂隙，腔面衬有内皮。

小梁网：位于巩膜静脉窦内侧，起于角膜后界层，止于巩膜距，由小梁和小梁间隙组成，呈三角形网格状，染色浅，小梁相互交织，小梁表面附有内皮。

2）血管膜：疏松结缔组织，内含丰富的血管和黑素细胞。由前向后分为虹膜、睫状体、脉络膜。

A. 虹膜：由前向后可分 3 层。

前缘层：高低不平，由一层不连续的成纤维细胞和黑素细胞组成。

虹膜基质：较厚，为疏松结缔组织，内含丰富的血管和黑素细胞。

虹膜上皮：由 2 层细胞组成。前层细胞呈梭形，含有少量黑素颗粒，为肌上皮细胞，分化形成放射状的瞳孔开大肌。后层为立方形黑素细胞，胞质充满黑素颗粒导致胞核难以看到。

B. 睫状体：位于虹膜的后外侧，前与虹膜相连，后与脉络膜相接。矢状切面呈三角形，内侧有许多睫状突借睫状小带与晶状体相连。睫状体由外至内由睫状肌、基质和睫状体上皮组成。

睫状肌：为平滑肌，排列成纵行、放射状、环行附于巩膜距上。肌纤维之间的结缔组织中含有弹性纤维和少量黑素细胞。

基质：位于睫状肌内侧，是富含血管和黑素细胞的结缔组织。

睫状体上皮：位于睫状体内表面，由两层细胞组成。外层为立方形色素上皮细胞，内层为立方形非色素上皮细胞。睫状突与晶状体之间有许多细长纤维相连，即睫状小带。

　　C. 脉络膜：位于巩膜内侧，由疏松结缔组织组成，内含丰富的血管和黑素细胞。其最内层与视网膜相贴，为均质、淡粉红色的玻璃膜。

　　3）视网膜：位于脉络膜的内面，眼球后部的视网膜视部由外向内分为四层（图10-126）。

　　A. 色素上皮层：位于视网膜的最外层，为单层立方色素上皮细胞，核圆，胞质充满黑素颗粒，细胞顶部有突起伸入视细胞外突之间。制片时，此层极易与视网膜层分离。

　　B. 视细胞层：位于色素上皮内侧，细胞多，细胞核小、圆形，深蓝色，密集排列，胞体难以区分。视细胞的突起染成粉红色，树突伸向色素上皮层，轴突伸向双极细胞层。视细胞分为视锥细胞和视杆细胞两种，镜下不易区分。视细胞的外突伸向色素细胞层，细杆状为视杆细胞；锥形，染色深的为视锥细胞。

　　C. 双极细胞层：位于视细胞的内侧，可见几层深染的胞核。此层中部也有大量细胞核聚集排列，但比视细胞层薄而稀疏，不能分辨胞体和突起，也无法辨认各种细胞。

　　D. 节细胞层：位于双极细胞层的内侧，稀疏的节细胞排列于一个水平，细胞数量较少，细胞界线不清，核较大、染色浅，为多极神经元。此层内可见小血管，为视网膜中央动、静脉的分支。

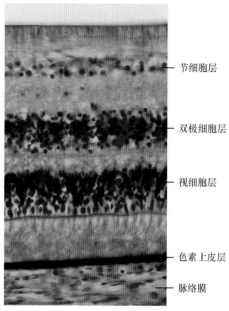

图10-126　视网膜（人，HE染色，100×）

右侧标注：节细胞层　双极细胞层　视细胞层　色素上皮层　脉络膜

　　4）黄斑：在眼球的后极，有一淡黄色区域为黄斑，此斑甚小，故切片时多不能切到。在观察到黄斑的切片中可见其中央有一凹陷，即中央凹。

　　5）视盘：位于视神经与眼球相连处，呈乳头状隆起，为视神经及视网膜中央动脉穿出处，有的标本见不到但可见穿出后的视神经。

　　6）晶状体：位于虹膜之后，呈双凸椭圆形，染成红色。

　　晶状体囊：为晶状体表面染成淡粉色的均质薄膜。

　　晶状体上皮：分布于晶状体囊内侧。晶状体前表面的单层立方上皮，胞质着色较红。

　　晶状体纤维：位于晶状体上皮后方，组成晶状体实质的大部分。晶状体纤维为细长纤维，染色红，由晶状体上皮转变而成。近赤道处纤维界线明显，可见细胞核，近晶状体中心细胞核消失，融合成致密的界线不清的晶状体核。

（二）内耳

1. 材料与方法　豚鼠的内耳，HE染色。

2. 观察要点　了解蜗管在耳蜗内的位置关系，重点了解螺旋器的组织结构。

　　（1）肉眼：标本呈不规则形，垂直切面的耳蜗为锥形结构，中央染成红色的为蜗轴。蜗轴的两侧各有三四个圆孔形断面，为骨性耳蜗的横切面。每个耳蜗的切面都被染成红色的螺旋板分为上、下两部，上为前庭阶，下为鼓阶。二者之间的三角形腔，即膜蜗管。

　　（2）低倍镜

　　1）耳蜗（图10-127）

　　A. 蜗轴：由松质骨组成，底宽顶窄，其中的腔隙内可见骨髓、血管和粗大的耳蜗神经；由蜗轴向耳蜗管内突出的骨板为骨螺旋板，是蜗轴的骨组织向外延伸形成的螺旋形薄板，骨螺旋板根部有螺旋神经节成群的神经元胞体，称耳蜗神经节，每个神经节中含有多个神经元胞体。

    B. 骨蜗管：位于蜗轴两侧，切面呈卵圆形。选择一结构完整的耳蜗断面观察。每个耳蜗有三个管腔，位于中部外侧呈三角形的是膜蜗管，其上方为前庭阶，下方为鼓阶。

    a. 螺旋板：骨螺旋板由蜗轴发出，较厚；膜螺旋板由外侧壁发出，较薄；两者相连。

    b. 前庭膜：由骨螺旋板上面斜向外上方，止于外侧壁。

    c. 膜蜗管：三角形的管，上壁为前庭膜，外壁为骨蜗管的外侧壁，下壁为骨螺旋板和膜螺旋板。

    d. 前庭阶：为膜蜗管上方的管腔。

    e. 鼓阶：为螺旋板下方的管腔。

    2）半规管：耳蜗附近的圆形腔，为半规管横断面。骨性半规管为颞骨内的圆形小腔；其一侧附着有圆形的膜性半规管。

    骨性半规管：较大，四周的壁为骨质。

    膜性半规管：圆形，由立方上皮和固有层组成，一侧附在骨性半规管壁上。

    （3）高倍镜

    1）膜蜗管（图10-128）

    A. 上壁：即前庭膜，为骨螺旋板至耳蜗外侧壁之间的一斜行薄膜，由结缔组织和两侧的单层扁平上皮组成。

    B. 外侧壁：此处的骨膜组织增厚，构成螺旋韧带，韧带向腔面附有含血管的复层柱状上皮，故又称为血管纹。

    C. 下壁：由骨螺旋板的外侧部和基膜组成。基膜含胶原样细丝（听弦），其上方有由支持细胞和毛细胞组成的螺旋器。

    2）螺旋器：位于膜蜗管的基膜上，由支持细胞和毛细胞构成。

    A. 内、外柱细胞：基部较宽，位于基膜上，两细胞底部和顶端相接，围成一个三角形的内隧道。

    B. 内指细胞；位于内柱细胞内侧，核位于细胞中部。

    C. 内毛细胞：位于内指细胞上方，呈烧瓶状，顶部有静纤毛。

    D. 外指细胞：位于外柱细胞的外侧，呈柱状，核居细胞中部，有3～5行。

    E. 外毛细胞：位于外指细胞上方，呈柱状，顶部有静纤毛，亦有3～5行。

    F. 盖膜：为覆盖在螺旋器上方的胶质膜。

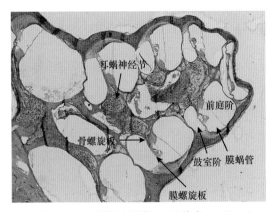

图10-127　耳蜗（豚鼠，HE染色，100×）

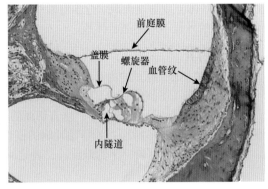

图10-128　膜蜗管（豚鼠，HE染色，200×）

【思考题】

（1～5题共用备选答案）

A. 视锥细胞　　　B. 视杆细胞　　　C. 色素上皮细胞　　　D. 双极细胞　　　E. 节细胞

1. 轴突形成视神经的是（　　　）

2. 感光物质为视色素，能感受强光和颜色的细胞是（　　　）

3. 多分布于视网膜周边部，其感光物质缺乏可致夜盲的细胞是（　　　）

4. 与视细胞形成突触的联络神经元是（　　　）

5. 位于视网膜最外层的细胞是（　　　）

答案：1. E　2. A　3. B　4. D　5. C

（耿世佳）

实验五　免　疫　系　统

【实验目标】

（一）技能目标

1. 掌握光学显微镜的正确使用方法。

2. 掌握数字切片浏览系统的使用方法。

（二）知识目标

掌握胸腺、淋巴结和脾的组织结构。

（三）素质目标

养成认真观察、勤于思考、理论联系实际的行为习惯。

【实验内容】

（一）胸腺

1. 材料与方法　小儿胸腺，HE 染色。

2. 观察要点　观察胸腺的组织结构，区分髓质中的胸腺小体和毛细血管。

（1）肉眼：标本一侧微凸的表面为被膜，染成浅红色，实质内有许多小叶，小叶不完全分隔。小叶周边着深蓝紫色的为皮质，中央着色较浅的为髓质。

（2）低倍镜（图 10-129）

1）被膜和小叶间隔：表面有薄层结缔组织的为被膜，被膜组织伸入胸腺实质形成小叶间隔，将胸腺分成许多大小不等、不完全分隔的小叶。

2）皮质：位于小叶的周边部分，淋巴细胞多而密集，着色较深。

3）髓质：位于小叶的中央部分，与皮质无明显界线。其内细胞较少而排列稀松，故着色较浅。由于皮质未完全包裹小叶，相邻小叶的髓质彼此相连。有的髓质内可见大小不一染成粉红色的椭圆形小体，为胸腺小体。

（3）高倍镜（图 10-130）

1）皮质：位于小叶边缘，细胞排列紧密，主要由大量密集的淋巴细胞（胸腺细胞）和少量的胸腺上皮细胞组成。淋巴细胞核染色深，胞质很少。胸腺上皮细胞核较大，呈星形，染色浅，胞质着浅红色。

2）髓质：位于小叶中央，细胞排列稀疏；主要由较多的胸腺上皮细胞和少量淋巴细胞组成。

3）胸腺小体：呈椭圆形或不规则形，由多层扁平的胸腺上皮细胞呈同心圆状排列而围成。小体中央细胞的胞质完全角化呈红色均质状，或崩解成碎片，结构不清；小体外层细胞的胞核清楚，呈新月形。

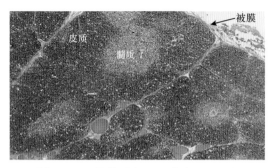 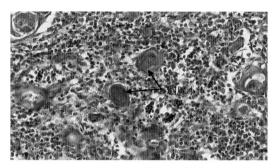

图 10-129　胸腺（人，HE 染色，40×）　　　　图 10-130　胸腺小体（人，HE 染色，200×）

（二）淋巴结

1.材料与方法　家兔的淋巴结，HE 染色。

2.观察要点　观察淋巴结的组织结构，区分皮质和髓质。

（1）肉眼：淋巴结的纵切面呈椭圆形，为实质性器官。表面染成红色的是被膜，被膜下着深蓝色的为皮质，中央部分着浅蓝色的为髓质。有的标本在一侧有凹陷而无皮质结构，为淋巴结门部。

（2）低倍镜（图 10-131）

1）被膜和小梁：表面为薄层致密结缔组织构成的被膜，被膜组织伸入实质形成小梁，被膜和小梁均被染成红色，其内可有血管断面。有的标本可见淋巴结门部，其内有脂肪组织、血管和输出淋巴管的断面。

2）皮质：位于被膜下方、实质的周围。

浅层皮质：位于被膜内侧，主要由许多圆形或椭圆形的淋巴小结构成。淋巴小结的周围部着色较深，中央部着色较浅，称为生发中心。淋巴小结之间有少量的弥散淋巴组织。

副皮质区：位于皮质深层成片的弥散淋巴组织，其边界不明显。

皮质淋巴窦：分布于被膜与淋巴组织之间以及小梁与淋巴组织之间。皮质淋巴窦较窄小，结构疏松，染色较浅。

3）髓质：位于皮质的深层，与皮质无明显的界线。

髓索：由相互连接呈索状的淋巴组织构成，粗细不等。

髓窦：分布于髓索之间及髓索与小梁之间，髓窦较大，色浅，容易分辨。

（3）高倍镜

1）被膜：由致密结缔组织构成，被膜中可见输入淋巴管，管壁衬有内皮，且折叠成瓣膜伸入管腔，在淋巴结的门部可见血管及输出淋巴管。

2）皮质

淋巴小结：靠近被膜的顶部为密集的小淋巴细胞，染色较深，称小结帽。明区位于小结帽内侧，染色淡，主要由网状细胞、巨噬细胞和中淋巴细胞等组成，暗区位于明区的内侧，染色深，由大淋巴细胞组成（图 10-132）。

副皮质区：主要由弥散淋巴组织构成。可见高内皮微静脉，内皮细胞呈立方形或矮柱状。

3）髓质：着重观察髓窦。窦壁由扁平形内皮细胞围成，核扁，胞质少，紧贴髓索及小梁表面。窦内的星状内皮细胞有突起，彼此相连，核较大，为圆形，着色浅，核仁明显，胞质呈粉红色。窦内的巨噬细胞较大，呈卵圆形或不规则形，胞质较多，染成红色。

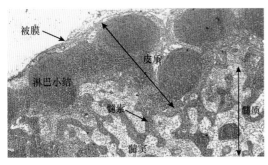
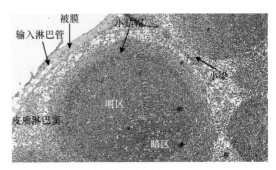

图 10-131 淋巴结（家兔，HE 染色，40×）　　图 10-132 淋巴小结（家兔，HE 染色，100×）

（三）脾

1. 材料与方法　家兔的脾，HE 染色。

2. 观察要点　观察脾的组织结构，区分白髓的各部分结构。

（1）肉眼：表面红染较厚的为被膜，可伸入实质中形成小梁。实质大部分呈红紫色的为红髓；其中散在分布的紫蓝色圆形和条索状结构为白髓。

（2）低倍镜（图 10-133）

1）被膜和小梁：被膜较厚，表面有一层间皮，下方为致密结缔组织，结缔组织内可见平滑肌。被膜组织伸入实质形成小梁，其中可有血管断面。

2）红髓：为实质的主要部分，由脾索和脾窦构成。脾索染成红色，呈条索状，脾索之间的狭窄空隙为脾窦。

3）白髓：散在于红髓内，染成深蓝色，由密集淋巴组织构成，呈圆形或椭圆形。

4）边缘区：位于白髓和红髓交界处，淋巴细胞较白髓稀疏。

（3）高倍镜

1）被膜和小梁：被膜的致密结缔组织中含弹性纤维和平滑肌纤维，表面覆盖间皮。实质中有小梁的各种断面，其内有时可见管腔较大的小梁动脉或小梁静脉的断面。

2）红髓

A. 脾窦（血窦）：为不规则的腔隙，窦壁内皮细胞附于脾索，呈长杆状，可见它的各种断面，含核的胞体向窦腔内凸起，窦腔内有血细胞。

B. 脾索：位于脾窦之间，呈不规则条索状。主要由索状淋巴组织构成，其内富含各种血细胞、巨噬细胞等。

3）白髓（图 10-134）

A. 动脉周围淋巴鞘：是围绕中央动脉周围的弥散淋巴组织。中央动脉管壁的内膜有内皮和内弹性膜，中膜有 1 ～ 2 层平滑肌环绕。弥散淋巴组织内细胞以小淋巴细胞为主。

B. 脾小结：为脾内淋巴小结，位于动脉周围淋巴鞘的一侧。脾小结内可有中央动脉分支的断面，并常有生发中心。

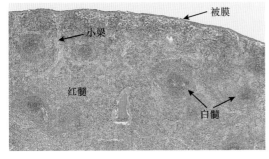
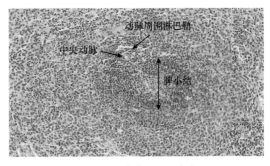

图 10-133 脾（家兔，HE 染色，40×）　　图 10-134 白髓（家兔，HE 染色，200×）

【思考题】

1. 脾的胸腺依赖区是（　　　）

A. 脾小体　　　　B. 脾索　　　　C. 白髓　　　　D. 动脉周围淋巴鞘　　　　E. 边缘区

2. 淋巴结皮质结构不包括（　　　）

A. 浅层皮质　　　　B. 副皮质区　　　　C. 被膜下窦　　　　D. 小梁周窦　　　　E. 被膜

答案：1. D　2. E

（耿世佳）

实验六　内分泌系统

【实验目标】

（一）技能目标

1. 掌握显微镜的使用技能。

2. 掌握数字切片系统的操作步骤。

3. 掌握对比观察组织结构的技巧。

（二）知识目标

1. 掌握甲状腺的结构。

2. 掌握肾上腺的结构。

3. 熟悉垂体的一般结构。

4. 掌握腺垂体远侧部和神经部的结构。

（三）素质目标

1. 培养观察结构联系功能的科学思维。

2. 养成仔细观察显微切片和数字切片的习惯。

3. 培养勤学好问的学习品质。

【实验对象】

组织切片：①甲状腺；②肾上腺；③垂体。

【实验内容】

（一）甲状腺的正常组织结构

1. 材料与方法　犬甲状腺，HE 染色。

2. 组织切片观察要点　区分甲状腺滤泡和滤泡旁细胞。

（1）肉眼：表面有薄层粉红色被膜，内部可见许多红色小圆块，即甲状腺滤泡。

（2）低倍镜：被膜由结缔组织组成。实质内有大小不等的甲状腺滤泡，滤泡中央为呈红色均质状的胶质。滤泡之间的结缔组织有丰富的毛细血管。

（3）高倍镜（图 10-135）

1）滤泡：滤泡上皮由单层立方细胞围成，但上皮细胞的高矮随生理活动不同而异，如功能活跃时上皮细胞呈低柱状，胶质少；反之，细胞扁平，胶质多。上皮细胞核圆，居中，胞质着色较浅。滤泡腔内的胶质呈红色，在滤泡上皮与胶质之间可见空泡。

2）滤泡旁细胞：为滤泡之间的结缔组织内或滤泡上皮细胞之间的单个或成群分布的细胞，其胞体较大，卵圆形或不规则形，胞质着色浅，核大而圆。

（二）肾上腺的正常组织结构

1.材料与方法　猴肾上腺，HE 染色。

2.组织切片观察要点　区分皮质、髓质（图 10-136），皮质的球状带、束状带和网状带。

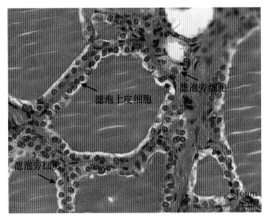

图 10-135　甲状腺（犬，HE 染色，400×）

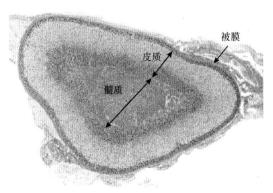

图 10-136　肾上腺（猴，HE 染色，40×）

（1）肉眼：标本大致呈三角形或半月形。

（2）低倍镜：被膜由染成粉红色的结缔组织构成。实质由外周的皮质和中央的髓质构成。皮质由表至里可分为三个带即球状带、束状带和网状带（图 10-137）。球状带细胞染为蓝紫色，排列成球团状。束状带细胞染色较浅，排列成索；球状带细胞质嗜酸性，呈红色，细胞相互吻合成网。切片中央为髓质，占切片面积小，有时可见的中央较大的腔为中央静脉。

（3）高倍镜

1）球状带细胞：聚集成球、团状，细胞较小，核小、着色深，细胞质嗜碱性。

2）束状带细胞：体积较大，呈多边形，细胞质有许多空泡，染色很淡，呈海绵状，细胞索之间可见血窦（图 10-138）。

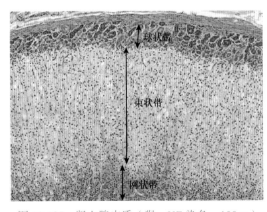

图 10-137　肾上腺皮质（猴，HE 染色，100×）

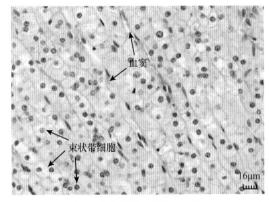

图 10-138　肾上腺束状带（猴，HE 染色，400×）

3）网状带细胞：细胞较小，圆形或立方形；核小而圆，染色深，位于中央；细胞质呈嗜酸性，脂滴很少。

4）髓质细胞：较大，呈多边形，染色浅，排列成不规则的细胞团或索，索间有血窦穿行。索间偶见交感神经节细胞，细胞体较大，核大而圆，着色浅。

（三）垂体的正常组织结构

1.材料与方法　犬垂体，HE 染色。

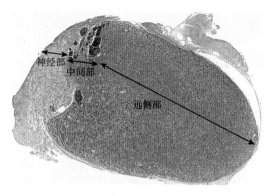

图 10-139　垂体（犬，HE 染色，40×）

2.组织切片观察要点　区分远侧部、中间部及远侧部的三种细胞。

（1）肉眼：标本大致为椭圆形小块，染色较深的部分为腺垂体，而染色较浅的部分为神经垂体。

（2）低倍镜：整块组织由三部分组成，分别为远侧部、神经部和中间部（图 10-139）。远侧部体积较大，均由细胞团块组成，腺细胞密集排列成团索状。

细胞间为丰富的血窦。神经部体积较小，染色较浅，细胞成分少，主要由许多条索状的无髓神经纤维构成。中间部位于远侧部与神经部之间，为一纵行狭窄区域，含有大小不等的滤泡和一些嗜碱性细胞及嫌色细胞。

（3）高倍镜：着重观察垂体的远侧部和神经部。

1）远侧部：主要有三种细胞组成（图 10-140）。

嗜酸性细胞：数量较多，胞体较大，呈圆形或椭圆形，细胞质含有许多较大的颗粒，染成红色。

嗜碱性细胞：数量较少，呈卵圆形或多边形，细胞质含有许多较大的颗粒，染成紫蓝色。

嫌色细胞：数量较多，但体积最小，细胞质染色浅，其内无特殊着色的颗粒，细胞轮廓不明显。

2）神经部：其主要成分是无髓神经纤维和神经胶质细胞（垂体细胞），垂体细胞大小不一，形态不规则。此外还可见许多血窦及一些赫林体（Herring body），后者呈圆形或卵圆形，为染成均质状的红色小体（图 10-141）。

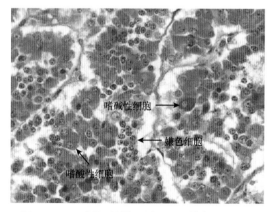

图 10-140　垂体远侧部（犬，HE 染色，400×）

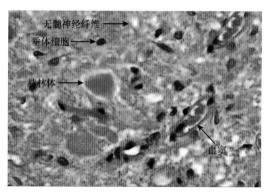

图 10-141　垂体神经部（犬，HE 染色，400×）

【思考题】

1. 关于甲状腺滤泡的描述哪项错误（　　　）

A. 滤泡大小不一

B. 滤泡上皮细胞合成的物质储存在滤泡腔内

C. 滤泡上皮细胞内粗面内质网丰富

D. 滤泡上皮细胞之间有滤泡旁细胞

E. 滤泡上皮有的为单层、有的为复层

2. 肢端肥大症是由垂体哪种细胞分泌过盛所引起的（　　　）

A. 神经垂体的垂体细胞

B. 腺垂体远侧部嗜碱性细胞

C. 腺垂体远侧部嗜酸性细胞

D. 腺垂体远侧部嫌色细胞

E. 甲状腺滤泡上皮细胞

3. 简述甲状腺的组织学结构特征及功能。

4. 肾上腺皮质可分为哪几部分？各部分具有哪些细胞及各细胞有何功能？

5. 脑垂体可分为哪几部分？垂体远侧部包含哪些内分泌细胞及其分泌什么激素？

答案：1. E　2. C　3～5. 略

（洪　灯）

实验七　消 化 系 统

一、消 化 管

【实验目标】

（一）技能目标

1. 掌握光学显微镜的使用方法。

2. 掌握数字切片软件的使用方法。

3. 掌握光学显微镜下空腔性器官的观察方法。

（二）知识目标

1. 掌握食管、胃、小肠的结构特点。

2. 熟悉消化管的基本组织结构。

3. 熟悉结肠的结构特点。

4. 熟悉阑尾的结构特点。

（三）素质目标

1. 培养学生爱护仪器、实事求是的品格。

2. 培养学生良好的自主学习能力。

3. 培养学生团队合作能力。

4. 培养学生认真观察、善于倾听的学习习惯。

5. 培养学生批判性思维。

【实验对象】

组织切片：①食管；②胃；③小肠；④结肠；⑤阑尾。

【实验内容】

（一）食管管壁的正常组织结构

1. 材料与方法　人食管，HE 染色。

2. 组织切片观察要点　区分正常食管管壁的四层结构及每层的特征性结构。

（1）肉眼：管腔呈不规则形，靠近管腔染成紫红色部分为黏膜、深红色部分为肌层，黏膜与肌层之间较浅的部分是黏膜下层。管壁最外侧，染色较淡的为外膜。

（2）低倍镜：区分黏膜、黏膜下层、肌层、外膜和黏膜皱襞（图 10-142）。

（3）高倍镜

1）黏膜：由内向外分为上皮、固有层和黏膜肌层。上皮为未角化的复层扁平上皮。固有层为

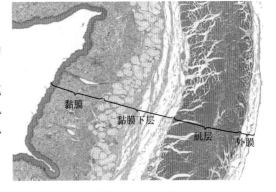

图 10-142　食管（人，HE 染色，100×）

结缔组织，含食管腺的导管。黏膜肌层为薄层纵行平滑肌，镜下所见的肌纤维是其横切面。黏膜肌层是黏膜与黏膜下层的分界。

2）黏膜下层：为疏松结缔组织，含黏液性的食管腺，其导管开口于食管腔面。

3）肌层：由内环行和外纵行两层肌组织构成。食管上 1/3 段为骨骼肌，中 1/3 段既有骨骼肌又有平滑肌，下 1/3 段为平滑肌，两层之间有肌间神经丛，注意区分该切片是食管的哪一段。

4）外膜：纤维膜。

（二）胃（stomach）的正常组织结构

1. 材料与方法　犬胃，HE 染色。

2. 组织切片观察要点　区分正常胃壁的四层结构及每层的特征性结构，掌握主细胞与壁细胞的光镜结构。

（1）肉眼：紫蓝色部分为胃的黏膜面，深红色部分为肌层，两者之间淡粉色的部分为黏膜下层。

（2）低倍镜：区分黏膜、黏膜下层、肌层及外膜（图 10-143）。

1）黏膜：上皮为单层柱状上皮，上皮向下形成许多凹陷，称胃小凹。上皮下方为固有层，其中充满管状、有分支的胃底腺，结缔组织较少。黏膜肌层由内环行、外纵行的薄层平滑肌构成。

2）黏膜下层：由结缔组织构成，含较粗的血管、神经。

3）肌层：较厚，由内斜、中环和外纵的平滑肌构成。

4）外膜：为浆膜。

（3）高倍镜：观察胃黏膜的结构，胃的上皮主要由表面黏液细胞构成，固有层的胃底腺为分支管状腺，分为颈部、体部与底部，腺腔很小，主要由主细胞、壁细胞与颈黏液细胞构成（图 10-144）。

1）表面黏液细胞：细胞呈柱状，核呈椭圆形，位于细胞基部，顶部胞质充满黏原颗粒，HE 染色呈空泡状。

2）主细胞：数量最多，在胃底腺的体部与底部排列较密集。细胞体积较小，呈柱状或锥形，核呈圆形，位于细胞基部，基部胞质呈强嗜碱性。

3）壁细胞：数量较多，主要分布于胃底腺的颈部和体部，体积较大，呈圆锥形，胞质嗜酸性强，染色深，核圆形，居中，可见双核。

4）颈黏液细胞：数量较少，分布于胃底腺颈部，胞体较小，常呈楔形或柱状夹在其他细胞之间，胞质染色浅，核扁平，位于细胞基部。

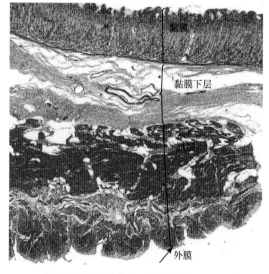

图 10-143　胃（犬，HE 染色，100×）

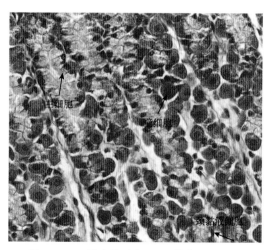

图 10-144　胃底腺（犬，HE 染色，400×）

（三）小肠（small intestine）的正常组织结构

1. 材料与方法　人小肠，HE染色。

2. 组织切片观察要点　区分正常小肠壁的四层结构及每层的特征性结构，并能在镜下区分三段小肠。

（1）肉眼：管腔面可见数个大小不一、高低不等的隆起，即环行皱襞。皱襞的表面与皱襞之间有较多指状的突起，即小肠绒毛。

（2）低倍镜：区分黏膜、黏膜下层、肌层及外膜，重点观察小肠绒毛和小肠腺（图10-145）。回肠的固有层或黏膜下层内有许多集合淋巴小结；十二指肠、空肠的固有层或黏膜下层内有孤立淋巴小结；十二指肠的黏膜下层有十二指肠腺。

1）黏膜：黏膜表面的指状突起为小肠绒毛，固有层可见较多的小肠腺。黏膜肌层由内环行、外纵行的薄层平滑肌构成。

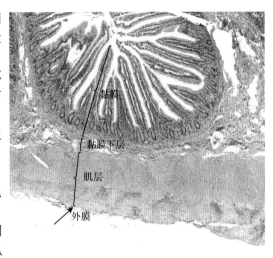

图10-145　空肠（人，HE染色，100×）

2）黏膜下层：由结缔组织构成，含黏膜下神经丛、血管和淋巴管等。

3）肌层：由内环行和外纵行两层平滑肌构成，两层之间可见肌间神经丛。

4）外膜：部分十二指肠为纤维膜，其余为浆膜。

（3）高倍镜（图10-146～图10-148）

1）绒毛：绒毛由上皮和固有层构成，上皮为单层柱状上皮，主要为柱状细胞即吸收细胞，核呈椭圆形，位于细胞基部，顶部胞质呈空泡状，柱状细胞间夹有杯状细胞，形似高脚杯，胞质呈空泡状，上皮的游离面有纹状缘，电镜下可见其由吸收细胞的微绒毛构成。绒毛的中轴是固有层的一部分，含结缔组织细胞、毛细血管和平滑肌纤维，还可见纵行的毛细淋巴管，即中央乳糜管。

2）小肠腺：单管状腺，由绒毛根部的上皮向固有层凹陷形成。潘氏细胞是小肠腺的特征性细胞，呈锥形，核圆，位于细胞基部，顶部胞质内有粗大的嗜酸性颗粒。

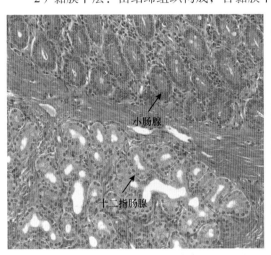

图10-146　十二指肠（人，HE染色，400×）

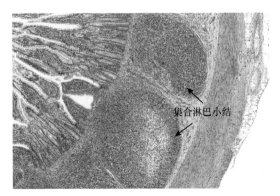

图10-147　回肠（人，HE染色，100×）

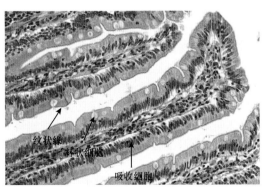

图10-148　小肠绒毛（人，HE染色，400×）

（四）结肠（colon）的正常组织结构

1. 材料与方法　人结肠，HE 染色。

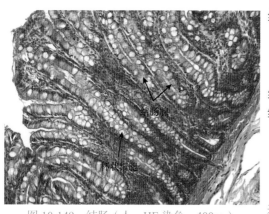

图 10-149　结肠（人，HE 染色，400×）

2. 组织切片观察要点　区分出正常结肠的四层结构，并与小肠相区别。

（1）肉眼：凹凸不平的紫色部分为结肠的黏膜。

（2）低倍镜

1）黏膜：上皮为单层柱状上皮，含较多的杯状细胞。固有层含大量肠腺。黏膜肌层为内环行、外纵行两层平滑肌。

2）黏膜下层：为疏松结缔组织，无肠腺。

3）肌层：为内环行和外纵行两层平滑肌。

4）外膜：为纤维膜或浆膜。

（3）高倍镜：结肠腺为单管状腺，开口在黏膜表面。肠腺的上皮是单层柱状上皮，杯状细胞数量较多，细胞组成与上皮相同，无潘氏细胞（图 10-149）。

（五）阑尾（vermiform appendix）的正常组织结构

1. 材料与方法　人阑尾，HE 染色。

2. 组织切片观察要点　区分正常阑尾的四层结构及与结肠的异同点。

（1）肉眼：阑尾的管腔较小，染成紫色的部分为黏膜与黏膜下层。

（2）低倍镜：管壁由内向外分为黏膜层、黏膜下层、肌层和外膜四层。腔面无皱襞。固有层内肠腺较少，淋巴组织发达，可见集合淋巴小结，有些部位淋巴组织伸入黏膜下层，故黏膜肌层不完整（图 10-150）。肌层薄，为内环行和外纵行两层平滑肌。外膜为浆膜。

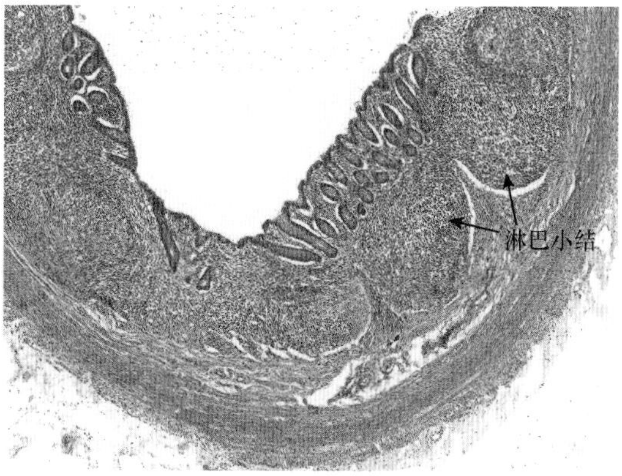

（3）高倍镜：上皮主要为杯状细胞和柱状细胞，但其杯状细胞的数量比结肠的少。

图 10-150　阑尾（人，HE 染色，100×）

【思考题】

1. 关于胃和小肠的结构，下列哪项是错误的（　　　）

A. 胃与小肠都有皱襞

B. 胃的固有层有胃腺，小肠的固有层有小肠腺

C. 胃与小肠的上皮都是单层柱状上皮

D. 胃与小肠的肌层都是由内环行、外纵行的平滑肌构成

E. 胃与小肠的壁都分黏膜、黏膜下层、肌层与外膜

2. 患者，女性，48 岁。因面色苍白，疲乏无力 1 年，加重 7 天入院。结合血常规与胃镜检查，临床确诊为"慢性萎缩性胃炎""巨幼细胞贫血"。能促进维生素 B_{12} 吸收的内因子来自胃的（　　　）

A. 表面黏液细胞　　　　　　　　B. 主细胞　　　　　　　　C. 壁细胞

D. 内分泌细胞　　　　　　　　E. 干细胞

答案：1. D　2. C

（张彦慧）

二、消 化 腺

【实验目标】

（一）技能目标

1. 掌握光学显微镜的使用方法。
2. 掌握数字切片软件的使用方法。
3. 掌握光学显微镜下实质性器官的观察方法。

（二）知识目标

1. 掌握胰腺的组织结构。
2. 掌握肝小叶、门管区的结构。
3. 熟悉下颌下腺、舌下腺、腮腺的结构。
4. 了解胆小管的结构。
5. 了解胆囊的结构。

（三）素质目标

1. 培养学生爱护仪器、实事求是的品格。
2. 培养学生良好的自主学习能力。
3. 培养学生团队合作能力。
4. 培养学生认真观察、认真总结的学习习惯。

【实验对象】

组织切片：①下颌下腺；②舌下腺；③腮腺；④胰腺；⑤肝脏；⑥胆小管；⑦胆囊。

【实验内容】

（一）下颌下腺（submandibular gland）的正常组织结构

1. 材料与方法　人下颌下腺，HE 染色。

2. 组织切片观察要点　区分下颌下腺的三种腺泡及纹状管。

（1）肉眼：标本表面为被膜，可见许多不规则的紫红色小块为下颌下腺的腺小叶。

（2）低倍镜：表面的结缔组织被膜伸入腺内将腺分为若干个小叶。小叶内含有大量的腺泡和导管。下颌下腺为复管泡状的混合性腺，浆液性腺泡数量较多，黏液性腺泡和混合性腺泡数量较少。小叶间可见管径大小不同的导管。

（3）高倍镜（图 10-151）

1）浆液性腺泡：由浆液性腺细胞组成，细胞呈锥形，核圆、靠近细胞基部，顶部胞质内可见较多的粉红色的酶原颗粒。

2）黏液性腺泡：由黏液性腺细胞组成，细胞呈锥形，核扁平，位于细胞的基部，胞质呈浅蓝色或空泡状。

3）混合性腺泡：由浆液性腺细胞和黏液性腺细胞组成，在黏液性腺泡的一端有几个浆液性细胞形成的浆半月。

4）导管：闰管较短，不明显。纹状管（分泌管）管径较大，管壁由单层柱状上皮构成，胞质嗜

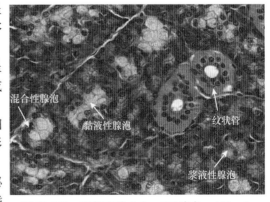

图 10-151　下颌下腺（人，HE 染色，400×）

酸性强，核靠近细胞顶部。小叶间导管的管壁上皮为单层高柱状上皮或假复层柱状上皮。

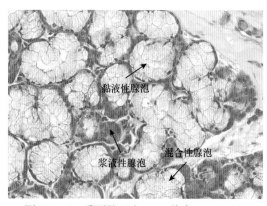

图 10-152　舌下腺（人，HE 染色，400×）

（三）腮腺（parotid gland）的正常组织结构

1.材料与方法　人腮腺，HE 染色。

2.组织切片观察要点　区分腮腺的浆液性腺泡及闰管。

（1）肉眼：标本呈紫蓝色。

（2）低倍镜：表面有结缔组织被膜，腺被分为若干个小叶，小叶内可见浆液性腺泡和导管。

（3）高倍镜（图 10-153）

1）浆液性腺泡：由浆液性腺细胞组成，细胞呈锥形，核圆、靠近细胞基部，顶部胞质内可见较多的粉红色的酶原颗粒。

2）导管：闰管发达，与腺泡直接相连，管壁为单层扁平上皮或单层立方上皮。也可见纹状管（分泌管），管壁由单层柱状上皮构成。

（二）舌下腺（sublingual gland）的正常组织结构

1.材料与方法　人舌下腺，HE 染色。

2.组织切片观察要点　区分舌下腺的三种腺泡。

（1）肉眼：标本整体染色较淡，呈淡紫色。

（2）低倍镜：腺内可见浆液性腺泡、黏液性腺泡和混合性腺泡。

（3）高倍镜（图 10-152）

1）腺泡：三种腺泡结构与颌下腺内腺泡相同，但以黏液性腺泡和混合性腺泡为主。

2）导管：无闰管，纹状管（分泌管）较短，管壁由单层柱状上皮构成。

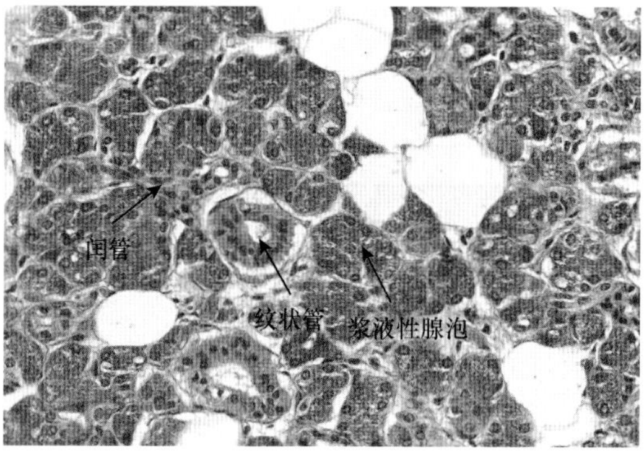

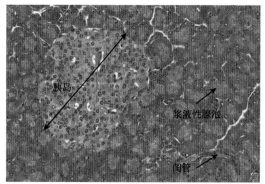

图 10-153　腮腺（人，HE 染色，400×）

（四）胰腺（pancreas）的正常组织结构

1.材料与方法　人胰腺，HE 染色。

2.组织切片观察要点　区分胰腺内、外分泌部。

（1）肉眼：标本的实质被分成大小不等的紫红色的小块组织，每一小块组织即为一个胰腺小叶。

（2）低倍镜：胰腺表面的被膜伸入腺体内将胰腺分为许多胰腺小叶，小叶内可见染色较深的腺泡及各种导管，腺泡和导管构成胰腺外分泌部，在外分泌部间散在分布的大小不等而染色较淡的细胞团为胰岛，胰岛是胰腺的内分泌部。小叶间结缔组织可见血管及小叶间导管。

（3）高倍镜（图 10-154）

1）浆液性腺泡：由浆液性腺细胞组成，细胞呈锥形，核圆、靠近细胞基部，顶部胞质内可见较多的粉红色的酶原颗粒。腺泡腔内常见有 1 个或几个染色较浅的细胞，即泡心细胞。泡心细胞是伸入腺泡腔内的闰管上皮细胞，细胞体积小，胞质染色浅。

图 10-154　胰腺（人，HE 染色，400×）

2）导管：闰管较发达，管径细，管腔小，管壁薄，由单层扁平上皮组成，闰管上皮伸入腺泡腔内形成泡心细胞。小叶内导管的管径较粗，管壁为单层立方上皮。小叶间的结缔组织内可见小叶间导管，管壁由单层柱状上皮或假复层柱状上皮构成。

3）胰岛：散在分布在胰腺外分泌部内的大小不等的浅色细胞团，胰岛细胞多呈团索状排列。在 HE 染色的标本上无法区分各种胰岛细胞。胰岛内可见丰富的毛细血管。

（五）肝（liver）的正常组织结构

1. 材料与方法　猪肝、人肝，HE 染色。

2. 组织切片观察要点　区分肝小叶及门管区。

（1）肉眼：标本染成紫红色处为实质，染色浅处为门管区的三种管道。

（2）低倍镜（图 10-155）

1）被膜：由致密结缔组织及间皮构成。

2）肝小叶：人的肝小叶之间结缔组织较少，常连成一片，分界不清。猪肝的肝小叶间结缔组织较多，分界清楚。肝小叶中央有中央静脉，以中央静脉为中心、四周呈放射状排列的为肝索和肝血窦。

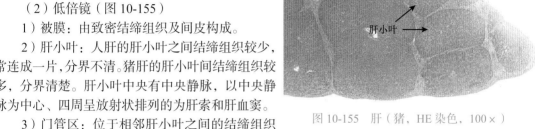

图 10-155　肝（猪，HE 染色，100×）

3）门管区：位于相邻肝小叶之间的结缔组织内，此区域含有小叶间动脉、小叶间静脉、小叶间胆管三种管道。

4）小叶下静脉：由中央静脉汇合而成，单独走行在小叶间结缔组织内，管壁较厚。

（3）高倍镜（图 10-156）

1）中央静脉：管壁很薄，由一层内皮与薄层结缔组织构成，因肝血窦血液汇入中央静脉，故管壁不完整，常见血窦开口。

2）肝细胞：体积大，呈多边形；胞质嗜酸性；核呈圆形，位于细胞中央，核仁较明显，有的细胞可有双核。

3）肝索：由肝细胞单行排列而成，以中央静脉为中心，向四周呈放射状排列。

4）肝血窦：位于肝索之间，腔较大且不规则。窦壁由内皮细胞构成。内皮细胞的核呈扁圆形，染色较深。在血窦内，可见体积较大、形态不规则的肝巨噬细胞，也称库普弗细胞。

5）门管区：相邻肝小叶之间的结缔组织内含有下列三种管道（图 10-157）。

小叶间动脉：管腔较圆，管径较小，管壁较厚。

小叶间静脉：管腔较大，管径较大，管壁较薄。

小叶间胆管：管壁由单层立方上皮或单层柱状上皮围成。

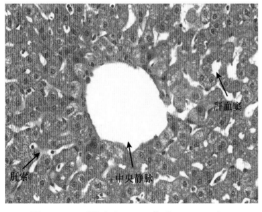

图 10-156　肝（人，HE 染色，400×）

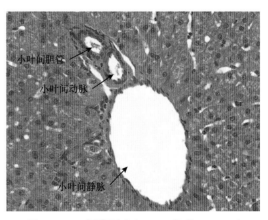

图 10-157　门管区（人，HE 染色，400×）

（六）胆小管（bile canaliculus）的正常组织结构

1. 材料与方法　兔肝，镀银染色。

2. 组织切片观察要点　区分胆小管。

（1）肉眼：标本染成棕黑色。

（2）高倍镜：胆小管被染成棕黑色，位于肝细胞之间，并相互连接成网（图 10-158）。

（七）胆囊（gallbladder）的正常组织结构

1. 材料与方法　犬胆囊，HE 染色。

2. 组织切片观察要点　区分胆囊壁的三层结构。

（1）肉眼：凹凸不平，染成紫色的一面为胆囊的黏膜面。

（2）低倍镜：胆囊壁从内向外依次是黏膜、肌层和外膜。

1）黏膜：可形成高矮不等的皱襞，上皮为单层柱状上皮，固有层由薄层结缔组织构成（图 10-159）。

2）肌层：较薄，由排列不规则且稀疏的平滑肌构成。

3）外膜：较厚，大部分为浆膜，与肝脏附着处为纤维膜。

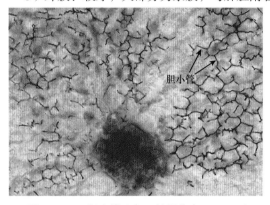
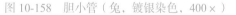

图 10-158　胆小管（兔，镀银染色，400×）

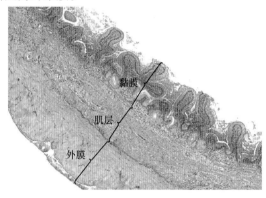

图 10-159　胆囊（犬，HE 染色，100×）

【思考题】

1. 关于肝的描述，下列哪项是错误的（　　　）

A. 肝小叶的中央有中央静脉

B. HE 染色的切片上无法分辨胆小管

C. 肝索之间是肝血窦

D. 门管区由小叶间静脉、小叶下静脉与小叶间胆管构成

E. 人肝的肝小叶之间分界不明显

2. 患者，男性，因多食、多饮、消瘦 6 个月就诊。实验室检查：尿蛋白（－），尿糖（＋＋），空腹血糖 9.78mmol/L。临床初步诊断为"糖尿病"。糖尿病与下列何种细胞功能改变有关（　　　）

A. A 细胞　　　　B. B 细胞　　　　C. D 细胞　　　　D. PP 细胞　　　　E. D_1 细胞

答案：1. D　2. B

（张彦慧）

实验八　呼 吸 系 统

【实验目标】

（一）技能目标

1. 掌握光学显微镜的使用，熟练操作显微镜。

2. 掌握数字切片软件的使用方法。

（二）知识目标

1. 掌握气管的组织结构。

2. 掌握肺的组织结构，辨别导气部中的小支气管、细支气管、终末细支气管的光镜结构；呼吸部的呼吸性细支气管、肺泡管、肺泡囊和肺泡的光镜结构。

（三）素质目标

1. 爱护精密仪器，爱护国家财产。

2. 养成仔细观察的习惯。

3. 掌握对比学习的方法。

【实验对象】

组织切片：①气管；②肺。

【实验内容】

（一）气管管壁的正常组织结构

1. 材料与方法　猫气管，HE 染色。

2. 组织切片观察要点　区分正常气管管壁的三层结构及每层的特征性结构。

（1）肉眼：气管是中空性器官，凹面为管腔内面，即气管黏膜面，管壁中呈深蓝色的部分是透明软骨环。

（2）低倍镜：管壁由内向外分为黏膜、黏膜下层和外膜，三层分界不太明显（图 10-160）。

（3）高倍镜：气管黏膜上皮为假复层纤毛柱状上皮，纤毛细胞呈柱状，游离面有纤毛；上皮中呈空泡状，染色浅的细胞为杯状细胞；靠近基膜的一层锥形的细胞为基细胞；上皮中间层有梭形细胞；刷细胞在光镜下不明显。上皮下方的基膜厚且明显，染成粉红色。基膜外的结缔组织依次为固有层和黏膜下层，两者没有明显的分界线，黏膜下层含有丰富的混合性腺泡、小血管等。气管的外膜由透明软骨和少量的结缔组织构成（图 10-161）。

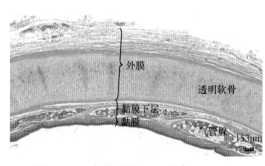

图 10-160　气管（猫，HE 染色，40×）

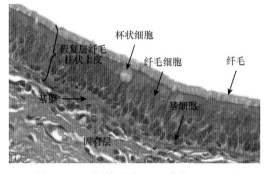

图 10-161　气管（猫，HE 染色，400×）

（二）肺的正常组织结构

1. 材料与方法　犬 / 家兔肺，HE 染色。

2. 组织切片观察要点　区分肺实质和肺间质。辨别导气部中的小支气管、细支气管、终末细支气管的光镜结构；呼吸部的呼吸性细支气管、肺泡管、肺泡囊和肺泡的光镜结构。

（1）肉眼：标本染色浅，呈蜂窝状。

（2）低倍镜：覆盖在肺表面的浆膜，由一层间皮（单层扁平上皮）和少量结缔组织构成。肺实质由很多空泡状的结构（肺泡）组成，肺泡之间可见小支气管及其各级分支的切面，包括导气部

（小支气管、细支气管及终末细支气管）和呼吸部（呼吸性细支气管、肺泡管、肺泡囊及肺泡）。各级支气管随着分支逐渐变细，管壁越来越薄，血管与各级支气管分支相伴行。

1）小支气管：是切片中管径最粗、管壁最厚的管道。上皮为假复层纤毛柱状，管壁中有间断的环行平滑肌，黏膜下层有混合性腺泡，外膜中有大小不等的灰蓝色透明软骨片（图 10-162）。

2）细支气管：黏膜常形成皱襞突入管腔，上皮由假复层纤毛柱状移行为单层纤毛柱状，其中的杯状细胞甚少或消失，上皮外的平滑肌逐渐形成环状。黏膜下层的腺体和外膜的软骨片逐渐减少甚至消失（图 10-163）。

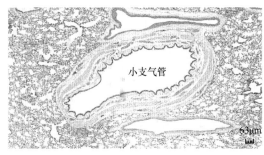
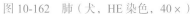

图 10-162　肺（犬，HE 染色，40×）

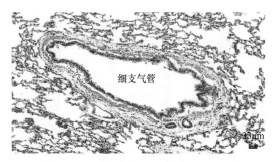

图 10-163　肺（犬，HE 染色，200×）

3）终末细支气管：管腔小，上皮由单层纤毛柱状移行为单层柱状，无杯状细胞。上皮外形成较完整的环行平滑肌层。管壁内腺体和软骨完全消失（图 10-164）。

4）呼吸性细支气管：管壁上出现肺泡开口，故管腔不完整。管壁处的上皮为单层立方，上皮外有少量结缔组织与平滑肌纤维，肺泡开口处移行为单层扁平上皮（图 10-165）。

5）肺泡管：管壁上有大量肺泡开口，相邻肺泡开口之间为管壁结构，由于平滑肌收缩致使管壁呈结节状膨大，此为肺泡管特征性结构。此结节状膨大结构表面为单层立方上皮，上皮下有一小束平滑肌。

6）肺泡囊：为若干个肺泡的共同开口，囊壁由肺泡围成，相邻的肺泡开口之间无管壁结构，故无结节状膨大。

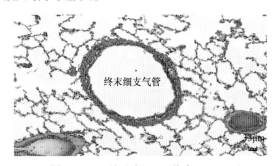

图 10-164　肺（犬，HE 染色，200×）

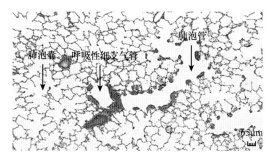

图 10-165　肺（犬，HE 染色，100×）

7）肺泡：肺泡囊边上的半球形囊泡为肺泡，肺泡之间的结构为肺泡隔。

（3）高倍镜

1）肺泡上皮：由Ⅰ型肺泡细胞和Ⅱ型肺泡细胞组成。Ⅰ型肺泡细胞胞质极薄，只能通过其扁平的核来分辨。Ⅱ型肺泡细胞散在分布，呈立方形或圆形，凸向肺泡腔，核大而圆，胞质着色浅（图 10-166）。

2）肺泡隔：位于相邻肺泡上皮之间，有丰富的毛细血管及少量结缔组织。可见尘细胞，体积较大，呈椭圆形或不规则形，单个或成群存在，胞质内含有吞噬的棕黑色尘粒，尘细胞也可见于肺泡腔或肺内其他部位的结缔组织中。地衣素染色可清楚显示肺泡隔中的弹性纤维（图 10-167）。

3）克拉拉细胞：在细支气管和终末细支气管上皮中较多，细胞呈柱状，无纤毛，游离面呈圆顶状、凸向管腔；核呈卵圆形，居中。

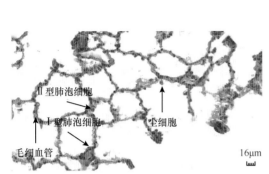

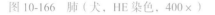

图 10-166　肺（犬，HE 染色，400×）

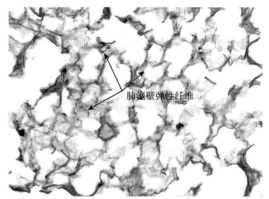

图 10-167　肺（犬，地衣素染色，400×）

【思考题】

1. 肺泡隔的主要成分是（　　　）

A. 毛细血管、弹性纤维和巨噬细胞　　　　B. 毛细血管、胶原纤维和巨噬细胞

C. 弹性纤维、胶原纤维和成纤维细胞　　　D. 弹性纤维、网状纤维和成纤维细胞

E. 毛细血管、网状纤维和成纤维细胞

2. 关于肺泡，下列哪项是错误的（　　　）

A. 肺泡表面绝大部分衬以Ⅱ型肺泡细胞　　B. Ⅱ型肺泡细胞胞质含有嗜锇性板层小体

C. 相邻肺泡之间由小孔相通　　　　　　　D. Ⅰ型肺泡细胞细胞器不发达，吞饮小泡多

E. Ⅱ型肺泡细胞有增殖分化能力

（3～5 题共用题干）

患者，男性，56 岁。长期反复咳嗽，多在寒冷季节、气温骤变时发生，早晚咳嗽频繁，白昼减轻。吸烟 20 余年。1 周内出现脓性或黏液脓性痰，痰量明显增加，并伴有发热。临床确诊为慢性气管炎急性发作。

3. 气管上皮为（　　　）

A. 假复层纤毛柱状上皮　　　　B. 单层纤毛柱状上皮　　　　C. 单层立方上皮

D. 假复层柱状上皮　　　　　　E. 单层扁平上皮

4. 长期吸烟，最易损害气管上皮的哪种结构（　　　）

A. 微绒毛　　　　B. 细胞连接　　　C. 纤毛　　　D. 细胞膜　　　E. 细胞质

5. 长期吸烟，加之炎症刺激，致使肺间质的什么结构发生退化进而形成肺气肿（　　　）

A. 胶原纤维　　　B. 网状纤维　　　C. 神经纤维　　　D. 弹性纤维　　　E. 胶原原纤维

答案：1. A　2. A　3. A　4. C　5. D

（陆海霞）

实验九　泌尿系统

【实验目标】

（一）技能目标

1. 掌握显微镜观察切片的操作方法。

2. 掌握实质性器官和空腔性器官的观察方法。

（二）知识目标

1. 掌握肾脏的结构特点及功能。

2. 熟悉膀胱的组织结构及功能。

（三）素质目标

1. 培养实验验证和巩固理论知识的学习方式。

2. 养成形态结构与机体功能联系的思维习惯。

【实验对象】

组织切片：①肾脏；②膀胱。

【实验内容】

（一）肾脏的正常组织结构

1. 材料与方法　犬肾，HE 染色。

2. 组织切片观察要点　区分肾皮质和肾髓质，找到皮质迷路及髓放线，观察肾单位的分布、肾小体、肾小管、集合管的结构及球旁复合体的组成要素。

（1）肉眼：标本呈扇形，周边深红色是皮质，中央染色较浅部分是髓质。

（2）低倍镜（图 10-168）

1）被膜：居器官最表面，由薄层致密结缔组织构成。

2）皮质：由皮质迷路及髓放线两部分相间排列而成。

皮质迷路：由圆形肾小体和肾小管曲部构成，此处肾小管的断面呈圆形、弧形等。

髓放线：位于皮质迷路之间，由成束纵切或斜切的肾小管、皮质集合管构成。

3）髓质：主要由大小不等的泌尿小管（肾小管直行部分、集合管）组成，其中有血管断面。皮髓交界的较大血管为弓形动脉、静脉；在髓放线之间的血管为小叶间动脉；在髓质内的为直小动、静脉。

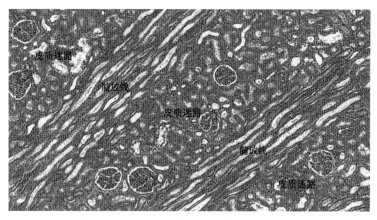

图 10-168　肾皮质（犬，HE 染色，100×）

（3）高倍镜

1）皮质（图 10-169）

A.肾小体：由血管球及肾小囊组成。肾小囊壁层为单层扁平上皮，脏层紧贴血管表面、与毛细血管的内皮分不开，两层之间的空腔为肾小囊腔。

B.近端小管曲部（近曲小管）：管壁厚，管腔小而不规则，上皮细胞为单层立方形或锥形，细胞游离面有刷状缘，细胞界线不清；核圆、位于近基部，胞质呈强嗜酸性、染成深红色。

C.远端小管曲部（远曲小管）：管壁较薄，管腔较大而规则，上皮细胞呈立方形，界线较清楚，细胞游离面无刷状缘，胞核位于细胞中央，胞质嗜酸性弱、着色浅。

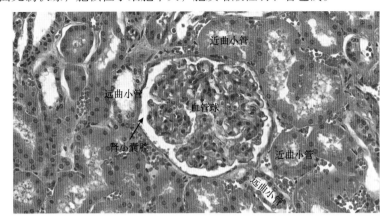

图 10-169　肾皮质迷路（犬，HE 染色，400×）

D. 球旁复合体（图 10-170）

致密斑：为远曲小管靠近肾小体侧的上皮细胞，细胞呈高柱状，胞质着色浅，核呈椭圆形，排列紧密。

球旁细胞：位于入球微动脉近肾小体血管极处，由中膜平滑肌细胞转变而来，体积略大，呈立方形或多边形，核大而圆，胞质丰富。

球外系膜细胞：位于出入球微动脉和致密斑之间三角区，核呈卵圆形，染色较深。

2）髓质（图 10-171）

A. 细段：在髓放线及髓质中的细管，由单层扁平上皮构成，管腔小，管壁比毛细血管内皮稍厚，腔内无血细胞，注意与毛细血管相区别。

B. 集合小管：由立方或柱状上皮构成，胞质染色明亮，核圆、着色深，细胞界线清楚。

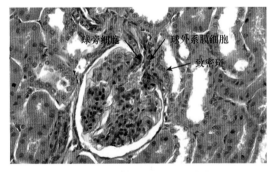
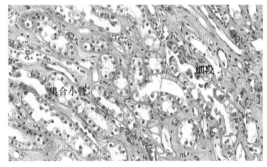

图 10-170　球旁复合体（犬，HE 染色，400×）　　图 10-171　肾髓质（犬，HE 染色，400×）

（二）膀胱的正常组织结构

1. 材料与方法　兔膀胱，HE 染色。

2. 组织切片观察要点　区分膀胱壁的三层结构，重点观察不同功能状态下变移上皮的形态结构特点。

（1）肉眼：标本表面染成蓝紫色的一侧为黏膜上皮。

（2）低倍镜：注意区分黏膜、肌层与外膜（图 10-172）。

1）黏膜：由变移上皮和结缔组织形成的固有层构成。黏膜突向管腔形成皱襞。

2）肌层：很厚，由平滑肌组成，肌纤维大致呈内纵、中环、外纵排列（三层不易分辨）。

3）外膜：由结缔组织构成纤维膜（膀胱顶部是浆膜，由结缔组织＋间皮构成），其内含有神经纤维束。

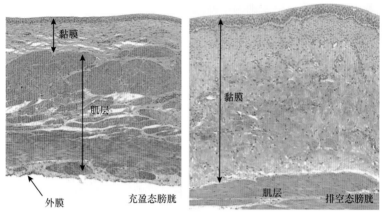

图 10-172 膀胱（兔，HE 染色，100×）

（3）高倍镜（图 10-173）

1）黏膜

A. 上皮：为变移上皮，浅层细胞较大；呈伞形或长方形，常含 1～2 个圆形核，细胞质浓缩，染色较深。其下方为 1～2 层梨形细胞，最深层为立方或矮柱状细胞。上皮下方的基膜不清楚。当膀胱内充满尿液时，则上皮细胞变成 2～3 层。当膀胱空虚时，上皮细胞有 6～7 层。

B. 固有层：由致密结缔组织构成，其下方无明显黏膜下层。

2）肌层：由平滑肌束构成，大致可分为内纵、中环、外纵三层。

3）浆膜：此层较薄，表面有一层间皮。其下方疏松结缔组织内含血管、神经；除膀胱顶部，其他部分无间皮。

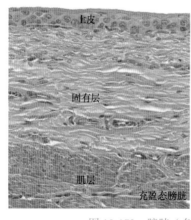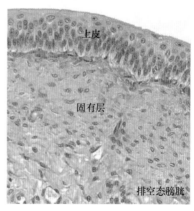

图 10-173 膀胱（兔，HE 染色，400×）

【思考题】

1. 出现蛋白尿和血尿，与肾脏（　　）被破坏有关。

A. 球旁复合体　　　　　　　B. 滤过屏障　　　　　　　C. 血管球

D. 近端小管曲部　　　　　　E. 远端小管曲部

2. 水肿、高血压与水、钠潴留有关，水、钠在肾小管中的重吸收与下列哪些激素有关（　　　　）

A. 醛固酮　　　　　　　　　B. 抗利尿激素　　　　　　C. 醛固酮和抗利尿激素

D. 红细胞生成素　　　　　　E. 肾素

答案：1. B　2. C

（蓝永洪）

实验十　男性生殖系统

【实验目标】

（一）技能目标

1. 掌握显微镜的使用及观察方法。
2. 掌握数字切片软件的使用。

（二）知识目标

1. 掌握睾丸的生精小管和间质细胞的形态结构特点。
2. 熟悉睾丸的一般结构。
3. 熟悉附睾和输精管的形态结构特点。
4. 了解前列腺的形态结构特点。

（三）素质目标

1. 培养学生顺序观察及细致观察的能力。
2. 培养学生科学使用仪器的方法；养成实验记录的习惯。

【实验对象】

组织切片：①睾丸；②附睾；③输精管；④前列腺。

【实验内容】

（一）睾丸（testis）的正常组织结构

1. **材料与方法**　犬睾丸，HE 染色。
2. **组织切片观察要点**　辨别生精细胞、支持细胞和间质细胞。

（1）低倍镜：包绕在睾丸表面的薄层红色结构为鞘膜，鞘膜的脏层和壁层围成鞘膜腔，脏层上皮为单层扁平上皮（间皮）。鞘膜下是一层较厚的致密结缔组织，称为白膜。白膜在睾丸后缘增厚，形成睾丸纵隔，在睾丸纵隔内可见睾丸网，为不规则的腔隙。在睾丸内可见圆形或椭圆形的管道切面，为生精小管，管壁较厚，由生精上皮及基膜等构成。

（2）高倍镜：重点观察生精小管和间质部分。生精小管管壁较厚，主要由生精上皮构成。生精上皮由生精细胞和支持细胞组成（图 10-174）。睾丸间质位于生精小管之间，含有疏松结缔组织、血管和间质细胞。间质细胞（testicular interstitial cell）常单个或成群分布，胞体较大，呈多边形、圆形或椭圆形，核大而圆，常居中，胞质嗜酸性，在 HE 染色下呈红色。

生精细胞从基底到管腔侧规则排列，依次为精原细胞、初级精母细胞、次级精母细胞、精子细胞和精子。

1）精原细胞（spermatogonium）：分为 A、B 两型，紧靠基膜，细胞呈圆形，较小，细胞核染色较深。

2）初级精母细胞（primary spermatocyte）：位于精原细胞近腔侧，一般 2～3 层细胞，细胞最大且数量最多，呈圆形，细胞核大而圆，染色质呈粗网状。

3）次级精母细胞（secondary spermatocyte）：位于初级精母细胞近腔侧，由于次级精母细胞停留时间比较短暂，因此在切片中不易观察到。细胞为圆形，核呈圆形，染色较深。

4）精子细胞（spermatid）：位于近管腔面，多层细胞，细胞体积较小，胞质嗜酸性，核圆而染色深，常成群分布。

5）精子（spermatozoon）：精子细胞经历变态反应（精子形成）后，便形成蝌蚪样精子，在管腔中，细长的尾部常被切断，多见其头部，由细胞核组成，为蓝色点状（图 10-175）。

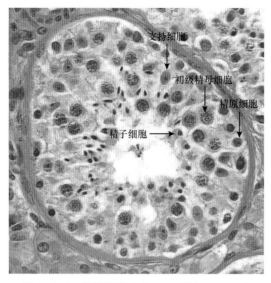

图 10-174　生精小管（犬，HE 染色，400×）

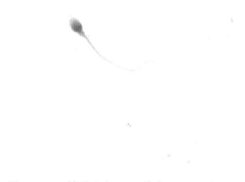

图 10-175　精子（犬，HE 染色，400×）

6）支持细胞（Sertoli cell）：散在分布于生精细胞之间。细胞轮廓不清，基部位于基膜上，游离面至管腔面；核呈卵圆形或不规则形，核染色质稀疏，着色浅，核仁明显。

（二）附睾（epididymis）的正常组织结构

1. 材料与方法　犬附睾，HE 染色。

2. 组织切片观察要点　区分输出小管和附睾管的管壁结构。

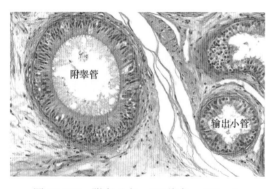

图 10-176　附睾（犬，HE 染色，400×）

（1）低倍镜：附睾位于睾丸顶部，分为头、体和尾三部分。由输出小管和附睾管组成。输出小管多位于附睾的头部；而睾丸管位于体部和尾部。输出小管管腔不规则，而附睾管管腔大而整齐。

（2）高倍镜：重点观察输出小管和附睾管（图 10-176）。

1）输出小管：管壁上皮由单层高柱状纤毛细胞和低柱状细胞相间排列而成。

2）附睾管：管壁上皮为假复层柱状上皮，游离面可见微绒毛，管腔中有大量的精子。

（三）输精管（ductus deferens）的正常组织结构

1. 材料与方法　犬输精管，HE 染色。

2. 组织切片观察要点　区分输精管的分层结构及各层结构特征。

（1）肉眼：呈中空的管状结构。

（2）低倍镜：管腔不规则，管壁由内向外分为三层：

1）黏膜：由上皮和固有层组成。上皮为假复层柱状上皮，固有层由结缔组织组成。

2）肌层：含有三层平滑肌，走行方向分别为内纵、中环和外纵。

3）外膜：由结缔组织组成，为纤维膜。

（四）前列腺（prostate）的正常组织结构

1. 材料与方法　犬前列腺，HE 染色。

2. 组织切片观察要点　识别前列腺腺泡结构。

（1）低倍镜：前列腺表面由结缔组织所包被，为被膜。被膜深入腺实质形成支架组织，支架组织富含弹性纤维和平滑肌。支架组织之间含有许多形态和大小不一的管腔切面，为前列腺腺泡。腺泡内含有粉红色分泌物，部分分泌物浓缩，并有钙盐沉积，形成同心圆结构的前列腺凝固体。前列腺凝固体随着年龄不断增大，会逐渐增多。

（2）高倍镜：腺上皮因功能状态不同而表现出不同的形态，单层立方上皮、单层柱状上皮或假复层柱状上皮（图 10-177）。

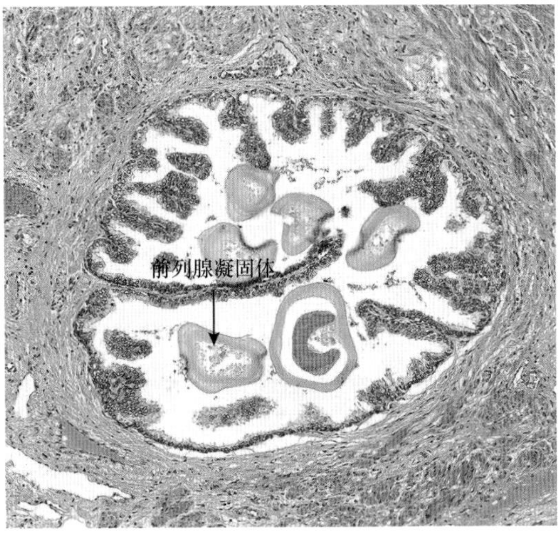

图 10-177　前列腺（犬，HE 染色，400×）

【思考题】

1. 关于精原细胞的描述，以下哪项错误（　　　）

A. 紧贴生精上皮基膜排列

B. 胞体呈圆形或椭圆形　　　C. 生精上皮中体积最大的

D. 精原细胞可分为 A、B 两型　　　E. B 型由 A 型分化而来

2. 成人生精小管管壁的生精上皮由以下哪种细胞组成（　　　）

A. 支持细胞和间质细胞　　　B. 支持细胞和生精细胞

C. 间质细胞和生精细胞　　　D. 支持细胞和精原细胞

E. 间质细胞和精原细胞

3. 患者，男性，30 岁，结婚 5 年未生育，自诉性生活正常，查体，外生殖器正常，双侧精索静脉正常，左侧隐睾，精液常规，未见精子。激素测定：卵泡刺激 8.2mU/ml，黄体生成素 6.1mU/ml，入院后各项检测均正常，诊断为原发性无精症。关于精子的发生，哪项正确（　　　）

A. 精子由精子细胞分裂而形成　　　B. 精子细胞经变态反应形成精子

C. 精子离开睾丸时已具有受精能力　　　D. 生精小管内，精子的发生都是同步的

E. 精子形成后即达到生理上的成熟

答案：1. C　2. B　3. B

（崔志刚）

实验十一　女性生殖系统

【实验目标】

（一）技能目标

1. 掌握显微镜的使用及观察方法。

2. 掌握数字切片软件的使用。

（二）知识目标

1. 掌握卵巢的形态结构特点。

2. 掌握子宫内膜的形态结构特点。

3. 能在光镜下辨别子宫内膜月经期、增生期和分泌期。

4. 熟悉乳腺静止期和妊娠期的结构特点。

（三）素质目标

1. 培养学生顺序观察及细致观察的能力。

2. 培养学生科学使用仪器的方法；养成实验记录的习惯。

【实验对象】

组织切片：①卵巢；②子宫；③乳腺。

【实验内容】

（一）卵巢（ovary）的正常组织结构

1.材料与方法 猫卵巢，HE 染色。

2.组织切片观察要点 辨识不同发育阶段的卵泡结构。

（1）肉眼：标本肉眼可见卵圆形结构，为卵巢。周边染色较深，中间可见大小不等的空泡，是发育中的各级卵泡的结构。

（2）低倍镜：卵巢表面由单层扁平或者立方上皮覆盖，上皮下方为白膜，由致密结缔组织构成。白膜的深面为卵巢实质，由皮质和髓质构成。皮质浅层可见原始卵泡，初级卵泡位于原始卵泡的深面，次级卵泡位于皮质的深层。在卵泡之间分布大量的结缔组织，同时可见间质腺和闭锁卵泡。

（3）高倍镜：重点观察不同发育阶段的卵泡、闭锁卵泡、间质腺和黄体。

1）原始卵泡（primordial follicle）：位于皮质浅层，数量最多，排列成群（图 10-178）。体积较小，由中央的初级卵母细胞和周围一层扁平的卵泡细胞构成。

2）初级卵泡（primary follicle）：位于原始卵泡的深层，由原始卵泡发育而来（图 10-179）。初级卵母细胞体积增大，卵泡细胞由单层扁平细胞变为单层立方细胞或单层柱状细胞；卵泡细胞由单层变为多层。在卵母细胞和卵泡细胞之间出现一层均质的嗜酸性膜，称为透明带（zona pellucida）。

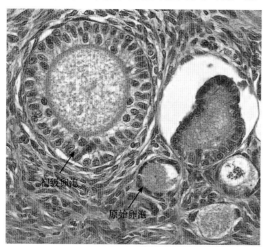

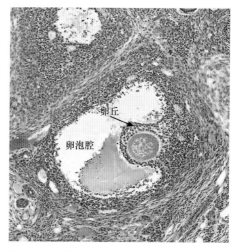

图 10-178　卵巢（猫，HE 染色，400×）　　图 10-179　次级卵泡（猫，HE 染色，400×）

3）次级卵泡（secondary follicle）：位于皮质深层，由初级卵泡发育而成。进一步发育为多层的卵泡细胞，之间出现大小不等的腔隙，继而汇合成一个大的卵泡腔（follicular cavity），腔内有时可见粉红色的卵泡液。由于卵泡腔的形成，初级卵母细胞及其周围的透明带和放射冠凸入卵泡腔内，形成卵丘（cumulus oophorus）。紧靠透明带的一层高柱状卵泡细胞，呈放射状排列，称为放射冠。而卵泡腔周围的数层卵泡细胞构成卵泡壁，称为颗粒层（stratum granulosum），周围基质细胞向卵泡聚集形成卵泡膜（follicular theca）。成熟的卵泡膜分为内、外两层，内层紧贴卵泡壁，主要由多边形的膜细胞和丰富的毛细血管构成；外层主要由结缔组织构成，含有较多的纤维，与周边的结缔组织无明显的分界。

4）成熟卵泡（mature follicle）：是卵泡发育的最后阶段，卵泡体积进一步增大，并向卵巢表面凸出，卵泡腔变大，颗粒层变薄，切片标本上很难看到。

5）闭锁卵泡（atretic follicle）：见于卵泡发育的各个阶段。形态差异较大，主要表现为卵母细胞退化或消失；透明带皱缩甚至消失；卵泡颗粒层细胞萎缩、溶解或消失。闭锁卵泡形成过程中，卵母细胞先退化死亡，卵泡细胞退化晚；透明带退化慢，先皱缩为不规则的嗜酸性环状物，最终退化消失。因此有些闭锁卵泡可见到红色带状结构。

6）间质腺（interstitial gland）：晚期的次级卵泡退化时，卵泡膜的膜细胞不退化，且体积增大，形成多边形的上皮细胞，细胞质充满脂滴，染色浅，被结缔组织分隔成细胞索，称为间质腺。间质腺可以分泌雌激素，在人体不发达。

7）黄体（corpus luteum）：由两种细胞组成，分别为颗粒黄体细胞和膜黄体细胞。颗粒黄体细胞体积大，数量多，染色浅，呈多边形，细胞核小，细胞质内的脂滴常被溶解呈空泡状。膜黄体细胞数量少，细胞较小，染色深，多分布于黄体周边，散在分布于颗粒黄体细胞之间。

（二）子宫（uterus）的正常组织结构

1. 材料和方法　猫子宫（月经期、增生期和分泌期子宫），HE 染色。

2. 组织切片观察要点　区分月经周期中各期子宫内膜结构。

（1）肉眼：切片上着色深的一侧为内膜，较厚的粉红色部分为肌层。

（2）低倍镜：子宫壁由内向外分为三层，分别为内膜、肌层和外膜。子宫内膜根据月经周期的变化可分为月经期子宫内膜、增生期子宫内膜和分泌期子宫内膜（图 10-180）。肌层由较厚的平滑肌组成，走行方向多为纵行，靠近外膜的肌层为环行和斜行。外膜较薄，由间皮和少量结缔组织组成。

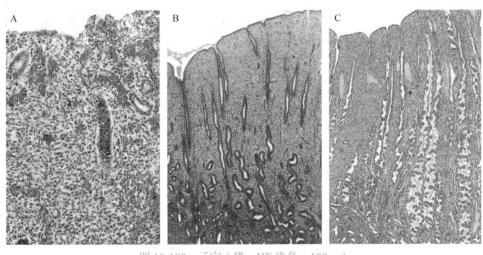

图 10-180　子宫（猫，HE 染色，100×）

A. 月经期子宫内膜；B. 增生期子宫内膜；C. 分泌期子宫内膜

1）月经期子宫内膜：由于激素水平的下降导致子宫内膜功能层脱落。切片中不见子宫上皮，仅见基底层的基质细胞及退化的子宫腺。

2）增生期子宫内膜：随着激素水平的升高，子宫内膜的功能层逐渐增生修复。上皮为单层柱状上皮，由分泌细胞和少量纤毛细胞组成。固有层由结缔组织构成，含有的子宫腺为单管状腺，腺上皮为单层柱状，腺腔较小，无分泌物；基质细胞体积较小，染色深；固有层中可见一些微动脉聚集，这些微动脉为子宫螺旋动脉。

3）分泌期子宫内膜：子宫内膜明显增厚，固有层结缔组织呈水肿状态。子宫腺腔明显扩大，腺体上皮凸向表面形成大而深的皱褶，腺腔内可见粉红色的分泌物。基质细胞体积增大，细胞质淡染。由于子宫螺旋动脉增长、弯曲，可见更多聚集状态的微动脉。

（三）乳腺（mammary gland）的正常组织结构

1. 材料和方法　猫静止期乳腺和活动期乳腺，HE 染色。

2. 组织切片观察要点　辨识静止期和活动期乳腺腺泡结构。

（1）肉眼：切片标本为乳腺的一部分，染为蓝紫色的为腺泡和导管，染为白色和淡粉色的为脂肪组织。活动期乳腺可见许多泡状结构。

（2）低倍镜：结缔组织伸入乳腺，将乳腺分为若干个小叶。静止期乳腺含有大量的结缔组织和脂肪组织。小叶内腺泡较少，腺泡上皮为单层立方或柱状上皮。小叶内导管上皮与腺泡很难区分，小叶间导管管腔较大，由复层柱状上皮围成。活动期乳腺结缔组织和脂肪组织较少。小叶内可见处于不同分泌期的腺泡，腺泡上皮呈扁平状或柱状，腺腔中可见由乳汁蛋白酶凝固形成的粉红色均质物。小叶间导管上皮为单层柱状或复层柱状。

【思考题】

1. 关于次级卵泡的叙述，哪项错误（　　　　）

A. 内含一个次级卵母细胞　　　　　　　　B. 卵泡细胞间存在卵泡腔

C. 卵泡膜内外两层结构不同　　　　　　　D. 放射冠由柱状卵泡细胞形成

E. 卵泡细胞层数增至 6 ～ 12 层

2. 子宫内膜上皮为（　　　　）

A. 单层扁平上皮　　　　　　　B. 复层扁平上皮　　　　　　　C. 单层柱状上皮

D. 假复层纤毛柱状上皮　　　　E. 变移上皮

3. 患者，女性，32 岁，工人，汉族，已婚 4 年未生育，月经周期缩短，基础体温双相型，但高相期小于 11 日，生化检验：分泌期（黄体期）血中黄体生成素、孕激素及雌激素均低于正常水平。子宫内膜活检显示分泌反应落后 4 天，诊断为黄体功能不足导致不孕或早孕时流产。黄体的形成是由于（　　　　）

A. 闭锁卵泡增殖分化　　　　　　　　B. 晚期次级卵泡闭锁变化

C. 间质腺增殖分化　　　　　　　　　D. 基质细胞增殖分化

E. 排卵后残留的卵泡膜和卵泡壁细胞增殖分化

答案：1. A　2. C　3. E

（崔志刚）

第四节　人体器官的病理变化

实验一　神经系统

【实验目标】

（一）技能目标

1. 掌握正常大脑大体标本的观察方法。

2. 掌握神经系统疾病大体标本的观察方法。

3. 掌握神经系统疾病的镜下观察要点。

（二）知识目标

掌握神经系统疾病的病理变化特点及临床病理联系。

（三）素质目标

1. 养成认真观察的习惯。
2. 培养病理变化与临床病理联系之间的思维。

【实验对象】

1. 大体标本 ①流行性脑脊髓膜炎；②流行性乙型脑炎；③星形细胞瘤；④神经纤维瘤；⑤脑膜瘤。
2. 组织切片 ①流行性脑脊髓膜炎；②流行性乙型脑炎；③星形细胞瘤；④神经纤维瘤；⑤脑膜瘤。

【实验内容】

脑由大脑、小脑、间脑、脑干组成。其中大脑是中枢神经系统的最高级部分，也是脑的主要部分，分为左、右两个大脑半球，二者由神经纤维构成的胼胝体相连。大脑半球表面有许多弯弯曲曲的沟裂，称为脑沟，其间凸出的部分称为脑回。注意观察病变发生部位以及脑组织的病理形态特征。

（一）流行性脑脊髓膜炎

1. 材料与方法 人流行性脑脊髓膜炎（大脑），尸体解剖标本，HE 染色。
2. 观察要点 所观察标本为尸体解剖的大脑标本，蛛网膜血管扩张出血，严重区域可见蛛网膜下隙充满黄色脓性渗出物。

（1）大体标本：脑脊膜血管高度扩张充血，病变严重区域，蛛网膜下隙表面覆有一层灰黄色脓性渗出物，脓性渗出物分布广泛，覆盖于脑沟、脑回，致使沟回结构模糊不清，脑沟变浅，脑回变平（图 10-181）。

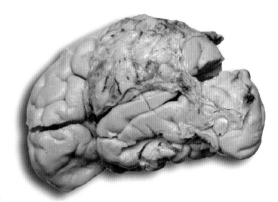

图 10-181 流行性脑脊髓膜炎（人大体标本）

（2）组织切片

1）低倍镜：蛛网膜血管高度扩张、充血，蛛网膜下隙增宽，可见大量的脓性渗出物，软脑膜或仅在局部遭破坏（图 10-182）。

2）高倍镜：可见蛛网膜渗出的炎症细胞有中性粒细胞及脓细胞、少量巨噬细胞、纤维素等，软脑膜也有炎症细胞浸润。大脑皮质正常（图 10-183）。

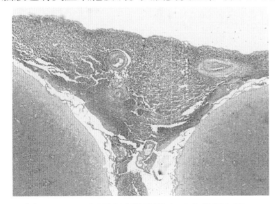

图 10-182 流行性脑脊髓膜炎（人组织切片，HE 染色，40×）

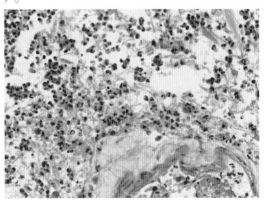

图 10-183 流行性脑脊髓膜炎（人组织切片，HE 染色，400×）

（二）流行性乙型脑炎

1. 材料与方法 人流行性乙型脑炎（大脑），尸体解剖标本，HE 染色。

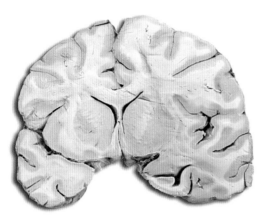

图 10-184 流行性乙型脑炎（人大体标本）

2. 观察要点 脑实质血管扩张充血，以淋巴细胞为主的炎症细胞围绕血管呈袖套状浸润，可见嗜神经现象和神经卫星现象。

（1）大体标本：病变广泛累及脑脊髓实质，软脑膜充血、水肿，脑回变宽，脑沟变窄变浅，切面充血水肿，严重者可见粟粒或针尖大的半透明软化灶，弥散分布或聚集成群（图 10-184）。

（2）组织切片

1）低倍镜：脑实质血管高度扩张、充血，血管周围间隙增宽，以淋巴细胞、单核细胞、浆细胞浸润为主，围绕血管周围间隙形成袖套状（图 10-185）。

2）高倍镜：坏死脑组织结构疏松，呈空隙状或空腔状，其中多个神经元只留其轮廓，胞质嗜酸性增强，细胞核发生固缩、溶解、消失。内有大量淋巴细胞、泡沫细胞浸润，可见嗜神经元现象、卫星现象。脑实质血管高度扩张、充血，血管周围间隙增宽，淋巴细胞、单核细胞围绕血管周围形成袖套状浸润（图 10-186）。

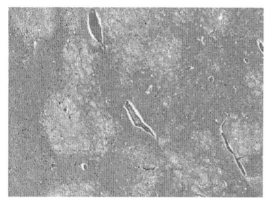

图 10-185 流行性乙型脑炎（人组织切片，HE 染色，40×）

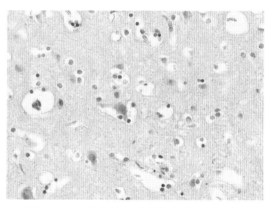

图 10-186 流行性乙型脑炎（人组织切片，HE 染色，200×）

（三）星形细胞瘤

1. 材料与方法 人星形细胞瘤（大脑），尸体解剖标本，HE 染色。

2. 观察要点 大脑皮质结构被肿瘤破坏，瘤组织无包膜，可形成大小不等囊变区。

（1）大体标本：瘤体灰白色，无包膜，与正常组织分界不清，质地因瘤内胶质纤维多少而异，呈胶冻状外观，并可形成大小不等的囊腔。周围脑组织受压萎缩（图 10-187）。

（2）组织切片

1）低倍镜：瘤细胞形态多样，可分为星形细胞瘤、间变性星形细胞瘤、胶质母细胞瘤、原浆型

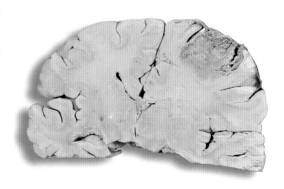

图 10-187 星形细胞瘤（人大体标本）

星形细胞瘤，瘤细胞体积较小，形态较一致，胞突少而短（图10-188）。

2）高倍镜：肿瘤细胞发生间变，细胞密度增大，异型性明显，核染色质深，病理性核分裂象增多。间质毛细血管增生、内皮细胞肿胀（图10-189）。

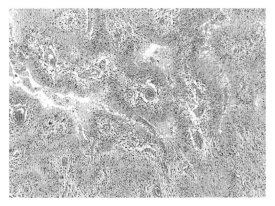 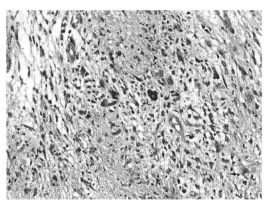

图10-188 星形细胞瘤（人组织切片，HE染色，40×）

图10-189 星形细胞瘤（人组织切片，HE染色，200×）

（四）神经纤维瘤

1. 材料与方法 人神经纤维瘤，肿瘤手术切除标本，HE染色。

2. 观察要点 瘤组织有神经纤维束膜样细胞、神经鞘细胞及成纤维细胞组成，排列成旋涡状、束状。

（1）大体标本：肿瘤呈结节状或息肉状，分界清楚，无包膜。切面灰白，质地实，呈旋涡状，也可呈胶冻状，少见出血或囊性变（图10-190）。

（2）组织切片

1）低倍镜：肿瘤构成有增生的施万细胞、神经束膜样细胞和成纤维细胞，排列成交织状，呈小束状分散在波纹状神经纤维之间，伴大量网状纤维、胶原纤维及疏松的黏液样基质（图10-191）。

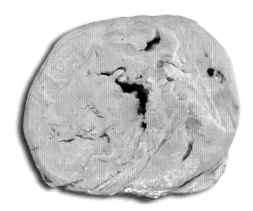

图10-190 神经纤维瘤（人大体标本）

2）高倍镜：肿瘤细胞均呈梭形，平行束状或交织状排列，核为波浪状；肿瘤细胞间可见原神经细胞轴突（图10-192）。

 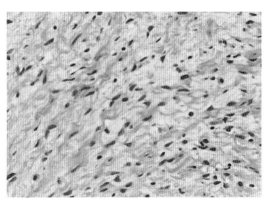

图10-191 神经纤维瘤（人组织切片，HE染色，40×）

图10-192 神经纤维瘤（人组织切片，HE染色，400×）

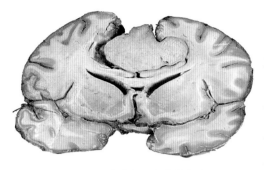

图 10-193　脑膜瘤（人大体标本）

（五）脑膜瘤

1. 材料与方法　人脑膜瘤（大脑），尸体解剖标本，HE 染色。

2. 观察要点　瘤组织由脑膜细胞、纤维细胞及间质构成，肿瘤细胞排列成束状、片状或旋涡状。

（1）大体标本：肿瘤起源于脑膜，呈膨胀性生长，边界清楚，呈球形或分叶状，切面多为灰白色，质地韧，少见坏死，压迫附近脑组织（图 10-193）。

（2）组织切片

1）低倍镜：肿瘤细胞排列成大小不等的旋涡状或同心圆状，其中央血管壁常见透明变性，以致钙化形成砂粒体（图 10-194）。

2）高倍镜：肿瘤细胞呈长梭形，形成致密交织束状结构，其间可见网状纤维及胶原纤维，脑膜瘤中存在饱满的粉红色细胞（图 10-195）。

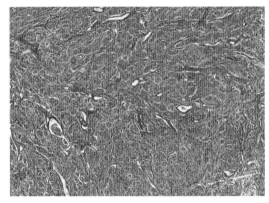

图 10-194　脑膜瘤（人组织切片，HE 染色，40×）

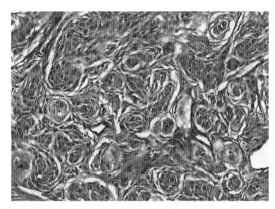

图 10-195　脑膜瘤（人组织切片，HE 染色，400×）

【思考题】

1. 下列关于流行性乙型脑炎的病理改变的叙述，错误的是（　　　）

A. 神经细胞变性、坏死　　　　B. 血管套形成　　　　　　C. 软化灶

D. 蛛网膜下隙有脓性渗出物　　E. 胶质细胞增生

2. 流行性脑脊髓膜炎时的脓液主要聚集于（　　　）

A. 软脑膜与脑皮质之间的腔隙　　B. 蛛网膜与软脑膜之间的腔隙

C. 蛛网膜与硬脑膜之间的腔隙　　D. 蛛网膜本身的疏松纤维组织间

E. 软脑膜本身的疏松纤维组织间

答案：1. D　2. B

（时凤敏）

实验二　循环系统

【实验目标】

（一）技能目标

1. 掌握大体标本的观察方法和步骤。

2. 掌握玻片标本和数字切片的观察方法和步骤。

3.掌握病理形态学的观察、描述及诊断方法。

（二）知识目标

1.掌握动脉粥样硬化的病变特点及其在不同脏器所引起的后果。

2.掌握高血压各期的病变特点及其主要脏器的病理改变。

3.掌握风湿性心脏病的基本病理变化。

4.掌握心瓣膜病的病变特点。

5.了解亚急性细菌性心内膜炎的形态特点，比较其与风湿性心内膜炎形态上的区别及相互关系。

（三）素质目标

1.通过对形态的认真观察，思考患者的临床表现，培养临床思维。

2.通过对不同病变阶段标本的观察，理解疾病的发生发展过程。

【实验对象】

1.**大体标本** ①主动脉粥样硬化；②冠状动脉粥样硬化；③高血压心脏病；④原发性颗粒性固缩肾；⑤大脑出血；⑥慢性风湿性心内膜炎联合心瓣膜病（二尖瓣狭窄并关闭不全）；⑦二尖瓣狭窄；⑧风湿性心包炎；⑨亚急性感染性心内膜炎。

2.**组织切片** ①主动脉粥样硬化；②原发性颗粒性固缩肾；③风湿性心肌炎。

【实验内容】

（一）主动脉粥样硬化

1.**材料与方法** 人主动脉，尸体解剖标本，HE染色。

2.**观察要点**

（1）大体标本：主动脉内膜面粗糙，可见散在的浅黄色或灰白色斑块，斑块微微高出表面、大小形态不一（主要呈椭圆形或不规则形），在血管分支处斑块尤为明显（图10-196）。

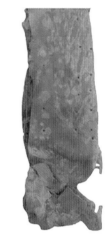

图10-196 主动脉粥样硬化（大体标本）

（2）组织切片

1）低倍镜：辨认主动脉壁的内膜、中膜和外膜，病变主要位于动脉的内膜，动脉内膜局部明显增厚隆起，隆起处表面纤维组织增生并部分玻璃样变（纤维帽），纤维帽下见大量浅嗜伊红无结构的坏死物，其中可见菱形及针状空隙（胆固醇结晶，在制片时被溶解形成空隙），斑块底部和边缘可见泡沫细胞及少量淋巴细胞（图10-197）。

2）高倍镜：仔细观察泡沫细胞形态（图10-198）。

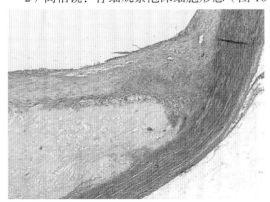

图10-197 主动脉粥样硬化（人组织切片，HE染色，40×）

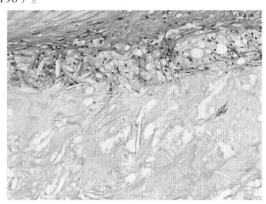

图10-198 主动脉粥样硬化（人组织切片，HE染色，200×）

（二）冠状动脉粥样硬化

1. 材料与方法　人心脏，尸体解剖标本。

2. 观察要点（大体标本）　右心耳旁见右冠状动脉血管壁呈半月形增厚，血管腔狭窄，管腔被血栓阻塞（图 10-199）。

（三）高血压心脏病

1. 材料与方法　人心脏，尸体解剖标本。

2. 观察要点（大体标本）　左心室心肌壁明显增厚，乳头肌亦明显增粗，导致心脏体积增大、重量增加（主要是左心室）（图 10-200）。

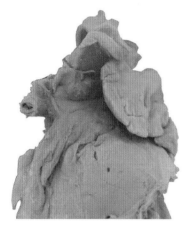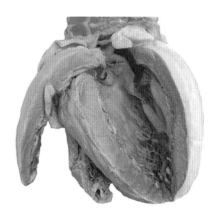

图 10-199　冠状动脉粥样硬化（人大体标本）　图 10-200　高血压心脏病（人大体标本）

（四）原发性颗粒性固缩肾

1. 材料与方法　人肾脏，尸体解剖标本，HE 染色。

2. 观察要点

（1）大体标本：肾脏体积明显缩小，质地变硬，表面呈弥漫、大小较一致的细颗粒状；切面肾皮质变薄，皮、髓质分界不清（图 10-201）。

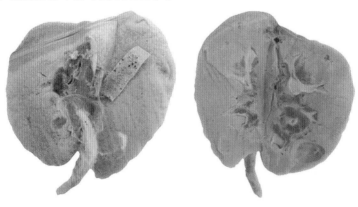

图 10-201　原发性颗粒性固缩肾（人大体标本）

左侧为表面；右侧为切面

（2）组织切片

1）低倍镜：辨认肾小球、肾小管和间质中的小血管。可见部分区域肾小球玻璃样变、肾小管萎缩、肾小球密集。部分区域肾小球肥大，肾小管扩张，许多肾小管内见均质粉染样物（蛋白管型）。

2）高倍镜：肾组织中的动脉（尤其是肾入球动脉呈玻璃样变）管壁增厚、管腔狭窄，其附近肾小球纤维化、玻璃样变（图 10-202、图 10-203）。

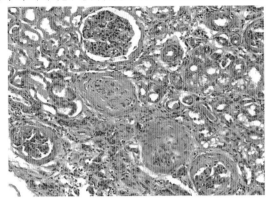

图 10-202 原发性颗粒性固缩肾（人组织切片，HE 染色，200×）

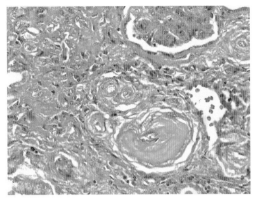

图 10-203 原发性颗粒性固缩肾（人组织切片，HE 染色，400×）

（五）大脑出血

1. 材料与方法 人脑，尸体解剖标本。

2. 观察要点（大体标本） 大脑冠状切面见左侧内囊有血凝块，侧脑室和第三脑室也可见血凝块（内囊出血流入脑室），血凝块占位导致脑中线向对侧移位（图 10-204）。

（六）风湿性心肌炎

1. 材料与方法 人心脏，尸体解剖标本，HE染色。

2. 观察要点（组织切片）

（1）低倍镜（图 10-205）：心肌间质增宽区域，特别是小血管旁见大小不等近似梭形的境界较清楚的病灶，即风湿小体（Aschoff 小体）。

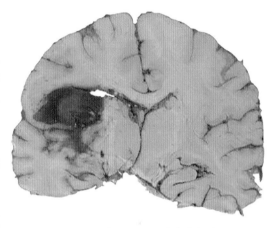

图 10-204 大脑出血（人大体标本）

（2）高倍镜：风湿小体由粉染无结构的纤维素样坏死物、成群的风湿细胞、少量淋巴细胞和浆细胞构成。典型风湿细胞体积大，圆形或多边形，胞质丰富，略嗜碱性；细胞核大，核膜清晰，染色质集中，横切面呈枭眼状、纵切面呈毛虫状，有时可见多个核的风湿细胞（图 10-206）。

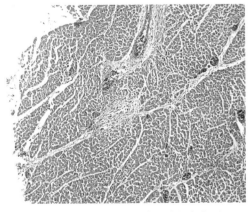

图 10-205 风湿性心肌炎（人组织切片，HE 染色，100×）

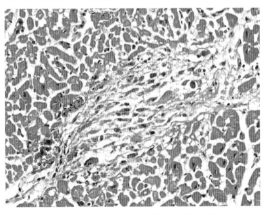

图 10-206 风湿性心肌炎（人组织切片，HE 染色，400×）

（七）二尖瓣狭窄

1. 材料与方法 人心脏，心脏瓣膜置换术标本。

2. 观察要点（大体标本） 二尖瓣瓣膜增厚，灰白色，瓣叶间粘连，从心房面观察瓣膜口明显缩小、呈鱼口状（图 10-207）。

（八）慢性风湿性心内膜炎联合心瓣膜病（二尖瓣狭窄并关闭不全）

1. 材料与方法 人心脏，尸体解剖标本。

2. 观察要点（大体标本） 二尖瓣瓣膜增厚、变硬、缩短，瓣叶粘连，腱索和乳头肌增粗，左心房扩大，左心室室壁肥厚（图 10-208）。

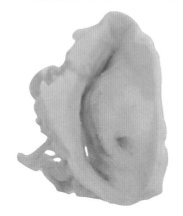 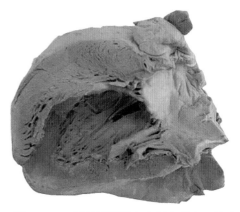

图 10-207 二尖瓣狭窄（人大体标本） 　图 10-208 慢性风湿性心内膜炎联合心瓣膜病（人大体标本）

（九）风湿性心包炎

1. 材料与方法 人心脏，尸体解剖标本。

2. 观察要点（大体标本） 剥开心脏壁层，见心包脏层粗糙，有灰白色绒毛样物附着，即绒毛心（图 10-209）。

（十）亚急性感染性心内膜炎

1. 材料与方法 人心脏，尸体解剖标本。

2. 观察要点（大体标本） 主动脉瓣的半月瓣表面粗糙，有数个米粒大或芝麻大赘生物附着（图 10-210）。

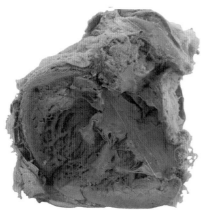 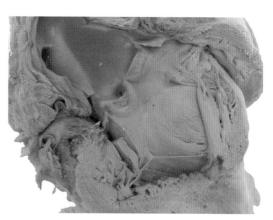

图 10-209 风湿性心包炎（人大体标本） 　图 10-210 亚急性感染性心内膜炎（人大体标本）

【思考题】

1. 下列哪一项是动脉粥样硬化的早期病变（ ）

A. 纤维帽形成

B. 氧化低密度脂蛋白的毒性作用而致泡沫细胞坏死

C. 内膜下有大量泡沫细胞聚集

D. 钙化

E. 血栓形成

2. 原发性高血压主要累及的血管是（ ）

A. 全身中、小动脉 　　　　B. 全身大、中动脉 　　　　C. 全身细、小动脉

D. 全身细、小静脉 　　　　E. 全身中、小静脉

3. 在风湿病中最具诊断意义的病变是（ ）

A. 黏液样变性 　　　　　　B. 纤维素样坏死 　　　　　C. Aschoff 小体

D. 纤维组织增生 　　　　　E. 心肌变性坏死

答案：1. C 　2. C 　3. C

（丁莉利）

实验三　内分泌系统

【实验目标】

（一）技能目标

1. 掌握毒性甲状腺肿和非毒性甲状腺肿的肉眼特点。

2. 熟悉毒性甲状腺肿、非毒性甲状腺肿及甲状腺乳头状癌的镜下特点。

（二）知识目标

1. 掌握毒性和非毒性甲状腺肿的病因和病理变化。

2. 掌握甲状腺肿瘤的类型及病变特点。

（三）素质目标

1. 区别两种不同类型甲状腺肿的形态学特点，分析其病因。

2. 培养仔细观察、客观记录病变要点的标本观察习惯。

3. 培养深入分析临床病理联系的能力。

【实验对象】

1. 大体标本　①毒性甲状腺肿；②非毒性甲状腺肿（结节期）；③甲状腺腺瘤；④甲状腺乳头状癌。

2. 组织切片　①毒性甲状腺肿；②非毒性甲状腺肿（结节期）；③甲状腺腺瘤；④甲状腺乳头状癌。

【实验内容】

（一）毒性甲状腺肿

1. 材料与方法　人甲状腺，HE 染色。

2. 观察要点

（1）大体标本：甲状腺呈弥漫性肿大，质实，灰白、灰褐色。新鲜标本呈灰红色，质如牛肉。切面见增生的大小不一的滤泡，内含多少不等的胶质（图 10-211、图 10-212）。

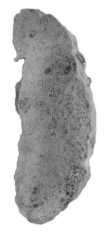

图 10-211　毒性甲状腺肿（人大体标本）

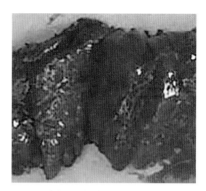

图 10-212　毒性甲状腺肿（人未固定新鲜标本）

（2）组织切片：甲状腺滤泡呈弥漫性增生，部分滤泡上皮呈高柱状，部分滤泡上皮呈立方状，腔内胶质少，近滤泡上皮的胶质周边都有大小不等的空泡，部分滤泡上皮向腔内呈乳头状突起，间质血管丰富，可见淋巴细胞浸润（图 10-213、图 10-214）。

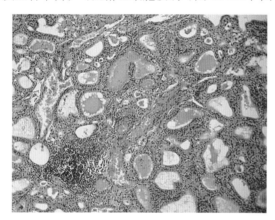

图 10-213　毒性甲状腺肿（人组织切片，
HE 染色，40×）

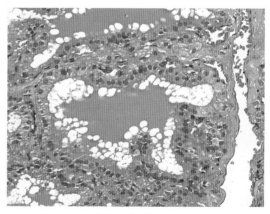

图 10-214　毒性甲状腺肿（人组织切片，
HE 染色，400×）

（二）非毒性甲状腺肿（结节期）

1. 材料与方法　人甲状腺，HE 染色。

2. 观察要点

（1）大体标本：甲状腺呈结节状增大，结节大小不一，有的结节境界清楚，多数结节薄膜不完整，切面呈灰红色，质软，可有出血、坏死、囊性变及钙化（图 10-215）。

（2）组织切片：甲状腺滤泡增生，大小形态不一。部分滤泡呈柱状或乳头状增生，小滤泡形成部分；部分滤泡上皮复旧或萎缩，胶质贮积。间质纤维组织增生，分隔包绕滤泡组织形成大小不一的结节状病灶（图 10-216、图 10-217）。

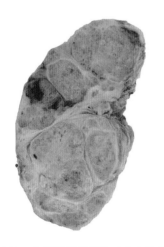

图 10-215　非毒性甲状腺肿（人大体标本）

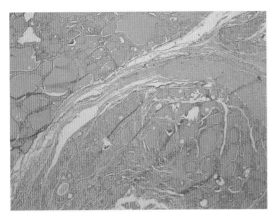

图 10-216　非毒性甲状腺肿（人组织切片，
HE 染色，40×）

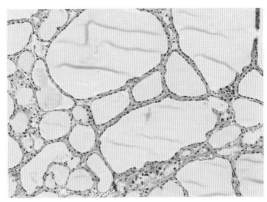

图 10-217　非毒性甲状腺肿（人组织切片，
HE 染色，100×）

（三）甲状腺腺瘤

1. 材料与方法　人甲状腺，HE 染色。

2. 观察要点

（1）大体标本：甲状腺切面可见一类圆形结节，灰褐色，肿物有完整的包膜包裹，结节实性、质软（图 10-218、图 10-219）。

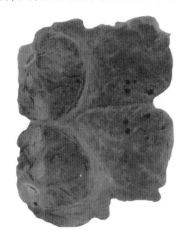

图 10-218　甲状腺腺瘤（人大体标本）

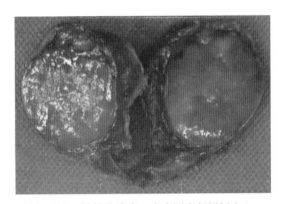

图 10-219　甲状腺腺瘤（人未固定新鲜标本）

（2）组织切片：包膜内甲状腺滤泡肿瘤性增生，大小、形态较一致。包膜由纤维结缔组织构成。包膜外为腺瘤周围甲状腺组织，部分滤泡受压萎缩。包膜内外滤泡大小、形态各异（图 10-220）。

（四）甲状腺乳头状癌

1. 材料与方法　人甲状腺，HE 染色。

2. 观察要点

（1）大体标本：甲状腺肿物切面灰白或灰褐色、实性、质硬，可见出血、坏死（图 10-221）。

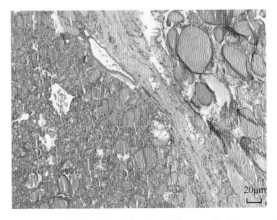

图 10-220　甲状腺腺瘤（人组织切片，HE 染色，40×）

（2）组织切片：肿瘤细胞呈乳头状增生。乳头纤细、有分支，乳头轴心有纤维血管间质，间质内可见呈同心圆状的钙化小体。乳头上皮细胞呈单层或多层排列，细胞核排列拥挤，染色质少，呈毛玻璃状，可见核重叠、核沟及核内假包涵体（图 10-222 ～图 10-224）。

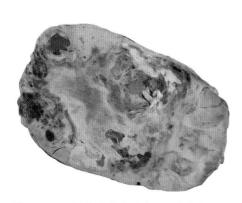

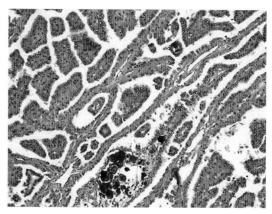

图 10-221　甲状腺乳头状癌（人大体标本）　　图 10-222　甲状腺乳头状癌（人组织切片，HE 染色，40×）

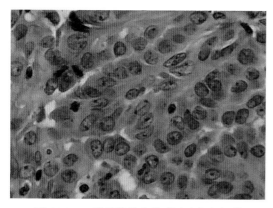

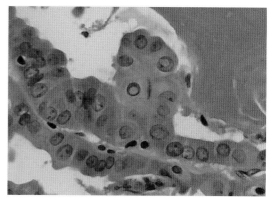

图 10-223　甲状腺乳头状癌（人组织切片，HE 染色，400×）

图 10-224　甲状腺乳头状癌（人组织切片，HE 染色，400×）

【思考题】

1. 下列哪些不是毒性甲状腺肿的主要病变（　　　　）

A. 甲状腺组织大量淋巴细胞浸润　　　　　　B. 滤泡增生

C. 吸收空泡形成　　　　　　　　　　　　　D. 甲状腺间质内血管丰富

E. 甲状腺滤泡广泛破坏

2. 根据非毒性甲状腺肿的发生、发展过程及病变特点，可将其按顺序分为（　　　　）

A. 增生期、胶质贮积期、结节期　　　　　　B. 胶质贮积期、增生期、结节期

C. 结节期、增生期、胶质贮积期　　　　　　D. 结节期、胶质贮积期、增生期

E. 胶质贮积期、结节期、增生期

3. 以下哪种不是甲状腺腺瘤的组织学亚型（　　　　）

A. 胚胎型腺瘤　　　　　　B. 胎儿型腺瘤　　　　　　C. 嗜酸细胞腺瘤

D. 胶样腺瘤　　　　　　　E. 甲状旁腺腺瘤

4. 甲状腺癌最常见的组织学类型是（　　　　）

A. 甲状腺滤泡癌　　　　　B. 甲状腺乳头状癌　　　　C. 甲状腺髓样癌

D. 甲状腺鳞状细胞癌　　　E. 甲状腺未分化癌

5.甲状腺微小乳头状癌是指病灶最大径小于（   ）的甲状腺乳头状癌。

A.2mm B. 3mm C. 1mm D. 1cm E. 2cm

答案：1. E 2. A 3. E 4. B 5. D

（郑 晶）

实验四 消 化 系 统

【实验目标】

（一）技能目标

1.掌握大体标本的观察方法和步骤。

2.掌握玻片标本和数字切片的观察方法和步骤。

3.掌握病理形态学的观察、描述及诊断方法。

（二）知识目标

1.掌握胃及十二指肠溃疡的病理变化、后果和并发症。

2.掌握各型病毒性肝炎的病理变化特点与临床联系。

3.掌握肝硬化的病变特点及其后果。

4.熟悉常见消化道肿瘤的病理形态特点。

（三）素质目标

1.通过对形态的认真观察，思考患者的临床表现，培养临床思维。

2.通过对不同病变阶段标本的观察，理解疾病的发生发展过程。

【实验对象】

1. 大体标本 ①胃消化性溃疡合并穿孔；②胃消化性溃疡癌变；③溃疡型胃癌；④息肉型胃癌；⑤浸润型胃癌；⑥急性重型病毒性肝炎；⑦亚急性重型病毒性肝炎；⑧门脉性肝硬化；⑨坏死后肝硬化；⑩巨块型原发性肝癌；⑪ 结节型原发性肝癌。

2. 组织切片 ①胃消化性溃疡；②胃腺癌；③急性普通型病毒性肝炎；④急性重型病毒性肝炎；⑤门脉性肝硬化；⑥原发性肝癌。

【实验内容】

（一）胃消化性溃疡

1. 材料与方法 人胃，手术切除标本，HE 染色。

2. 观察要点

（1）大体标本：胃消化性溃疡通常发生于胃小弯侧近幽门处，多见于胃窦部。溃疡灶直径通常不超过 2cm，溃疡边缘整齐，黏膜皱襞呈放射状向溃疡集中。溃疡较深，并见穿孔（图 10-225）。

（2）组织切片

1）低倍镜：黏膜面凹陷处为溃疡的底部，两侧为溃疡的边缘。溃疡边缘可见胃壁的四层结构：黏膜层，黏膜下层，肌层，浆膜层。溃疡底部从浅至深可见四层结构：炎性渗出层，坏死层，肉芽组织层和瘢痕层（图 10-226）。

2）高倍镜：炎性渗出层由纤维素样渗出物和以中性粒细胞

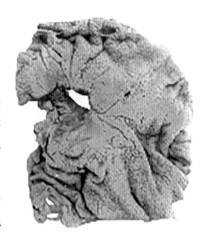

图 10-225 胃消化性溃疡合并穿孔
（人大体标本）

为主的炎症细胞构成；坏死层由纤维素样渗出物和坏死的细胞碎屑构成；肉芽组织层由大量新生薄壁的毛细血管和成纤维细胞构成，伴有数量不等的炎症细胞浸润；瘢痕层见致密的纤维结缔组织，可见增殖性动脉内膜炎和球状增生的神经纤维（图 10-227）。

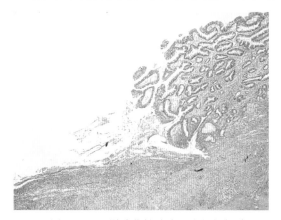 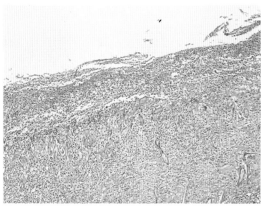

图 10-226　胃消化性溃疡（人组织切片，
HE 染色，40×）

图 10-227　胃消化性溃疡（人组织切片，
HE 染色，400×）

（二）胃消化性溃疡癌变

1. **材料与方法**　人胃，手术切除标本。

2. **观察要点（大体标本）**　胃幽门部黏膜有一个大小为 2.5cm×2cm 的溃疡，溃疡形态略不规则，周围黏膜隆起，正常黏膜皱襞消失。

（三）胃癌

1. **材料与方法**　人胃，手术切除标本，HE 染色。

2. **观察要点**

（1）大体标本（图 10-228）：溃疡型胃癌于胃体见一巨大溃疡，大小约 8cm×5cm，非整形，边缘高起，底不平，灰白色，质硬脆（图 10-229）。息肉型胃癌于胃底部见一个大小约 6cm×5cm 的大肿物隆起，肿物灰白色、质硬脆，伴有出血、坏死，基部较宽，与周围组织分界不清（图 10-230）。浸润型胃癌的胃幽门部表面见大小约 6cm×7cm 的黏膜皱襞消失，切面见该处胃壁为灰白色肿物浸润，质硬实，正常肌层因肿物（灰白色）浸润而断离，此处胃壁增厚、变硬导致幽门狭窄（图 10-231）。

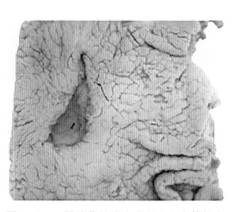 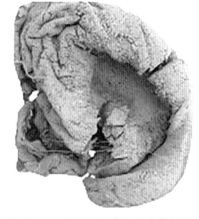

图 10-228　胃消化性溃疡癌变（人大体标本）　图 10-229　溃疡型胃癌（人大体标本）

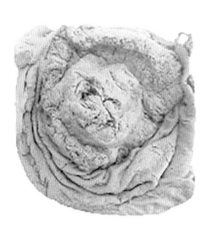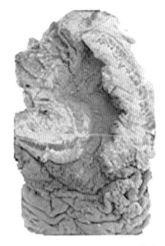

图 10-230 息肉型胃癌（人大体标本） 图 10-231 浸润型胃癌（人大体标本）

（2）组织切片

1）低倍镜：癌组织取代部分黏膜，并向黏膜下层和肌层浸润，癌细胞排列成不规则的腺腔（图 10-232）。

2）高倍镜：癌细胞核大深染，核分裂象易见。

（四）急性普通型病毒性肝炎

1. 材料与方法　人肝脏，尸体解剖标本，HE 染色。

2. 观察要点（组织切片）

（1）低倍镜：辨认肝小叶和门管区。

（2）高倍镜：肝细胞体积广泛增大、胞质浅染（水变性）至疏松透亮（气球样变），可见散在单个和数个肝细胞坏死（点状坏死）及单个和数个肝细胞体积变小，胞质嗜酸性增强，细胞核小而深染（嗜酸性变），肝窦变窄甚至消失，肝小叶内坏死灶和门管区有少量淋巴细胞和单核细胞浸润（图 10-233）。

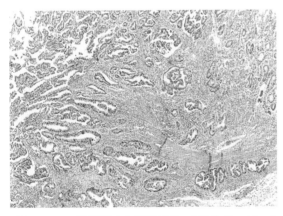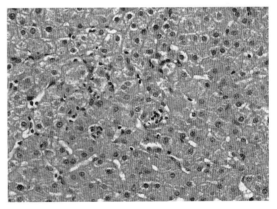

图 10-232　胃腺癌（人组织切片，HE 染色，40×）　图 10-233　急性普通型病毒性肝炎（人组织切片，HE 染色，400×）

（五）急性重型病毒性肝炎

1. 材料与方法　人肝脏，尸体解剖标本，HE 染色。

2. 观察要点

（1）大体标本：肝脏体积明显缩小，重量减轻，被膜皱缩，质地柔软，切面呈黄色或褐色、蜂窝状（图 10-234）。

（2）组织切片

1）低倍镜：肝小叶结构消失，肝细胞大片坏死，仅见中央静脉的残影、残留的网状支架、残留的少许变性肝细胞和小叶间胆管（图 10-235）。

2）高倍镜：见大量巨噬细胞和淋巴细胞浸润。

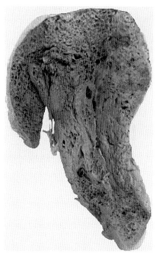

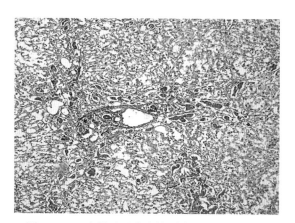

图 10-234　急性重型病毒性肝炎（人大体标本）　　图 10-235　急性重型病毒性肝炎（人组织切片，HE 染色，100×）

（六）亚急性重型病毒性肝炎

1. 材料与方法　人肝脏，尸体解剖标本，HE 染色。

2. 观察要点（大体标本）　肝脏体积不同程度地缩小，表面被膜不平，切面见散在大小不一、灰白或灰绿色的结节（图 10-236）。

（七）门脉性肝硬化（小结节性肝硬化）

1. 材料与方法　人肝脏，尸体解剖标本，HE 染色。

2. 观察要点

（1）大体标本：肝脏体积明显缩小，重量减轻，质地变硬，表面和切面均见弥漫全肝的小结节。结节大小较一致，直径多在 0.5cm 以下，切面见结节周围有灰白色、较纤细的纤维间隔包绕（图 10-237）。

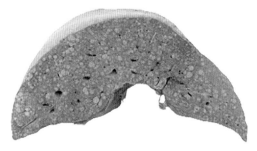

图 10-236　亚急性重型病毒性肝炎（人大体标本）

（2）组织切片

1）低倍镜：正常肝小叶结构消失，见大小不等被纤维间隔分割的肝细胞团（假小叶），纤维间隔宽窄较一致。假小叶内肝细胞排列紊乱，中央静脉常缺如、偏位或有两个以上（图 10-238）。

2）高倍镜：再生的肝细胞体积大、核大且深染，可见双核。纤维间隔内见数量不等的淋巴细胞、单核细胞浸润和小胆管增生。

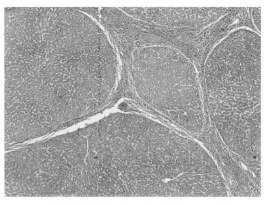

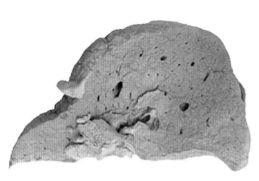

图 10-237　门脉性肝硬化（人大体标本）　　图 10-238　门脉性肝硬化（人组织切片，HE 染色，40×）

（八）坏死后肝硬化（大结节性肝硬化）

1. **材料与方法**　人肝脏，尸体解剖标本，HE 染色。

2. **观察要点（大体标本）**　肝脏体积明显缩小，重量减轻，质地变硬，表面和切面均见弥漫全肝的大结节，肝脏变形明显。结节大小悬殊，直径多在 0.5cm 以上，切面见结节间纤维间隔较宽且不均匀（图 10-239）。

（九）原发性肝癌

1. **材料与方法**　人肝脏，尸体解剖标本，HE 染色。

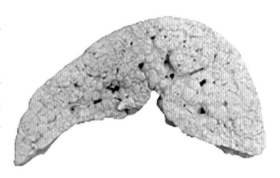

图 10-239　坏死后肝硬化（人大体标本）

2. **观察要点**

（1）大体标本：切面见灰白色巨大肿物，中央有出血、坏死（巨块型，图 10-240）。表面和切面均见多个灰白色瘤结节，结节大小不等，有的互相融合形成大结节（结节型，图 10-241）。

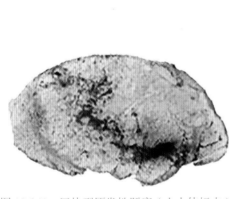

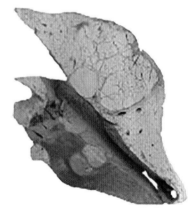

图 10-240　巨块型原发性肝癌（人大体标本）　　图 10-241　结节型原发性肝癌（人大体标本）

（2）组织切片

1）低倍镜：癌细胞排列紊乱，细胞索增宽形成大小不等的细胞巢并侵犯周围肝组织，细胞索间为血窦（图 10-242）。

2）高倍镜：癌细胞呈圆形或多边形，大小不等，胞质略嗜碱，核大，核分裂象易见。

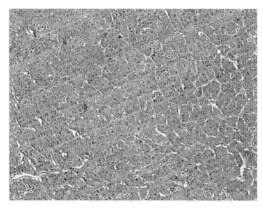

图 10-242 原发性肝癌（人组织切片，HE 染色，100×）

【思考题】

1. 下列哪一项支持胃的恶性溃疡（　　　）

A. 溃疡呈圆形、椭圆形　　　　B. 缘整齐，不隆起　　　　C. 底部较平坦

D. 火山口状，底部凹凸不平　　E. 皱襞向溃疡集中

2. 下述有关假小叶的描述，哪项不正确（　　　）

A. 体积大小不等　　　　　　　B. 肝细胞排列紊乱　　　　C. 中央静脉偏位或缺如

D. 可见汇管区　　　　　　　　E. 肝细胞异型性显著

3. 关于病毒性肝炎的肝细胞基本病变下列哪项是错误的（　　　）

A. 气球样变　　　　　　　　　B. 脂肪变性　　　　　　　C. 嗜酸变性

D. 凝固性坏死　　　　　　　　E. 肝细胞再生

答案：1. D　2. E　3. D

（丁莉利）

实验五　造血系统疾病

【实验目标】

（一）技能目标

1. 掌握淋巴造血系统疾病的大体标本观察方法。
2. 掌握淋巴造血系统疾病的组织切片标本观察方法。

（二）知识目标

1. 掌握淋巴造血系统疾病的大体及镜下观察要点。
2. 掌握淋巴造血系统疾病的基础理论和基础知识。

（三）素质目标

1. 养成认真观察、正确观察的习惯。
2. 提高观察与分析、思考的能力，形成良好的临床思维模式。

【实验对象】

1. 大体标本　①恶性淋巴瘤；②淋巴结炎；③霍奇金淋巴瘤。

2. 组织切片　①淋巴结炎；②霍奇金淋巴瘤；③滤泡性淋巴瘤；④弥漫性大 B 细胞淋巴瘤；⑤伯基特（Burkitt）淋巴瘤；⑥急性早幼粒细胞白血病；⑦慢性髓细胞性白血病。

【实验内容】

（一）恶性淋巴瘤

1.材料与方法 人恶性淋巴瘤（淋巴结），手术切除标本，HE染色。

2.观察要点 所观察标本为手术切除的淋巴结标本，可见淋巴结肿大，灰白色，散在灰黄色坏死灶。

大体标本：可见淋巴结肿大，多个相互融合形成巨大姜块状，有部分包膜存在，切面均质、质软、细嫩、湿润，灰红或灰白色，类似鱼肉状，可见散在的灰黄色坏死灶（图10-243）。

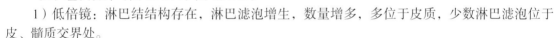

图 10-243 恶性淋巴瘤（人大体标本）

（二）淋巴结炎

1.材料与方法 人淋巴结，手术切除标本，HE染色。

2.观察要点 淋巴结肿大，肿大程度不等，由于致病原因不同，淋巴结炎的成分和分布情况也不同。

（1）大体标本：淋巴结肿胀，灰红色。

（2）组织切片（图10-244、图10-245）

1）低倍镜：淋巴结结构存在，淋巴滤泡增生，数量增多，多位于皮质，少数淋巴滤泡位于皮、髓质交界处。

2）高倍镜：淋巴滤泡生发中心显著扩大，存在多种转化过程中的淋巴细胞，生发中心周围环绕小淋巴细胞；淋巴滤泡之间淋巴组织内炎症细胞浸润，淋巴窦内网状内皮细胞增生。

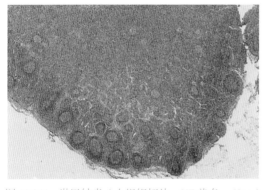 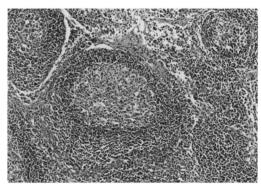

图 10-244 淋巴结炎（人组织切片，HE染色，40×） 图 10-245 淋巴结炎（人组织切片，HE染色，200×）

（三）霍奇金淋巴瘤

1.材料与方法 人霍奇金淋巴瘤，手术切除标本，HE染色。

2.观察要点 累及的淋巴结肿大，正常结构被破坏消失，瘤组织内细胞成分多样，由肿瘤性细胞成分和反应性细胞成分组成。

（1）大体标本：累及的淋巴结肿大，早期无粘连，可活动，如果侵入邻近组织则不易推动。淋巴结互相粘连，形成结节状巨大肿块。切面呈灰白色鱼肉状，可见黄色的小灶性坏死。

（2）组织切片（图10-246、图10-247）

1）低倍镜：淋巴结组织结构被破坏，全被肿瘤组织所代替；其肿瘤组织中的细胞成分包含两类，即肿瘤性细胞成分和反应性细胞成分。

2）高倍镜：可见形态各异的肿瘤细胞，形态多样，胞质丰富，单核、双核或多核，核膜厚，核内有一大的嗜酸性、包涵体样的核仁，核仁周围有空晕；切片中最多见单核的肿瘤细胞，又称霍奇金细胞，双核或多核典型里德 - 斯滕伯格（Reed-Sternberg，R-S）细胞，其中 R-S 细胞的两个核为对称的面对面排列，形似镜中之影，称镜影细胞；反应性细胞主要包括淋巴细胞、嗜酸性粒细胞、中性粒细胞、浆细胞等，形态不一，数量不等，散布在肿瘤细胞间。

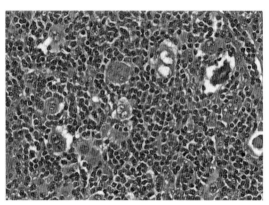

图 10-246　霍奇金淋巴瘤（人组织切片，HE 染色，40×）　　　图 10-247　霍奇金淋巴瘤（人组织切片，HE 染色，400×）

（四）滤泡性淋巴瘤

1. 材料与方法　人滤泡性淋巴瘤，手术切除标本，HE 染色。

2. 观察要点（组织切片）　肿瘤细胞常呈明显的滤泡样生长方式，滤泡大小形状相似，界线不清。

（1）低倍镜：肿瘤细胞呈明显的滤泡样结构，大小形状相似，界线不清，遍及整个或大部分淋巴结（图 10-248）。

（2）高倍镜：肿瘤性滤泡包括中心细胞和中心母细胞，肿瘤细胞以中心细胞为主，中心细胞的核形态不规则，呈凹陷或折叠状，有裂沟，染色质粗糙致密，核仁不明显；在肿瘤细胞中混有中心母细胞，体积较大，核呈圆形或卵圆形，无核裂，染色质呈空泡状，1～3 个核仁，核分裂象常见（图 10-249）。

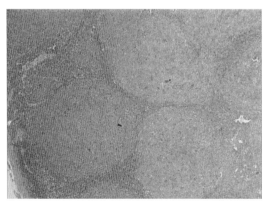

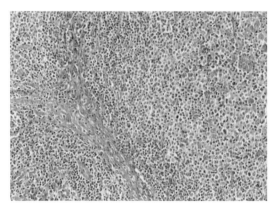

图 10-248　滤泡性淋巴瘤（人组织切片，HE 染色，40×）　　　图 10-249　滤泡性淋巴瘤（人组织切片，HE 染色，200×）

（五）弥漫性大 B 细胞淋巴瘤

1. 材料与方法　人弥漫性大 B 细胞淋巴瘤（淋巴结），手术切除标本，HE 染色。

2.观察要点（组织切片） 可见相对单一形态的大细胞的弥漫性排列。细胞形态多样，可以类似中心母细胞、免疫母细胞，也可有间变性的多核瘤细胞。

（1）低倍镜：淋巴结正常结构完全消失，较大的肿瘤细胞呈弥漫性排列（图10-250）。

（2）高倍镜：肿瘤细胞体积大，核大，圆形或卵圆形，形态多样，不规则或有核裂，核染色质边集，核仁单个或多个，胞质浅染（图10-251）。

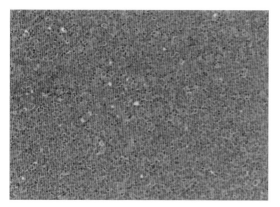

图10-250 弥漫性大B细胞淋巴瘤（人组织切片，HE染色，40×）

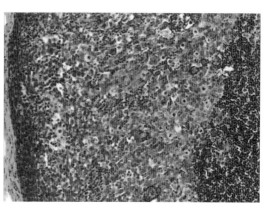

图10-251 弥漫性大B细胞淋巴瘤（人组织切片，HE染色，400×）

（六）伯基特（Burkitt）淋巴瘤

1.材料与方法 人伯基特淋巴瘤，手术切除标本，HE染色。

2.观察要点（组织切片） 淋巴结的结构破坏，肿瘤细胞大小和形态一致，相互粘连，淋巴细胞弥漫性浸润。

（1）低倍镜：肿瘤细胞呈弥漫性排列，大小较为一致，其间散在吞噬细胞（图10-252）。

（2）高倍镜：肿瘤细胞中等大小，核呈圆形或椭圆形，染色质较粗糙，核内有2~4个核仁，核分裂象较多见，胞质量中等，肿瘤细胞中散在多数巨噬细胞，胞质内含有被吞噬的肿瘤细胞碎片，构成"满天星"图像（图10-253）。

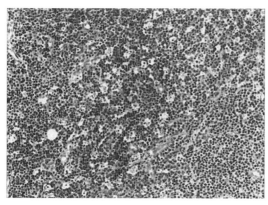

图10-252 伯基特淋巴瘤（人组织切片，HE染色，100×）

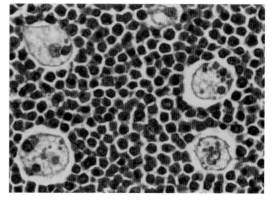

图10-253 伯基特淋巴瘤（人组织切片，HE染色，400×）

（七）急性早幼粒细胞白血病

1.材料与方法 人急性早幼粒细胞白血病外周血、骨髓涂片，Wright染色。

2.观察要点 均可见大量幼稚粒细胞存在。

（1）外周血涂片：白细胞数量升高，并可见幼稚细胞，可伴有贫血和血小板减少（图10-254）。

（2）骨髓涂片：以异常的颗粒增多的早幼粒细胞增生为主＞30%，多数＞50%，红细胞和巨核细胞数量减少（图10-255）。

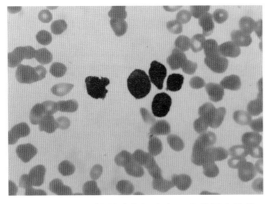
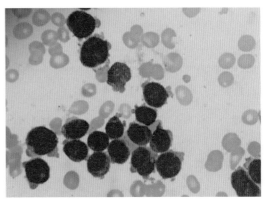

图 10-254　急性早幼粒细胞白血病外周血涂片
（人组织切片，Wright 染色，400×）

图 10-255　急性早幼粒细胞白血病骨髓涂片
（人组织切片，Wright 染色，400×）

（八）慢性髓细胞性白血病

1. 材料与方法　人慢性髓细胞性白血病外周血、骨髓涂片，Wright 染色。

2. 观察要点　白细胞计数明显增多，以中、晚幼和杆状核粒细胞居多，有核细胞增生明显活跃，可见各分化阶段的粒细胞。

（1）外周血涂片：白细胞计数明显增多，常超过 $20×10^9$/L，以中、晚幼和杆状核粒细胞居多，常有嗜酸性粒细胞和嗜碱性粒细胞增多，可有血小板增多（图10-256）。

（2）骨髓涂片：有核细胞增生明显活跃，可见各分化阶段的粒细胞，以分叶核和杆状核粒细胞为主。巨核细胞数量增加，红系细胞数量正常或减少，还可见散在分布的泡沫细胞，随着疾病的进展，会发生不同程度的纤维化改变（图10-257）。

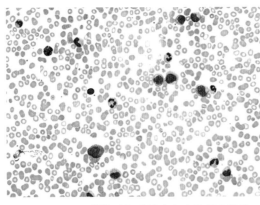
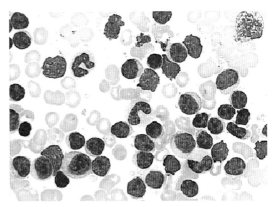

图 10-256　慢性髓细胞性白血病外周血涂片
（人组织切片，Wright 染色，400×）

图 10-257　慢性髓细胞性白血病骨髓涂片
（人组织切片，Wright 染色，400×）

【思考题】

1. 霍奇金病伴有多种细胞混合增生、多数典型 R-S 细胞的组织学类型（　　　）

A. 淋巴细胞为主型　　　　　　　　B. 结节硬化型　　　　　　　　C. 混合细胞型

D. 淋巴细胞削减型　　　　　　　　E. 全身广泛播散

2. 多见于儿童和青年人的白血病是（　　　）

A. 急性淋巴细胞性白血病　　　　　　B. 慢性淋巴细胞性白血病

C.急性粒细胞性白血病　　　　　　D.慢性粒细胞性白血病

E.毛细胞性白血病

答案：1.C　2.A

（时凤敏）

实验六　呼 吸 系 统

【实验目标】

（一）技能目标

1.掌握大叶性肺炎、小叶性肺炎的病理特点。

2.掌握肺癌的病变特点。

3.掌握慢性支气管炎、肺气肿、支气管扩张症的病理特点及相互关系。

4.熟悉鼻咽癌的病理特点。

（二）知识目标

1.掌握慢性支气管炎、肺气肿、鼻咽癌、肺癌的病理变化、分类及其临床病理联系，熟悉其病因和发病机制。

2.掌握大叶性肺炎、小叶性肺炎、病毒性肺炎的病理变化及其临床病理联系，熟悉其病因和发病机制。

3.掌握鼻咽癌、肺癌的病理变化、分类及其临床病理联系，熟悉其病因、发病机制及扩散途径。

4.熟悉支气管扩张症病理变化及其临床病理联系，了解病因和发病机制。

（三）素质目标

1.能结合呼吸系统正常组织结构及生理特征来分析大叶性肺炎与小叶性肺炎病理特点及两者区别。

2.能结合呼吸系统正常组织结构及生理特征来分析慢性支气管炎、肺气肿、支气管扩张症的病理特点及相互关系。

3.培养仔细观察、客观记录病变要点的标本观察习惯。

4.培养深入分析临床病理联系的能力。

【实验对象】

1.大体标本　①大叶性肺炎；②小叶性肺炎；③支气管扩张症；④中央型肺癌；⑤周围型肺癌。

2.组织切片　①大叶性肺炎；②小叶性肺炎；③慢性支气管炎；④小细胞肺癌；⑤鼻咽癌。

【实验内容】

（一）大叶性肺炎

1.材料与方法　人肺，HE 染色。

2.观察要点

（1）大体标本：圆锥形结构，有分叶，分为三叶，切片有管腔横断面，部分区域结构较疏松，可见小空腔，判断为右叶肺组织。肺中、下叶肿大，切面灰白色，结构致密，均匀一致实变（图 10-258）。

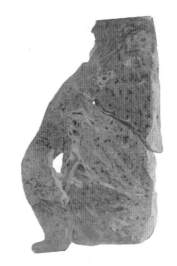

图 10-258　大叶性肺炎（人大体标本）

（2）组织切片：病变呈一致性，肺泡内大量纤维素及中性粒细胞，肺泡间隔变窄，血管受压闭塞（图10-259、图10-260）。

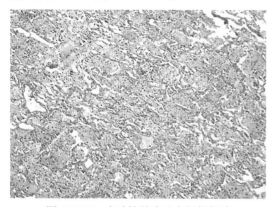

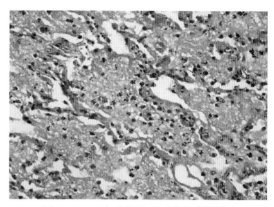

图 10-259　大叶性肺炎（人组织切片，

HE 染色，100×）

图 10-260　大叶性肺炎（人组织切片，

HE 染色，400×）

（二）小叶性肺炎

1. 材料与方法　人肺，HE 染色。

2. 观察要点

（1）大体标本：两侧肺叶切面散在多发灰黄色实变灶，病灶大小不等，病灶中央可见细支气管断面（图10-261）。

（2）组织切片：病灶内细支气管壁破坏，部分上皮脱落、缺失。管腔内有大量中性粒细胞，支气管周围及肺泡壁充血，肺泡腔内有不同程度的中性粒细胞浸润（图10-262、图10-263）。

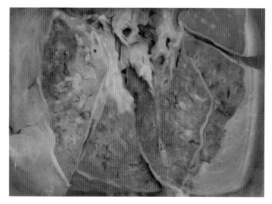

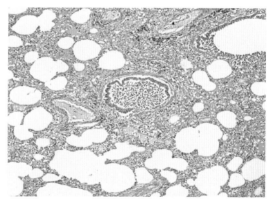

图 10-261　小叶性肺炎（人大体标本）

图 10-262　小叶性肺炎（人组织切片，HE 染色，100×）

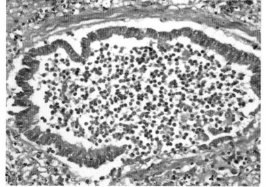

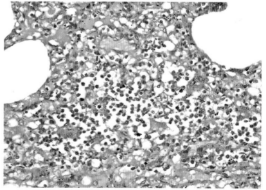

图 10-263　小叶性肺炎（人组织切片，HE 染色，400×）

（三）支气管扩张症

1. 材料与方法　人肺。

2. 观察要点（大体标本）　支气管囊状、柱状扩张，支气管壁增厚，灰白色。扩张只表现为器官周围肺组织不同程度塌陷、纤维化或肺气肿（图 10-264）。

（四）慢性支气管炎

1. 材料与方法　人气管，HE 染色。

2. 观察要点（组织切片）　可见支气管黏膜脱落或增生部分呈现鳞状化生；黏膜下层黏液腺及黏膜层杯状细胞增生；管壁炎性充血、水肿；慢性炎症细胞浸润；支气管壁内软骨片萎缩、钙化或骨化（图 10-265）。

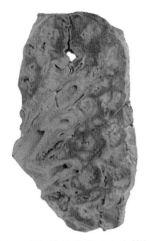 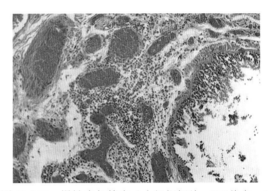

图 10-264　支气管扩张症（人大体标本）　　图 10-265　慢性支气管炎（人组织切片，HE 染色，100×）

（五）中央型肺癌（肺门型肺癌）

1. 材料与方法　人肺。

2. 观察要点（大体标本）　肿瘤破坏气管壁向周围肺组织浸润，在肺门部形成包绕支气管的肿块。肺切面近肺门大支气管处，可见一灰白色质脆肿物，约鸡蛋大小，边界尚清（图 10-266）。

（六）周围型肺癌

1. 材料与方法　人肺。

2. 观察要点（大体标本）　肺的中央有一较大的叶支气管，为肺门区，在远离肺门区，靠近胸膜处可见一单发肿块，颜色灰白，质地粗糙，边缘不规则（图 10-267）。

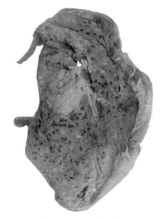 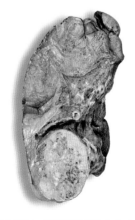

图 10-266　中央型肺癌（人大体标本）　　图 10-267　周围型肺癌（人大体标本）

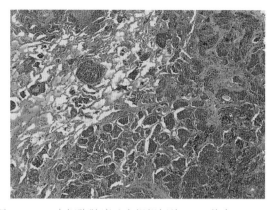

图 10-268 小细胞肺癌（人组织切片，HE 染色，40×）

（七）小细胞肺癌

1. 材料与方法　人肺，HE 染色。

2. 观察要点（组织切片）

（1）低倍镜下可见肿瘤细胞呈不规则巢团状或片状，与周围肺组织交错分布，肿瘤细胞沿肺泡播散，部分肺泡腔内可见肿瘤细胞团（图 10-268）。

（2）高倍镜下见肿瘤细胞胞质少，核呈短梭形或圆形，深染。在肿瘤组织内坏死较为常见（图 10-269）。

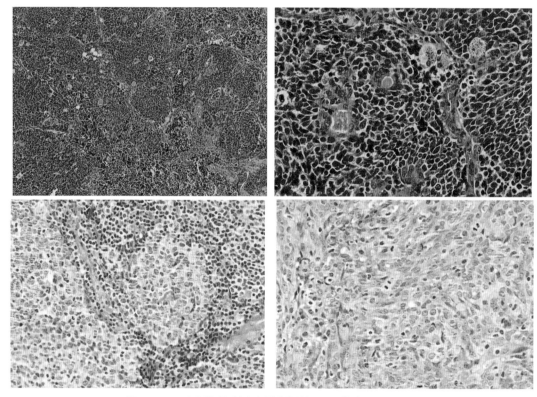

图 10-269　小细胞肺癌（人组织切片，HE 染色，400×）

（八）鼻咽癌

1. 材料与方法　人鼻咽组织，HE 染色。

2. 观察要点（组织切片）　癌细胞呈巢状或片状分布，部分癌细胞呈圆形，胞质丰富，核大呈圆形或椭圆形，空泡状，核仁明显可见，部分癌细胞呈短梭状，癌巢内或癌巢间有多少不等的淋巴细胞浸润（图 10-270）。

图 10-270　鼻咽癌（人组织切片，HE 染色，100×）

【思考题】

1. 大叶性肺炎自然病程依次为（　　）

A. 充血水肿期、灰色肝样变期、红色肝样变期、溶解消散期

B. 红色肝样变期、充血水肿期、灰色肝样变期、溶解消散期

C. 灰色肝样变期、充血水肿期、红色肝样变期、溶解消散期

D. 红色肝样变期、灰色肝样变期、充血水肿期、溶解消散期

E. 充血水肿期、红色肝样变期、灰色肝样变期、溶解消散期

2. 大叶性肺炎是以肺泡内弥漫性（　　）渗出为主的炎症。

　A. 红细胞　　　　B. 血浆蛋白　　　　C. 中性粒细胞　　　　D. 淋巴细胞　　　　E. 纤维素

3. 小叶性肺炎是以细支气管为病变中心且以（　　）渗出为主的炎症。

　A. 红细胞　　　　B. 血浆蛋白　　　　C. 中性粒细胞　　　　D. 淋巴细胞　　　　E. 纤维素

4. 支气管扩张症病变常累及段支气管以下及直径大于（　　）的中、小支气管。

　A. 1mm　　　　B. 2mm　　　　C. 3mm　　　　D. 4mm　　　　E. 5mm

5. 下面哪项不是慢性支气管炎主要的镜下形态学改变（　　）。

A. 支气管黏膜脱落或增生部分呈现鳞状化生

B. 黏膜下层黏液腺及黏膜层杯状细胞增生

C. 管壁炎性充血、水肿

D. 支气管壁内软骨片萎缩、钙化或骨化

E. 支气管管腔内较多纤维素渗出

6. 中央型肺癌最常见的组织学类型是（　　）

　A. 鳞状细胞癌　　　　B. 腺癌　　　　C. 小细胞癌　　　　D. 大细胞癌　　　　E. 腺鳞癌

7. 下面关于肺原位腺癌错误的是（　　）

　A. 肿瘤细胞沿着正常肺泡壁生长　　　　B. 为≤3mm 的局限性小腺癌

　C. 可有间质浸润　　　　　　D. 无血管浸润　　　　　　E. 无胸膜浸润

8. 下面关于小细胞癌的描述错误的是（　　）

　A. 患者多为中老年男性　　　　　　B. 与吸烟密切相关　　　　　　C. 恶性程度较低

　D. 手术切除效果差　　　　　　E. 对放、化疗敏感

9. 鼻咽癌最常发生于（　　）

　A. 鼻咽顶部　　　　　　B. 鼻咽外侧壁　　　　　　C. 咽隐窝

　D. 鼻咽前壁　　　　　　E. 外侧壁和咽隐窝

答案：1. E　2. E　3. C　4. B　5. E　6. A　7. C　8. C　9. A

（郑　晶）

实验七　泌尿系统

【实验目标】

（一）技能目标

1. 掌握大体标本的观察方法和步骤。

2. 掌握组织切片标本和数字切片的观察方法和步骤。

3. 掌握病理形态学的观察、描述及诊断方法。

（二）知识目标

1.掌握急性弥漫增生性肾小球肾炎、急进性肾小球肾炎和慢性肾小球肾炎的病变特点和临床病理联系。

2.掌握急、慢性肾盂肾炎的病变特点和临床病理联系。

3.熟悉肾细胞癌和膀胱尿路上皮细胞癌的病变特点及组织学类型。

（三）素质目标

1.通过对形态的认真观察，思考患者的临床表现，培养临床思维。

2.通过对不同病变阶段标本的观察，理解疾病的发生发展过程。

【实验对象】

1.大体标本　①急性弥漫增生性肾小球肾炎；②新月体性肾小球肾炎；③慢性硬化性肾小球肾炎；④慢性肾盂肾炎；⑤膀胱尿路上皮细胞癌。

2.组织切片　①急性弥漫增生性肾小球肾炎；②新月体性肾小球肾炎；③慢性硬化性肾小球肾炎；④急性肾盂肾炎；⑤肾透明细胞癌；⑥膀胱尿路上皮细胞癌。

【实验内容】

（一）急性弥漫增生性肾小球肾炎

1.材料与方法　人肾脏，尸体解剖标本，HE 染色。

2.观察要点

（1）大体标本：肾脏弥漫肿大，被膜紧张，表面光滑、充血；切面见皮质增宽，皮质和髓质分界较清；表面和切面有散在粟粒大出血点（图 10-271）。

（2）组织切片

1）低倍镜：病变累及绝大多数肾小球，肾小球体积增大。肾小管内可见管型（蛋白管型、细胞管型或颗粒管型），肾间质血管扩张、充血。

2）高倍镜：肾小球细胞数量明显增多，主要由增生的内皮细胞和系膜细胞构成（两种细胞光镜下不易区别），并有少量中性粒细胞和单核细胞浸润，毛细血管腔狭窄或闭塞，肾小囊腔变窄（图 10-272）。

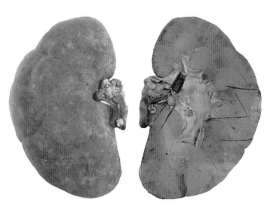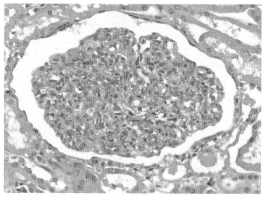

图 10-271　急性弥漫增生性肾小球肾炎（人大体标本）　图 10-272　急性弥漫增生性肾小球肾炎（人组织
左侧为表面，右侧为切面　　　　　　　　　　切片，HE 染色，400 ×）

（二）快速进行性肾小球肾炎

1.材料与方法　人肾脏，尸体解剖标本，HE 染色。

2.观察要点

（1）大体标本：肾脏弥漫肿大，被膜紧张；表面光滑、颜色苍白，有少量散在分布的出血点；切面见皮质增宽，皮质和髓质分界较清（图 10-273）。

（2）组织切片

1）低倍镜：部分肾小球体积增大，肾小球球囊壁层突向肾小囊腔，形成新月形或环状结构（新月体），有新月体形成的肾小囊腔变小，毛细血管丛萎缩。部分肾小管萎缩，间质有一些淋巴细胞浸润。

2）高倍镜：辨认新月体的类型。当新月体主要由壁层上皮细胞和单核细胞（两种细胞光镜下不易区别）构成时称为细胞性新月体（图 10-274）；当胶原纤维增多时称为纤维 - 细胞性新月体（图 10-275）；当主要由胶原纤维构成时称纤维性新月体（图 10-276）。

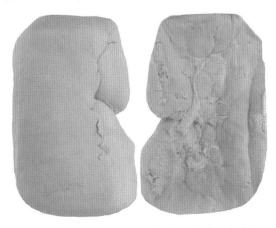

图 10-273　新月体性肾小球肾炎（人大体标本）
左侧为表面，右侧为切面

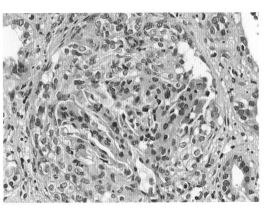

图 10-274　新月体性肾小球肾炎，细胞性新月体
（人组织切片，HE 染色，400×）

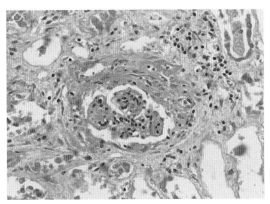

图 10-275　新月体性肾小球肾炎，纤维 - 细胞性
新月体（人组织切片，HE 染色，400×）

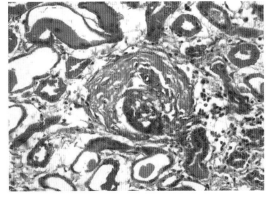

图 10-276　新月体性肾小球肾炎，纤维性
新月体（人组织切片，HE 染色，400×）

（三）慢性硬化性肾小球肾炎

1.材料与方法　人肾脏，尸体解剖标本，HE 染色。

2.观察要点

（1）大体标本：双侧肾脏体积对称性缩小，质地变硬，重量减轻。表面不平，呈弥漫性细颗粒状。切面皮质明显变薄，皮质和髓质分界不清。肾盂黏膜光滑，肾盂周围脂肪组织增多（图 10-277）。

（2）组织切片

1）低倍镜：部分肾小球毛细血管丛萎缩、不同程度纤维化，最终玻璃样变（红染、无结构），所属肾小管萎缩、消失，导致病变肾小球相互靠拢、集中；部分肾小球代偿性肥大，所属肾小管不同程度扩张，管腔内见较多红染、均质的蛋白管型。肾入球小动脉和间质小血管玻璃样变、管壁增厚、管腔狭窄。肾间质纤维组织增生，有炎症细胞浸润（图10-278）。

2）高倍镜：肾入球小动脉和间质小血管玻璃样变、管壁增厚、管腔狭窄。肾间质有淋巴细胞、浆细胞浸润。

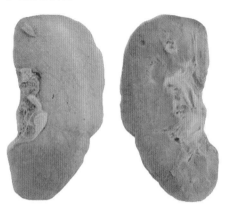
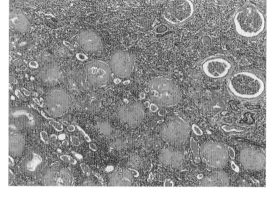

图 10-277　慢性硬化性肾小球肾炎（人大体标本）
左侧为表面，右侧为切面

图 10-278　慢性硬化性肾小球肾炎（人组织切片，HE 染色，100×）

（四）肾盂肾炎

1. 材料与方法　人肾脏，尸体解剖标本，HE 染色。

2. 观察要点

（1）大体标本：肾脏体积明显缩小，质地变硬，重量减轻。表面高低不平，呈结节状或颗粒状，有较大下陷瘢痕；切面肾乳头萎缩，肾盂肾盏可因瘢痕收缩而变形，肾盂黏膜粗糙（图10-279）。

（2）组织切片

1）低倍镜：肾组织中见片状分布的肾小球和肾小管被破坏的病灶。病灶外的大部分肾小球病变不明显，肾小管内也充满大量炎症细胞（图10-280）。

2）高倍镜：病灶中大量中性粒细胞浸润，肾小管内也充满大量中性粒细胞。

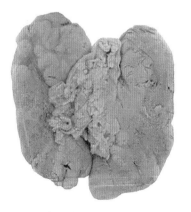
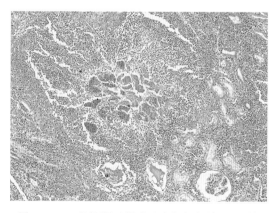

图 10-279　慢性肾盂肾炎（人大体标本）
左侧为表面，右侧为切面

图 10-280　急性肾盂肾炎（人组织切片，HE 染色，100×）

（五）肾细胞癌

1. 材料与方法　人肾脏，手术切除标本，HE 染色。

2. 观察要点（组织切片）

（1）低倍镜：癌细胞排列呈条索状、片巢状、腺管状，间质少，具有丰富的毛细血管和血窦，部分区域可见出血、坏死。

（2）高倍镜：癌细胞体积大，边界清楚，呈圆形或多边形，胞质清亮透明（因胞质富含脂质和糖原），细胞核小而深染、位于细胞中央（图 10-281）。

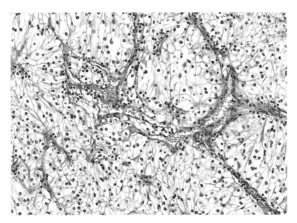

图 10-281　肾透明细胞癌（人组织切片，HE 染色，200×）

（六）膀胱癌

1. 材料与方法　人膀胱，尸体解剖标本，HE 染色。

2. 观察要点

（1）大体标本：肿物从膀胱后壁长出，呈息肉状占据膀胱腔，切面灰白、质实（图 10-282）。

（2）组织切片（图 10-283）

1）低倍镜：肿瘤呈乳头状结构，可见纤维血管轴心，部分区域乳头融合。

2）高倍镜：乳头被覆上皮细胞层次增多、排列极其紊乱，细胞核深染，可见核仁，核分裂象易见。

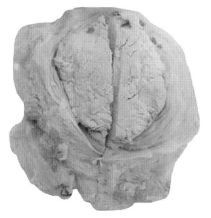

图 10-282　膀胱尿路上皮细胞癌（人大体标本）

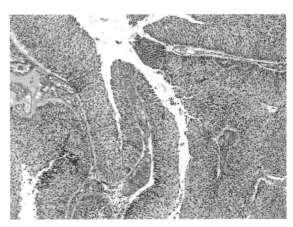

图 10-283　膀胱尿路上皮细胞癌（人组织切片，HE 染色，100×）

【思考题】

1. 快速进行性肾小球肾炎的特征性病变是(　　)

A. 基膜形成钉状突起　　　　　　　　B. 肾小球内皮细胞显著增大

C. 大量肾小球内有新月体形成　　　　D. 肾小球系膜细胞增生

E. 肾小管内有大量胶样管型

2. 下列哪项不是急性肾盂肾炎的表现(　　)

A. 脓肿破入肾周围组织　　　　　　　B. 肾间质性炎，肾小管破坏

C. 肾小球体积缩小　　　　　　　　　D. 脓尿

E. 脓肿形成

答案：1. C　2. C

（丁莉利）

实验八　生殖系统

【实验目标】

（一）技能目标

1. 掌握宫颈癌、子宫内膜癌、水泡状胎块（葡萄胎）、绒毛膜癌、乳腺癌的大体改变。

2. 掌握水泡状胎块、绒毛膜癌的镜下改变。

（二）知识目标

1. 掌握子宫颈上皮内瘤变和宫颈癌、乳腺癌的病理变化，宫颈癌、乳腺癌组织学类型及扩散和转移途径及其临床病理联系；熟悉上述疾病的病因；了解上述疾病的发病机制。

2. 掌握水泡状胎块、侵蚀性水泡状胎块、绒毛膜癌的概念和病理变化。

3. 熟悉水泡状胎块病因和发病机制。

（三）素质目标

1. 区别不同类型滋养叶上皮细胞疾病的形态学特点，分析其病因。

2. 培养仔细观察、客观记录病变要点的标本观察习惯。

3. 培养深入分析临床病理联系的能力。

【实验对象】

1. 大体标本　　①宫颈癌；②子宫内膜癌；③水泡状胎块；④侵蚀性水泡状胎块；⑤绒毛膜癌；⑥乳腺癌。

2. 组织切片　　①水泡状胎块；②侵蚀性水泡状胎块；③绒毛膜癌。

【实验内容】

（一）宫颈癌

1. 材料与方法　　人子宫。

2. 大体标本观察要点　　子宫颈肥大，剖面下唇为甚，黏膜面粗糙不平，呈灰白色，质硬（图 10-284）。

（二）子宫内膜癌

1. 材料与方法　　人子宫。

2. 大体标本观察要点　　子宫内膜弥漫性增厚，并累及子宫颈，表面粗糙不平，灰白质脆，常有出血坏死或溃疡形成，并不同程度地浸润肌层（图 10-285）。

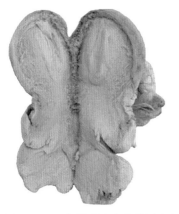 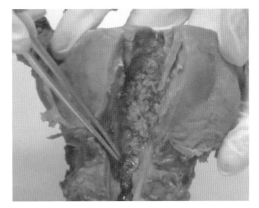

图 10-284　宫颈癌（人大体标本）　　　图 10-285　子宫内膜癌（人大体标本）

（三）水泡状胎块

1. 材料与方法　子宫腔刮出物，HE 染色。

2. 观察要点

（1）大体标本：病变仅位于子宫腔，不侵入肌层。该标本取自子宫腔内刮出物，可见刮出物形如葡萄串状，由大小不等的透明或半透明的水疱构成，并有细长灰白色的蒂彼此相连，水疱壁薄，期内有清亮液体（图 10-286）。

（2）组织切片：镜下可见三种主要改变。①绒毛间质高度疏松水肿，并伴有黏液变性；②绒毛间

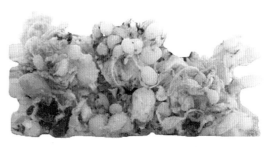

图 10-286　水泡状胎块（人大体标本）

质内的血管消失或见少量无功能的毛细血管，内无红细胞；③滋养层细胞不同程度增生，增生的细胞包括合体滋养层细胞和细胞滋养层细胞，两者以不同比例混合（图 10-287、图 10-288）。

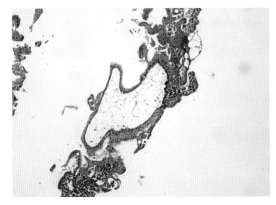 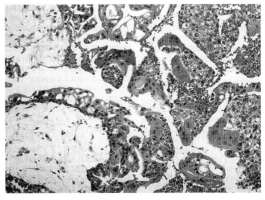

图 10-287　水泡状胎块（人组织切片，HE 染色，　　　图 10-288　水泡状胎块（人组织切片，HE 染色，
　　　　　　　　100×）　　　　　　　　　　　　　　　　　200×）

（四）侵蚀性水泡状胎块

1. 材料与方法　人子宫，HE 染色。

2. 观察要点

（1）大体标本：子宫体积增大，子宫肌层切面见有葡萄状物浸润，伴有出血、坏死，葡萄状绒毛突入子宫腔内（图 10-289）。

（2）组织切片：镜下，滋养层细胞增生程度和异型性比良性水泡状胎块显著，出血、坏死常见，子宫肌层中可见水疱状绒毛，部分绒毛坏死（图10-290）。

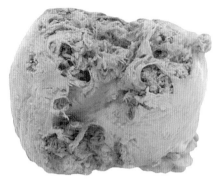

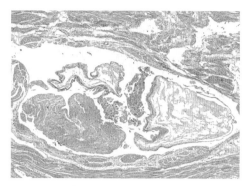

图 10-289　侵蚀性水泡状胎块（人大体标本）　　图 10-290　侵蚀性水泡状胎块（人组织切片，HE 染色，40×）

（五）绒毛膜癌

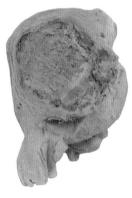

图 10-291　绒毛膜癌（人大体标本）

1. 材料与方法　人子宫，HE 染色。
2. 观察要点

（1）大体标本：子宫体积增大，子宫内壁有血肿样肿块（经4%甲醛溶液固定后呈灰黑色）突出于子宫腔内，在血肿样肿块中，还掺杂有灰白色的组织（图10-291）。

（2）组织切片：镜下，肿瘤组织中未见绒毛，无间质、血管，周围可见坏死组织。肿瘤细胞有两种：一种细胞为多角形，胞质丰富，淡染，细胞界线清楚，细胞核呈圆形或卵圆形，细胞核膜清楚，核染色质呈细颗粒状，似细胞滋养层细胞；另一种细胞体积较大，胞质丰富红染，核大深染，似合体滋养层细胞。以上两种细胞具有异型性，并互相混杂，呈片块状或条索状排列。局灶可见血管内癌栓（图10-292、图10-293）。

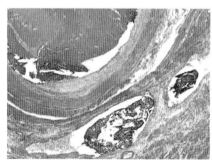

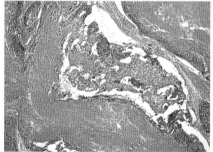

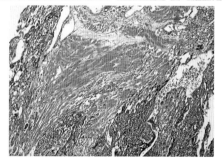

图 10-292　绒毛膜癌（人组织切片，HE 染色，40×）

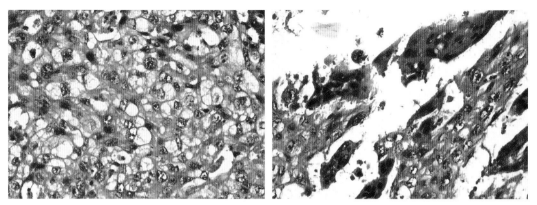

图 10-293　绒毛膜癌（人组织切片，HE 染色，400×）

（六）乳腺癌

1. 材料与方法　人乳腺。

2. 大体标本观察要点　乳腺皮肤表面呈橘皮样，乳头下陷。切面上在乳头下及乳腺内见一灰白色肿物，肿瘤组织向四周脂肪组织作浸润生长，与周围组织分界不清（图 10-294）。

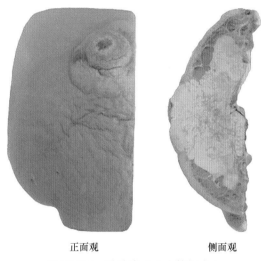

　　正面观　　　　　　　　　侧面观

图 10-294　乳腺癌（人大体标本）

【思考题】

1. 下面哪种不是宫颈癌肉眼形态分型（　　　）

A. 糜烂型　　　　　B. 结节型　　　　　C. 外生菜花型　　　　　D. 内生浸润型　　　　　E. 溃疡型

2. 关于Ⅱ型子宫内膜癌描述正确的是（　　　）

A. 为非雌激素依赖性　　　　　　　B. 常发生于年轻女性　　　　　　　C. 肿瘤为低级别

D. 进展较慢　　　　　　　　　　　E. 其发生经过子宫内膜增生症病变过程

3. 子宫内膜癌最常见的临床表现是（　　　）

A. 闭经　　　　　　　　　　　　　B. 腰骶部疼痛　　　　　　　　　　　C. 不规则阴道流血

D. 下腹部触及肿块　　　　　　　　E. 下腹部坠胀感

4. 下面哪项不是水泡状胎块镜下病理变化（　　　）

A. 绒毛间质高度水肿　　　　　　　B. 间质血管稀少或消失

C. 滋养层细胞不同程度增生　　　　D. 绒毛体积较大

E. 滋养层细胞显著异型性

5. 水泡状胎块与侵蚀性水泡状胎块病变特点显著性不同在于(　　　)

A. 绒毛间质是否水肿　　　　　　　　B. 间质血管是否存在

C. 滋养层细胞是否增生　　　　　　　D. 绒毛是否侵及子宫肌层

E. 滋养层细胞是否具有异型性

6. 绒毛膜癌最常见于(　　　)

A. 子宫体　　　　B. 子宫颈　　　　C. 阴道　　　　D. 输卵管　　　　E. 阔韧带

7. 乳腺癌最常见发生于乳腺的(　　　)

A. 中央区　　　　B. 外上象限　　　　C. 外下象限　　　　D. 内上象限　　　　E. 内下象限

答案：1. B　2. A　3. C　4. E　5. D　6. A　7. B

(郑　晶)

实验九　传　染　病

【实验目标】

(一)技能目标

1. 掌握显微镜的使用方法。

2. 掌握医学形态学数字化教学平台的使用。

(二)知识目标

1. 掌握结核病的基本病理变化。

2. 掌握原发性肺结核的病变特点及其转归，继发性肺结核的类型及其病变特点与区别。

3. 掌握伤寒、细菌性痢疾的病理变化及临床病理联系。

4. 熟悉肺外器官结核(肾结核、肠结核、脑结核等)的病变特点。

(三)素质目标

1. 培养学生临床思维能力。

2. 养成认真观察、客观记录实验结果的行为习惯。

【实验对象】

1. 大体标本　①原发性肺结核；②急性血行播散性肺结核；③急性脾粟粒型结核病；④原发性肺结核合并支气管播散；⑤局灶型肺结核；⑥浸润型肺结核；⑦慢性纤维空洞型肺结核；⑧干酪样肺炎；⑨肺结核球；⑩肾结核；⑪ 肠结核；⑫ 肠伤寒；⑬ 急性细菌性痢疾。

2. 组织切片　①急性血行播散性肺结核；②肠伤寒；③肠结核；④急性细菌性痢疾。

【实验内容】

(一)原发性肺结核

1. 材料与方法　人肺脏组织，4% 甲醛溶液固定。

2. 大体标本观察要点　左肺上叶见一灰黄色干酪样坏死灶(原发灶)，坏死物已排出，形成空洞，此病灶内结核分枝杆菌沿淋巴管蔓延，引起结核性淋巴管炎，并致所属肺门淋巴结结核，即左肺肺门处支气管淋巴结结核病灶。以上肺原发病灶、结核淋巴管炎和肺门淋巴结结核称为原发综合征，是原发性肺结核的特征性病变(图 10-295)。

(二)急性血行播散性肺结核

1. 材料与方法　人肺脏组织，10% 福尔马林固定，HE 染色。

2. 观察要点 大体见肺表面及切面有弥漫而均匀分布的粟粒大小的结节；镜下见肺组织内有散在大量界线清楚的圆形结节病灶。

（1）大体标本：肺表面及切面可见弥漫而均匀分布的粟粒大小的结节，呈灰白色、圆形、微隆起、境界清楚、大小比较一致（图 10-296）。

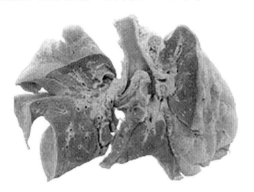
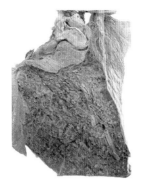

图 10-295 原发性肺结核（人大体标本）　　图 10-296 急性血行播散性肺结核
（人大体标本）

（2）组织切片：肺组织内见散在大量界线清楚的圆形结节病灶，结节之间的肺组织基本正常。每一个结节状病灶即为一个结核结节或者由 2 ～ 3 个结核结节相互融合的病灶。典型的结核结节，中央为细颗粒状、红染的干酪样坏死灶，坏死灶周围见大量的类上皮细胞和朗汉斯巨细胞。类上皮细胞或称上皮样细胞，胞体呈梭形或多角形，胞质丰富，淡染，境界不清，胞核呈圆形或卵圆形，染色质稀疏，甚至可呈空泡状，核内可有 1 或 2 个小核仁；朗汉斯巨细胞，散在于类上皮细胞之间，胞体大而不规则，胞核形态与类上皮细胞核相似，数目多，数个到数十个，排列在细胞周边，呈花环状或马蹄状，胞质丰富。再外围是局部聚集的淋巴细胞和少量增生的成纤维细胞（图10-297、图 10-298）。

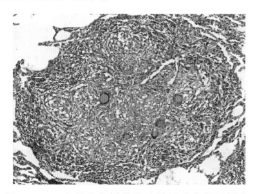
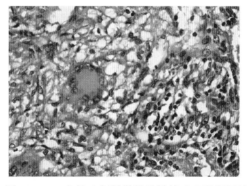

图 10-297 急性血行播散性肺结核（人组织切片，　　图 10-298 急性血行播散性肺结核（人组织切片，
HE 染色，100×）　　　　　　　　　　　　HE 染色，200×）

（三）急性脾粟粒型结核病

1. 材料与方法 人脾脏组织，4% 甲醛溶液固定。
2. 观察要点 脾组织表面和切面可见小结节。
大体标本观察要点：脾组织表面、切面可见均匀分布、灰黄色或灰白色、圆形、微隆起、境界清楚的小结节（图 10-299）。

（四）原发性肺结核合并支气管播散

1. 材料与方法 人肺脏组织，4% 甲醛溶液固定。

2. 观察要点　整个肺叶见弥漫性干酪样坏死灶。

大体标本观察要点：整个肺叶可见弥漫性芝麻大的灰黄色干酪样坏死灶，这是原发性肺结核向支气管播散的结果（图 10-300）。

（五）局灶型肺结核

1. 材料与方法　人肺脏组织，4% 甲醛溶液固定。

2. 大体标本观察要点　局灶型肺结核是继发性肺结核类型之一，在肺尖处有一约 1cm 大小的灰白色、质实的病灶，病灶与周围组织分界尚清楚（图 10-301）。

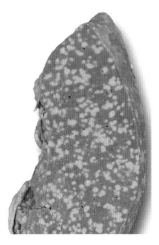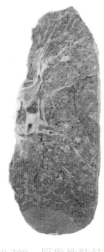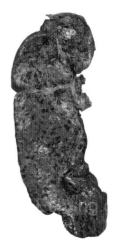

图 10-299　急性脾粟粒型结核病　图 10-300　原发性肺结核合　图 10-301　局灶型肺结
（人大体标本）　　　　并支气管播散（人大体标本）　　核（人大体标本）

（六）浸润型肺结核

1. 材料与方法　人肺脏组织，4% 甲醛溶液固定。

2. 大体标本观察要点　浸润型肺结核是继发性肺结核类型之一，左肺上叶可见一质实、不规则形、灰白色的拇指头大的病灶，与周围组织界线不清（图 10-302）。

（七）慢性纤维空洞型肺结核

1. 材料与方法　人肺脏组织，4% 甲醛溶液固定。

2. 大体标本观察要点　慢性纤维空洞型肺结核为继发性肺结核类型之一。右肺上叶有一直径约为 5cm 的空洞，空洞壁厚约 1cm，空洞内壁附着干酪样坏死物质，附近肺组织可见散在灰白色索状或点状的干酪样坏死灶（图 10-303）。

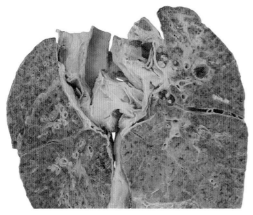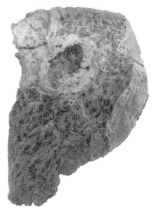

图 10-302　浸润型肺结核（人大体标本）　　　图 10-303　慢性纤维空洞型肺结核（人大体标本）

（八）干酪样肺炎

1. 材料与方法　人肺脏组织，4%甲醛溶液固定。

2. 大体标本观察要点　干酪样肺炎为继发性肺结核类型之一。肺切面上可见肺叶呈大片干酪样坏死，灰黄色，质松脆，豆腐渣样（图10-304）。

（九）肺结核球

1. 材料与方法　人肺脏组织，4%甲醛溶液固定。

2. 大体标本观察要点　肺尖处见直径约为3cm的球形病灶，灰白色，呈同心圆状，病灶与周围组织界线清楚（图10-305）。

（十）肾结核

1. 材料与方法　人肾脏组织，4%甲醛溶液固定。

2. 大体标本观察要点　肾脏切面组织被结核病灶破坏，部分病灶由于坏死物已排出并形成空洞，空洞内尚残留一些淡黄色的干酪样坏死物（图10-306）。

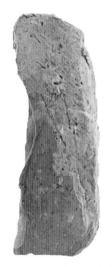 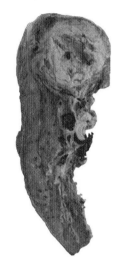 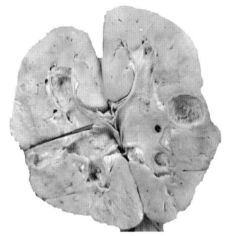

图10-304　干酪样肺炎　图10-305　肺结核球　图10-306　肾结核（人大体标本）

（人大体标本）　　　（人大体标本）

（十一）肠结核

1. 材料与方法　人肠组织，4%甲醛溶液固定，HE染色。

2. 观察要点　大体在肠的黏膜面可见多个病灶，病灶中央有溃疡形成；镜下见部分肠黏膜坏死脱落，形成溃疡。

（1）大体标本：在肠的黏膜面可见多个病灶，黏膜皱襞消失，呈灰白色。病灶中央有溃疡形成，其特点为环行或横带状，其长径与肠轴垂直，边缘参差不齐，可深达肌层甚至浆膜层（图10-307）。

（2）组织切片：部分肠黏膜坏死脱落，形成溃疡，溃疡边缘参差不齐且比较表浅。在黏膜下层可见淋巴滤泡增生及散在结核性肉芽组织，主要由大量类上皮细胞组成，可见朗汉斯巨细胞，周围有大量淋巴细胞包绕。肠壁见大量纤维组织增生及炎症细胞浸润（图10-308、图10-309）。

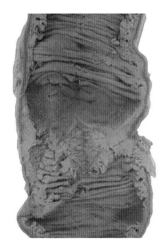

图10-307　肠结核（人大体标本）

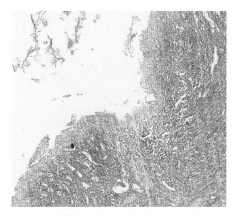 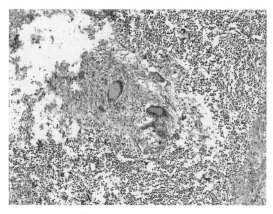

图 10-308　肠结核（人组织切片，HE 染色，40×）　图 10-309　肠结核（人组织切片，HE 染色，200×）

（十二）肠伤寒（ileotyphus）

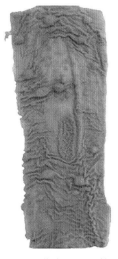

图 10-310　肠伤寒（人大体标本）

1. 材料与方法　人肠组织，4% 甲醛溶液固定，HE 染色。

2. 观察要点　大体见回肠淋巴组织肿胀，突出肠黏膜表面，形成椭圆形或者圆形的隆起（图 10-310）；镜下见大量伤寒细胞，并聚集形成伤寒小结。

（1）大体标本：病变主要累及回肠末端淋巴组织（孤立淋巴小结和集合淋巴小结），典型的病变分为四期。①髓样肿胀期：病变的淋巴组织肿胀，突出肠黏膜表面，形成椭圆形或者圆形的隆起，质软，表面高低不平，形似脑回。②坏死期：肿胀隆起的淋巴组织中心发生坏死，形成黄绿色或灰白色的干燥痂皮，坏死边缘部分可呈髓样肿胀样。③溃疡期：坏死组织脱落，形成圆形或椭圆形的溃疡，椭圆形的溃疡灶长轴与肠管长轴平行，边缘较整齐，底部粗糙高低不平，严重者坏死可深达肌层甚至浆膜层，造成穿孔。④愈合期：肉芽组织将溃疡填平而愈合。

（2）组织切片：肠黏膜下的集合淋巴小结高度肿胀，结构消失，被大量伤寒细胞聚集形成的伤寒小结取代。伤寒细胞体积较大，胞质丰富，染色淡，胞核常偏于一侧，呈肾形或椭圆形，胞质内可见被吞噬的伤寒杆菌、红细胞、淋巴细胞和细胞碎片（图 10-311、图 10-312）。

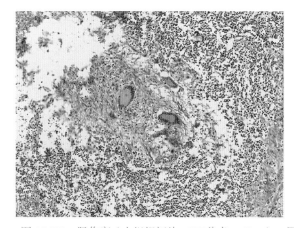 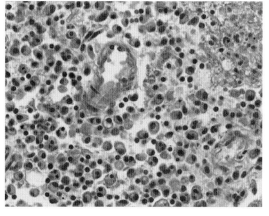

图 10-311　肠伤寒（人组织切片，HE 染色，40×）　图 10-312　肠伤寒（人组织切片，HE 染色，400×）

（十三）急性细菌性痢疾（acute bacillary dysentery）

1. 材料与方法　人肠组织，4% 甲醛溶液固定，HE 染色。

2. 观察要点　大体肠黏膜表面可见一层灰白色的糠皮样膜状物；镜下见肠黏膜表层有假膜形成，假膜周围黏膜组织充血水肿并有炎症细胞浸润。

（1）大体标本：病变主要发生于乙状结肠和直肠。肠黏膜表面覆有一层灰白色的糠皮样膜状物，粗糙且无光泽，部分区域可见小片坏死脱落，形成不规则的浅表性溃疡（图 10-313）。

（2）组织切片：肠黏膜表层上皮发生变性、坏死或脱落，坏死组织与渗出的纤维素、中性粒细胞、红细胞及细菌一起形成特征性的假膜。假膜周围的黏膜和黏膜下层组织充血、水肿甚至出血，并可见以中性粒细胞为主的炎症细胞浸润（图 10-314、图 10-315）。

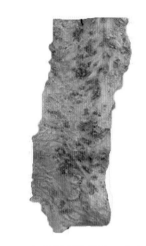

图 10-313　急性细菌性痢疾（人大体标本）

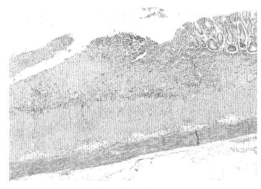

图 10-314　急性细菌性痢疾（人组织切片，HE 染色，40×）

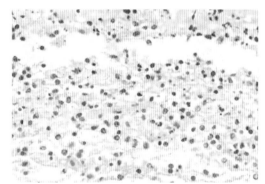

图 10-315　急性细菌性痢疾（人组织切片，HE 染色，400×）

【思考题】

1. 下列哪项不是原发性肺结核的特点（　　　）

A. 初次感染　　　　　　　　B. 儿童多见　　　　　　　　C. 原发综合征

D. 支气管播散　　　　　　　E. 大多可自愈

2. 关于急性血行播散性肺结核，下列哪项是正确的（　　　）

A. 多见于婴幼儿

B. 可见肝脾大

C. 胸部透视下可发现大小一致的粟粒状阴影

D. 常见于原发病灶恶化之后

E. 确诊靠 X 线胸片

3. 对结核病最有诊断价值的基本病理变化是（　　　）

A. 含大量淋巴细胞和巨噬细胞的渗出液　　　B. 灰白色、半透明状的粟粒大小结节

C. 朗汉斯巨细胞　　　　　　　　　　　　　D. 干酪样坏死

E. 类上皮细胞

4. 关于原发性肺结核的描述，哪一项是正确的（　　　）

A. 仅见于儿童　　　　　　　　　　　　　B. 病变常从肺上叶的下部、近肺膜处开始

C. 较容易发生支气管播散　　　　　　　D. 较容易经淋巴管在肺内播散

E. 急性全身性粟粒型结核病多见

5. 局灶性肺结核主要病变是（　　　）

A. 增生性病变　　　　　　　　B. 渗出性病变　　　　　　C. 变质性病变

D. 增生及变质变化　　　　　　E. 渗出性病变及变质性病变

6. 浸润型肺结核的好发部位是（　　　）

A. 上叶尖后段　　　　　　　　B. 上叶前段　　　　　　　C. 右中叶

D. 左舌叶　　　　　　　　　　E. 下叶基底段

7. 作为重要传染源的肺结核是（　　　）

A. 浸润型肺结核　　　　　　　　　　　B. 慢性纤维空洞型肺结核

C. 肺结核球　　　　　　　　　　　　　D. 支气管内结核

E. 局灶型肺结核

8. 干酪性肺炎多来源于（　　　）

A. 局灶型肺结核　　　　　　　　　　　B. 慢性纤维空洞型肺结核

C. 肺结核球　　　　　　　　　　　　　D. 浸润型肺结核

9. 肺结核球的特点应除外（　　　）

A. 为孤立、界清、有纤维包裹的干酪样坏死灶

B. 由于抗结核药物的广泛应用，目前已很少见到

C. 为相对静止的病变，临床上多无症状

D. 可发生病灶扩大，形成空洞和经支气管播散

E. 抗结核药物不易发挥作用，临床上多采取手术切除

10. 下列不是肾结核主要病理改变的是（　　　）

A. 结核结节　　　　　　　　B. 溃疡形成　　　　　　　C. 干酪样坏死

D. 纤维化形成　　　　　　　E. 钙化灶形成

11. 肠结核的好发部位为（　　　）

A. 十二指肠　　　　B. 空肠　　　　C. 回肠　　　　D. 升结肠　　　　E. 回盲部

12. 伤寒小结的主要组织组成成分是（　　　）

A. 肉芽组织　　　　　　　　B. 巨噬细胞增生　　　　　C. 淋巴细胞增生

D. 纤维组织增生　　　　　　E. 肌成纤维细胞增生

13. 下列哪一项不符合急性细菌性痢疾的病变特点（　　　）

A. 早期为卡他性炎　　　　　　　　　　B. 肠黏膜表面假膜形成

C. 溃疡大小不等，呈地图状　　　　　　D. 溃疡边缘黏膜过度增生，息肉形成

E. 肠黏膜充血水肿，黏液分泌亢进

答案：1. D　2. C　3. D　4. B　5. A　6. A　7. B　8. D　9. B　10. A　11. E　12. B　13. D

（江朝娜）

实验十　寄 生 虫 病

【实验目标】

（一）技能目标

1. 掌握显微镜的使用方法。

2. 掌握医学形态学数字化教学平台的使用。

（二）知识目标

1. 掌握阿米巴痢疾的肉眼及镜下病变特点。
2. 掌握血吸虫病的主要病理变化及其并发症。
3. 了解阿米巴病、血吸虫病等寄生虫病的病因、发病机制和临床病理联系。

（三）素质目标

1. 培养学生临床思维能力。
2. 养成认真观察、客观记录实验结果的行为习惯。

【实验对象】

1. 大体标本　①肠阿米巴痢疾；②阿米巴肝脓肿；③血吸虫肝硬化。
2. 组织切片　①肠阿米巴痢疾；②血吸虫肝硬化。

【实验内容】

（一）肠阿米巴痢疾（amoebic dysentery of colon）

1. 材料与方法　人肠组织，4% 甲醛溶液固定，HE 染色。

2. 观察要点　大体见肠黏膜面有多个、散在、大小不等、形状不规则的溃疡，镜下见在正常组织与坏死组织交界处找到阿米巴滋养体。

（1）大体标本：病变主要累及盲肠、升结肠，其次是乙状结肠和直肠，肠黏膜面有多个、散在、大小不等、形状不规则的溃疡，溃疡表面有少许灰黄色坏死物，溃疡之间的肠黏膜基本正常（图 10-316）。

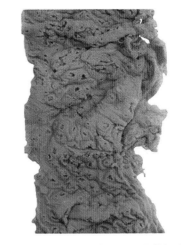

图 10-316　肠阿米巴痢疾（人大体标本）

（2）组织切片：沿着肠壁观察，可见肠黏膜缺损形成具有诊断性意义的口小底大的烧瓶状溃疡，深达肌层，在溃疡中可见红染无结构的坏死物，在溃疡与正常组织交界处的坏死组织内可找到阿米巴滋养体。滋养体多呈圆形，体积大，直径为 20 ～ 40μm，细胞核小且圆，不太清晰，胞质略呈嗜碱性，少数滋养体吞噬红细胞。滋养体的周围可见空隙，溃疡附近有浆细胞、淋巴细胞和少量中性粒细胞浸润（图 10-317、图 10-318）。

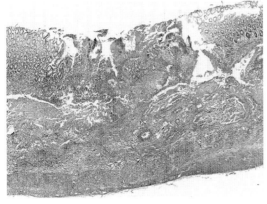

图 10-317　肠阿米巴痢疾（人组织切片，HE 染色，40×）

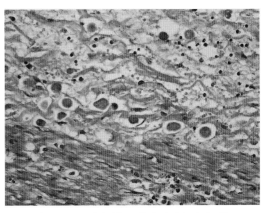

图 10-318　肠阿米巴痢疾（人组织切片，HE 染色，100×）

（二）阿米巴肝脓肿

1. 材料与方法　人肝脏组织，4% 甲醛溶液固定。

2. 大体标本观察要点　病灶多位于肝右叶，肝切面可见一大空洞，其内容物大部分已流失，残留少量棕褐色果酱样的坏死组织，洞壁上为灰色的未彻底液化坏死组织，呈破棉絮状（图 10-319）。

（三）血吸虫肝硬化

1. 材料与方法　人肝脏组织，4% 甲醛溶液固定，HE 染色。

2. 观察要点　大体见肝脏体积变小，表面凹凸不平，浅沟纹将肝脏表面分割成大小不一、微隆起的分区；镜下在门管区可找到虫卵结节。

（1）大体标本：肝脏体积变小，质地变硬，表面凹凸不平，散在的浅沟纹将肝脏表面分割成大小不一、形状不规则、微隆起的分区，严重时可形成粗大隆起的结节；切面可见汇管区增宽，门静脉周围的纤维组织增生呈树枝状分布（图 10-320）。

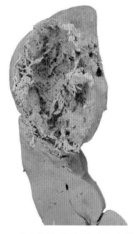
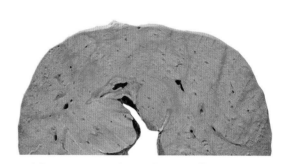

图 10-319　阿米巴肝脓肿（人大体标本）　　　图 10-320　血吸虫肝硬化（人大体标本）

（2）组织切片：肝脏门管区及沿静脉分支处多量纤维组织增生，其中可见大量慢性虫卵结节。门管区有慢性炎症细胞浸润和胆管增生，增生的纤维结缔组织沿着门静脉分支呈树枝状，由于肝小叶结构破坏不严重，不形成明显的假小叶。慢性虫卵结节由虫卵、上皮样细胞、多核巨细胞和纤维细胞构成，最终出现纤维化玻璃样变（图 10-321、图 10-322）。

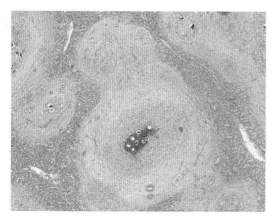
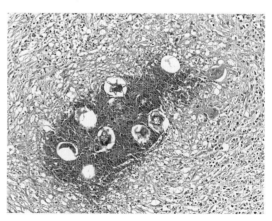

图 10-321　血吸虫肝硬化（人组织切片，　　　图 10-322　血吸虫肝硬化（人组织切片，
　　　　HE 染色，40×）　　　　　　　　　　　　　HE 染色，400×）

【思考题】

1. 下列不符合肠阿米巴溃疡特征的是（　　　）

A. 散在分布，大小不一　　　　　　　　B. 镜下可找到阿米巴包囊

C. 溃疡呈口小底大的烧瓶状　　　　　　D. 溃疡间黏膜尚正常

2. 下列对阿米巴肝脓肿描述正确的是（　　　）

A. 脓肿壁厚、光滑　　　　　　　　　　B. 腔内填充大量黄白色脓液

C. 病变性质为增生性炎　　　　　　　　D. 镜下可找到阿米巴滋养体

3. 在血吸虫生活史中，引起病变最严重的阶段是（　　　）

A. 虫卵　　　　　　B. 尾蚴　　　　　　C. 童虫　　　　　　D. 成虫

答案：1. B　2. D　3. A

（江朝娜）

实验十一　案 例 讨 论

【教学目标】

1. 提高学生的学习兴趣，激发求知欲。

2. 培养学生的临床思维和分析问题、解决问题的能力。

3. 培养和提高学生综合素质。

4. 培养学生相互协作的团队精神。

5. 培养学生的语言表达能力。

病例一　炎　　症

【病况诉说】

一般资料：患者，男性，13岁。

主诉：右大腿肿痛伴有发热1周，背部多发脓疮，昏迷4天。

现病史：患者入院前一周右大腿肿胀、疼痛，伴有发热，最高体温39.8℃，继而背部出现多个脓疮，4天前曾发生昏迷，经当地的社区医院抢救清醒后入院。

既往史：平素体健、无特殊。

入院查体：表情淡漠，体温39.5℃，心率110次/分，血压80/50mmHg。右大腿肿胀，发热、发红不明显，背部有多个脓肿，全身皮肤有许多出血点，两肺可闻及啰音。

辅助检查：血白细胞计数15.2×10^9/L，中性粒细胞百分比80%，淋巴细胞百分比22%。

入院临床诊断：脓毒血症，经抢救治疗无效，次日凌晨死亡。

【尸检摘要】

四肢：右大腿肿胀，切开时有大量脓液自深部流出，脓肿位于大腿内侧内收肌群间，脓液呈淡黄褐色。

肺：表面为多个散在粟粒状的病灶，切面可见病灶呈灰黄色，边界尚清，有坏死。

脾：重170g，肿大。

肝：重1100g，暗红淤血。

肾：两肾共重220g，浊肿。

脑：重1380g，淤血水肿。

【思考题】

1. 写出病理诊断及死因，诊断依据是什么？
2. 简述患者发病的过程。

病例二 肿 瘤

【病况诉说】

一般资料：患者，女性，48岁。

主诉：左侧乳房无痛性肿物8个月，并伴有左腋下无痛性肿物。

现病史：患者入院前8个月无意中触及左侧乳房有一拇指大肿物，无疼痛及红热，未予任何诊治。近2个月来肿物逐渐增大，至今已达鹅蛋大，无疼痛，为进一步诊治来院就诊。门诊以"左乳肿物"收入院。

既往史：平素体健、无特殊。

入院查体：左侧乳房外上方可见皮肤稍隆起，可触及一大小约4cm×5cm的肿物，质硬实，固定于胸壁，触之难以移动，左腋下也触及一大小约2cm×3cm的肿大淋巴结，质坚实，可移动，无压痛，身体无明显消瘦。

辅助检查：心肺无特殊发现。

治疗经过：手术切除治疗，并送活检。

【病理检查】

乳房：大体和组织切片标本请同学自行观察。

淋巴结：未见转移癌。

【思考题】

1. 根据临床资料和病理检查所见，确定诊断并提出诊断依据。
2. 本例肿瘤是怎样生长、发展扩散的？

病例三 心血管系统疾病

【病况诉说】

一般资料：患者，女性，27岁，农民。

主诉：心悸气促下肢水肿1周，畏寒、发热、咳嗽3天。

现病史：患者入院前两年在劳动时便逐渐感到气促心跳，但在安静休息后便可恢复，未予任何诊治。此次入院前曾到水利工地劳动一周，劳动时气促心跳难以忍受，下午出现下肢水肿，咳嗽，咳出泡沫样痰，小便短少，晚上睡眠欠佳。入院前三天开始出现畏寒、发热、咳嗽，痰呈黏液样，经社区医院治疗无效而入院。

既往史：儿童时期患过肺结核，有关节炎史。

入院检查：体温38.6℃，脉搏130次/分，呼吸36次/分，血压120/70mmHg，发育正常，神志清醒，口唇及指甲发绀，颈静脉怒张，心界在第3肋间向左扩大，触诊心尖部有震颤，听诊心尖部有舒张期雷鸣样杂音，两肺触诊语颤轻度增强，叩诊为浊音，两肺布满干湿啰音，肝大，右肋下4cm处扪及，质韧边清，有压痛。

辅助检查：血常规示红细胞3.0×10^9/L，血红蛋白100g/L，白细胞计数11×10^9/L，中性粒细胞百分比75%，淋巴细胞百分比20%，单核细胞百分比5%。红细胞沉降率30mm/h。抗O试验600U。肝功能检查：谷丙转氨酶60U/L，总蛋白62.5g/L，白蛋白32g/L，球蛋白20.5g/L。心电图：左心房心肌劳损，心房颤动。X线：钡餐透视见左心房压迫食管。后前位片：左心房及右心室增大，两肺野密度增高，肺纹理增粗，有散在灶状阴影。

入院经用青霉素、链霉素和强心治疗后，症状有所好转，但于住院第10天上午起身时突然跌倒，抽搐昏迷，经抢救无效死亡。

【尸检摘要】

外观：口唇、指甲发绀。

心脏：标本心（学生自己观察）。

肝脏：标本肝脏（学生自己观察）。

肺脏：切面呈暗红色，用手挤压有淡红色液体流出，并可见多个散在分布的灰黄色小病灶。

脑：右大脑中动脉出现血栓性栓塞，右颞叶神经细胞发生缺血性坏死，小脑扁桃体有压痕。

肾：淤血，每侧重200g。

两下肢：轻度水肿。

腹腔：黄色澄清液体300ml。

扁桃体：增大如拇指大（慢性扁桃体炎）。

【思考题】

1. 本例是什么疾病？根据什么进行诊断？
2. 患者临床表现和病理变化之间的关系如何？
3. 本例疾病是如何发生发展的？并分析死亡原因。

病例四　消化系统疾病

【病况诉说】

一般资料：患者，男性，45岁，小学教师。

主诉：腹部胀痛食欲不振1个月，呕血2次。

现病史：患者入院前5个月即感疲乏无力，腹胀、腹泻，时有大便带血。1个月前开始出现腹部胀痛，尤以右上腹明显，且逐渐消瘦，小便量少色黄。入院前1小时，呕血2次，每次量约110ml，以新鲜血块为主，无明显消瘦，无黄疸。

既往史：3年前曾患传染性肝炎，自述已治愈。

入院查体：体温37℃，脉搏90次/分，血压118/80mmHg，发育正常，精神萎靡，身体消瘦，皮肤和巩膜无黄染，胸前皮肤有多个蜘蛛痣，浅表淋巴结无肿大，心肺无特殊，腹部膨隆，上腹壁静脉清楚可见，有移动性浊音，肝浊音界在右第3肋间，肝下界在肋下5cm可扪及，质地坚硬，表面不平，脾脏在肋下6cm。

辅助检查：

1. 血常规　红细胞计数3.5×10^9/L，血红蛋白115g/L，白细胞计数8.5×10^9/L（中性粒细胞百分比70%，淋巴细胞百分比20%，单核细胞百分比8%，嗜酸性粒细胞百分比2%）。

2. 尿　黄色透明，蛋白（－），白细胞计数1～2个/HP。

3. 粪便　暗黑色，隐血试验强阳性。

4. 腹水　草黄色微混，比重1.012，里瓦尔塔（Rivalta）试验阳性，细胞总数90×10^6/L。

5. 肝功能　谷氨酰转肽酶80U/L，总胆红素30μmol/L，直接胆红素5.3μmol/L，间接胆红素24.9μmol/L；甲胎蛋白阳性，总蛋白65.8g/L，白蛋白22.2g/L，球蛋白43.6g/L。蛋白电泳（滤纸法）：白蛋白43.4%，α_1球蛋白7%，α_2球蛋白11.7%，β球蛋白11.8%，γ球蛋白26.1%。

6. X线检查　肺野内可见多个散在示指末节大小的类圆形致密阴影。

入院后给予禁食，输液及使用止血剂和护肝药物，出血逐渐停止，住院第10天下午6时，患者忽感右上腹剧痛、恶心，继而面色苍白，血压下降，脉搏微弱，经抢救无效死亡。

【尸检摘要】

肝：体积增大，切面见一大小为 9.6cm×7.5cm 的灰白色肿物，肿物表面有一 4cm 长的裂口，附有血迹，肿物周边肝表面及切面呈颗粒结节状。镜下可见癌细胞核大深染，呈条索状排列，周边的肝组织假小叶形成，假小叶外围的纤维组织高度增生，并有淋巴细胞浸润。

肺：表面和切面均可见多个散在分布、境界清楚的灰白色结节。镜下可见癌细胞核大深染，呈梁索状排列。

脾：淤血肿大，重 600g。

食管：黏膜水肿，下段黏膜面血管清晰，呈紫蓝色。

腹腔：血性腹水 4500ml。

【思考题】

1. 本例的主要病症是什么？
2. 本例有哪些病理变化？各病理变化之间的关系如何？
3. 试用病理所见解释有关临床表现，并阐明其机制。

第十一章 综合性实验

实验一 石蜡切片、HE 染色标本制备

【实验目标】

（一）技能目标

1. 掌握制备组织石蜡切片标本的基本方法及操作。
2. 掌握 HE 染色的基本方法及操作。

（二）知识目标

1. 掌握制备组织石蜡切片标本的基本原理。
2. 掌握 HE 染色的原理。

（三）素质目标

1. 养成认真观察、客观记录实验结果的行为习惯。
2. 培养动物伦理观念。
3. 培养严谨、求真的科研精神。

【实验对象】

大鼠肝脏、小肠。

【实验药品和器材】

1. **药品** 乙醚，4% 甲醛溶液，无水乙醇，70% 乙醇，80% 乙醇，90% 乙醇，95% 乙醇，二甲苯，石蜡，Ehrlich 苏木精染液，1% 伊红水溶液，苏木精，冰醋酸，钾明矾，甘油，伊红，盐酸，氢氧化铵水溶液，中性树胶，0.5% ~ 1.0% 盐酸乙醇溶液，0.5% ~ 1.0% 氢氧化铵水溶液等。

2. **仪器设备** 光学显微镜，电热恒温箱，包埋盒，摊片机，烤片机，轮转式切片机等。

3. **实验器材** 解剖盘，解剖板，小解剖剪，大解剖剪，小解剖镊子，大解剖镊子，单面刀片，手术刀，卡片纸，铅笔，1000ml 塑料烧杯，250ml 广口瓶，100ml 量筒，500ml 浸蜡烧杯，酒精灯，组织包埋盒，组织包埋模具，轮转式切片机专用刀片，毛笔，HE 染色缸一套，弯钩眼科镊子，眼科剪，载玻片，盖玻片，吸水纸，切片托等。

4. **试剂配制**

（1）埃利希（Ehrlich）苏木精染液：苏木精 2g、95% 乙醇 100ml、蒸馏水 100ml、钾明矾（硫酸铝钾）3.0g、冰醋酸 10ml、甘油 100ml。用 95% 乙醇和蒸馏水分别溶解苏木精和钾明矾，钾明矾的溶解可稍加热以促进其充分溶解，待冷却后，将二者充分混合，再依次加入 100ml 甘油和 10ml 冰醋酸充分混匀，放置在日光下自然氧化 2 个月后可以使用。刚配制好的染液呈现透明的棕红色，随着氧化时间的延长，染液颜色变深且呈不透明的棕红色。

（2）1% 伊红水溶液：伊红 1.0g 溶于蒸馏水 100ml 中。

（3）0.5% 盐酸乙醇分化液：取 36% ~ 38% 盐酸 0.5ml 放入 100ml 75% 乙醇中充分混匀。

（4）0.5% 氢氧化铵水溶液（pH 在 7.5 ~ 8 之间）：取 25% ~ 28% 氢氧化铵水溶液 0.5ml 放入 100ml 自来水中充分混匀。

【操作步骤】

1. **取材与固定**

（1）打开腹腔的方法：大鼠经乙醚麻醉后颈椎脱臼法处死，将大鼠腹部表皮用自来水浸湿，

腹部向上固定在解剖板上,用大解剖镊子和大解剖剪将大鼠腹部的皮毛和肌肉依次打开,尽量将取材的视野范围扩展得大一些。

（2）实质性器官肝脏的取材：用眼科镊夹住肝边缘并向外轻轻拉出,用小解剖剪尽量剪下一大块肝组织,放在卡片纸上,再用单面刀片或手术刀切去镊子夹过的组织,将肝组织切成长方体,注意标本要带有被膜,投入4%甲醛固定液的瓶中固定。

（3）管状器官小肠的取材：小肠分为十二指肠、空肠和回肠,选取所需要的小肠部位,用止血钳或小解剖镊子夹住肠壁,小解剖剪剪断。剪下适当长度的小肠段放在卡片纸上,摆平标本并切去止血钳或解剖镊子夹过的组织,连同卡片纸一起直接投入固定液中固定。也可以用小解剖剪将取下的小肠段剖开,以牙签钉住小肠组织于软木片上,再投入固定液内进行固定。

（4）固定后组织块的修整：由于取材时所取下的组织材料很柔软,不能直接切割成实验所要求的形状,可将柔软不成形的组织放入固定液中固定1～3h后,根据实验的要求将标本修整为大小适宜的长方体、正方体或梯形体,注意标本厚度以不超过0.3cm为宜,同时要做出标本包埋的切面,切忌将标本切面修整成三角形或圆形,将修整的组织块放入写好标签的组织包埋盒里装好,重新放回固定液中继续固定,常温下固定12～24h。固定剂体积与标本体积之比不应该低于10∶1。

2. 标本处理

（1）脱水：标本固定好后将固定液倾出,倒入少量的70%乙醇,洗标本后将乙醇倒掉,重新加入70%乙醇,常规大小的标本（1.5cm×1.2cm×0.3cm）在70%乙醇、80%乙醇、90%乙醇、95%乙醇各级乙醇的脱水时间为2h至数天,在无水乙醇的脱水时间为1.5～3h,其间更换一次新的无水乙醇,标本与乙醇的体积比为1∶（15～20）。脱水时间根据组织块的大小及性质而定。

（2）透明：用镊子夹出包埋盒,放在滤纸上吸干包埋盒上的无水乙醇,投入装有二甲苯的瓶中,注意标本与二甲苯的比例为1∶（15～20）,标本透明时间为1～1.5h,中间更换一次新的二甲苯。透明时间根据组织块的大小及性质而定。

（3）浸蜡：用镊子夹出包埋盒,放在滤纸上吸去包埋盒表面多余的二甲苯后,放入石蜡液（58～60℃）容器内进行浸蜡,浸蜡时间为1.5～2h,中间应更换一次新蜡液。浸蜡时间根据组织块的大小及性质而定。

（4）包埋：选择尺寸恰当的模具,将组织块放入盛有蜡液的模具中,注意组织切面向下（组织切面与模具底部接触）,用弯头镊子的背部轻柔地将组织展平,摆好间距和方位使组织置于模具中心且四周都被石蜡包围,然后将包埋盒置于模具上,添加足够的蜡液（包埋盒内的蜡液至少充盈一半）,放到冷冻台上冷却,待蜡凝固后将蜡块从模具中取出并修整蜡块。

3. 石蜡切片

（1）切片：切片前先将修整好的蜡块在冰盒上冰敷,冰敷的目的是改变蜡块的硬度,用手指在蜡块顶部感受到凉意时,冰敷完成,将蜡块紧紧地固定在石蜡切片机的切片台上,调节切片厚度,常规石蜡切片为3～5μm,调节切片刀与标本切面间的距离,左手持毛笔,右手均匀转动切片机手轮进行切片,当转动轮盘三、四转后,左手持毛笔托住切下来的蜡带,慢慢向外抻拉,与此同时,右手不断转动切片机。取切好的石蜡带时,应及时锁住切片机的轮盘开关。

（2）展片与烤片：将取下的石蜡带移到装有蒸馏水的容器中,用镊子将石蜡切片一个个分开,再用载玻片将单独的石蜡切片转移到40～50℃的摊片机中展片,待石蜡切片在温水中充分展开后,用载玻片将石蜡切片捞起,调整好石蜡切片的位置,使其位于整个载玻片的2/3处,控净载玻片上的水分,轻轻拭干载玻片背面的水,放到60～65℃的烤片机上,烤片1～2h。

4. HE 染色

（1）脱蜡：将烤好的组织切片装进染色架,放入二甲苯内5～8min,洗2次,将石蜡脱净。

（2）放入无水乙醇为3～5min,洗2次,洗去二甲苯。

（3）乙醇下行到水,经95%乙醇、90%乙醇、80%乙醇、70%乙醇,每级2～3min,蒸馏水浸洗3min。

（4）苏木精染色：入 Ehrlich 苏木精染液浸染 5 ～ 10min，取出，用自来水冲洗。

（5）分色和蓝化：入 0.5% ～ 1.0% 盐酸乙醇溶液（70% 乙醇），分色 5 ～ 10s 自来水快洗，入 0.5% ～ 1.0% 氢氧化铵水溶液蓝化，30s ～ 1min，自来水流水冲洗 3 ～ 5min，光镜下镜检细胞核分色程度，此步骤可以重复多次，蒸馏水浸洗。

（6）伊红染色：入 1% 伊红水溶液浸染 5 ～ 10min，蒸馏水速洗，除去附在载玻片上的伊红染液。

（7）入 70% 乙醇、80% 乙醇、90% 乙醇速洗，每级 5 ～ 10s。

（8）95% 乙醇，30s ～ 1min，光镜检查细胞核与细胞质颜色对比情况（红、蓝颜色对比度），100% 乙醇，2 ～ 3min，洗 2 次。

（9）透明：入二甲苯 3 ～ 5min，洗 2 次。

（10）切片封固：取出组织切片，组织面向上放在白纸上，用吸水纸吸掉组织左右两边多余的二甲苯，滴加适量中性树胶在组织上，用眼科镊夹住盖玻片一边，缓缓盖在切片的组织上，使树胶布满盖玻片与载玻片之间的间隙，摆正盖玻片的位置，放到切片托。

【观察指标】

肝组织切片观察（图 11-1、图 11-2）：

1. **肉眼** 在切片边缘可见一条粉红色的细线，即被膜的切面，实质中可见许多小腔，多为肝内血管切面。

2. **低倍镜** 被膜，中央静脉，门管区，肝小叶。

3. **高倍镜** 肝细胞的体积较大，呈多边形，细胞核呈圆形，位于中央，可见核仁，细胞核及核仁呈紫色（苏木精颜色），细胞质呈粉红色（伊红颜色）。

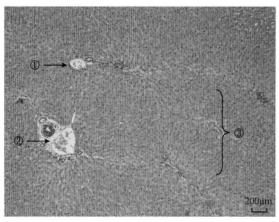 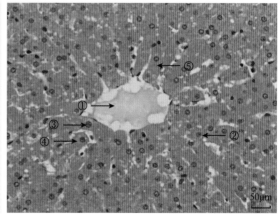

图 11-1 肝（大鼠，HE，100×）　　　　　图 11-2 肝（大鼠，HE，400×）
①小叶间静脉；②门管区；③肝小叶　　①中央静脉；②肝细胞；③肝细胞核及核仁；④细胞质；⑤肝索

【注意事项】

1. 根据组织和实验目的的不同，选取不同的固定剂。固定时间依样品大小及固定剂种类而异，可从 1h 到十几小时。固定剂的量应足够，一般为组织块体积的 10 ～ 15 倍。

2. 取材切面要平整，组织厚度不宜超过 3mm，否则脱水效果不能保证，对于有特别要求的组织，取材时要保证对目的组织的完整保留，同时要考虑标本切片的方向性。

3. 包埋时应注意组织病变面放在下面，并尽可能使组织放平，在不损伤组织的情况下可用镊子轻压。包埋用石蜡应掌握用量，以组织全部包埋完毕、石蜡也恰好用完为宜。石蜡包埋后，不宜冷凝过慢，特别是室温较高时，石蜡凝固后应立即放到冷冻台中以冷冻增加石蜡的密度、韧性和硬度；但冷凝过速也会因为内外温差过大而造成蜡块裂损。

4. 切片过程中切片机的轮盘转动要匀速，尤其是蜡块经过刀刃的过程，不可忽快忽慢，切忌有停顿的现象;取下蜡带，一定要用毛笔笔尖沿着刀刃向上扫取蜡带，否则毛笔的毛将会损坏刀刃，所切下的蜡带有正反面之分，与刀刃接触的蜡带面为反面;展片时正面朝上，展平的石蜡切片要及时入烤箱内烤片，否则会因室温下较长时间的放置、水分挥发，致使切片变白而造成染色时的脱片。

5. 组织切片染色之前要清楚,若组织块是用含汞的固定液［如苏莎（Susa）固定液、赫利（Helly）固定液］固定，切片须经含碘的 70% 乙醇脱汞后，再入 70% 乙醇及蒸馏水。伊红染液有水溶的和乙醇溶的，如果是水溶的，应在脱水前进行染色，如果是乙醇溶的，应使用与溶解伊红等浓度的乙醇开始脱水。

6. 切片染色后，乙醇脱水时应从低浓度到高浓度，低浓度乙醇对伊红有分化作用，因此脱水的时间要短，而在高浓度乙醇中应逐步延长脱水时间，以免因脱水不彻底影响二甲苯透明效果而致切片发雾，使显微镜下组织结构模糊不清。

7. 苏木精染色后的分化处理要适度，若分化过度，细胞核染色浅，形态不清;若分化不足，则细胞核染色过深，影响观察。因此，分化后一定要镜检，观察切片由深蓝色变成红色或粉红色时，立即将切片置入自来水中终止分化，否则需再次分化，不然一旦复染，组织会呈紫蓝色即"蓝盖红"现象。

8. 封固用的中性树胶浓度要适宜，避免产生气泡。如中性树胶过稀，容易溢出盖玻片的周围，且树胶内的二甲苯易挥发，树胶干燥浓缩后可产生气泡。如中性树胶过浓稠，不易扩散，有气泡不易排出。若封固后气泡存留，既影响切片观察，又影响切片保存。因此，有气泡产生时，应轻轻按压盖玻片将气泡驱除。封固好的切片应及时放置恒温箱中烘烤 15h 左右，使切片的中性树胶和盖玻片较好凝固，以减少组织损坏并有利于切片的保存。

【思考题】

1. 优质切片的先决条件是（　　　）
A. 固定　　　　　B. 染色　　　　　C. 透明　　　　　D. 切片　　　　　E. 脱水

2. 常用的组织石蜡切片的透明剂是（　　　）
A. 乙醇　　　　　B. 丙酮　　　　　C. 乙酸　　　　　D. 二甲苯

3. 最常用的石蜡切片机是（　　　）
A. 骨组织切片机　　　　　　　　　B. 冷冻切片机
C. 旋转式切片机　　　　　　　　　D. 超薄切片机

4. 具有剧毒作用的固定剂是（　　　）
A. 重铬酸钾　　　　B. 四氧化锇　　　C. 铬酸　　　　D. 苦味酸

5. HE 染色中呈蓝色的成分是（　　　）
A. 红细胞　　　　B. 细胞核　　　　C. 嗜酸性颗粒　　D. 细胞质

6. 石蜡包埋时应注意（　　　）
A. 有无特殊包埋面　　　　　　　　B. 石蜡中有杂物应过滤后使用
C. 包埋温度不宜过高　　　　　　　D. 以上都对
E. 以上都不对

7. 在染色过程中，关于脱蜡的叙述，下列不正确的是（　　　）
A. 石蜡切片必须经过脱蜡后才能染色　　B. 脱蜡前切片必须经过烘烤
C. 二甲苯的新鲜与否不影响脱蜡的效果　　D. 组织切片脱蜡要彻底
E. 脱蜡取决于二甲苯的温度和时间

8. 下列关于染色过程的叙述，不正确的是（　　　）
A. 一般情况下，在新配制的苏木精液只需 1min 左右

B. 根据染片数量的多少，逐步将时间缩短

C. 苏木精染色后，不宜在水中和盐酸乙醇中停留时间过长

D. 切片分化程度应当在镜下观察

E. 如分化过度，应水洗后重新染色后，再水洗分化

答案：1. A　2. D　3. C　4. B　5. B　6. D　7. C　8. B

（方晓燕）

实验二　人类染色体核仁组织区银染技术

【实验目标】

（一）技能目标

1. 掌握人类染色体核仁组织区的银染显示技术。

2. 熟悉染色体上核仁组织区的所在部位分布及特征。

3. 了解 Ag-NOR 和 Ag-AA 的计数方法。

（二）知识目标

1. 掌握人类染色体核仁组织区银染显示技术的原理。

2. 了解人类正常染色体和异常染色体核仁组织区银染结果的差异。

（三）素质目标

1. 培养学生对实验推导结论的科学思维。

2. 培养认真观察、客观记录、科学分析实验结果的习惯。

【实验原理】

成熟核糖体的大小亚基中 28S、18S rRNA 是由处于核仁中的核糖体 DNA（ribosomal DNA，rDNA）转录合成后加工而成的。当细胞进入分裂期时，28S、18S rRNA 所在的 DNA 分子参与组装人类 D 组和 G 组染色体上的 5 对近端着丝粒染色体（即 13、14、15、21、22 号染色体）短臂的随体柄区，当细胞分裂完成进入间期时，位于这些部位的 rRNA 参与核仁的形成，故将染色体上与核仁形成有关的节段称为核仁组织区（nucleolus organizing region，NOR）。

硝酸银（AgNO$_3$）可将具有转录活性的 NOR 特异性地染成黑色，这种银染阳性 NOR 是具有转录活性的 18S rRNA 和 28S rRNA 所在的部位。由于具有转录活性或已转录过的 rRNA 部位伴有丰富的酸性蛋白质，酸性蛋白质中含有—SH 基团和二硫键，易将 AgNO$_3$ 中的 Ag$^+$ 还原为 Ag 颗粒，故有活性的 NOR 常被 AgNO$_3$ 镀上银颗粒而呈现黑色，称该区为银染核仁组织区（Ag-NOR）；而无转录活性的 NOR 则不被着色。因此，对在不同生理或病理条件下的细胞进行 Ag-NOR 频率计数，可以了解有活性的 rRNA 的动态变化，估计 18S 和 28S rRNA 基因的转录活性。特定物种细胞中的 Ag-NOR 的数目以及其在染色体上的位置是比较恒定的，若发生了改变则意味着 rRNA 活性发生了变化。因此，Ag-NOR 能在细胞水平上反映 rRNA 活性。NOR 银染技术还能将细胞中近端着丝粒染色体的随体联合（Ag-AA）显示出来，这种联合是造成近端着丝粒染色体不分离、断裂和易位的原因。

因此，Ag-NOR 的频率是细胞中有转录活性 RNA 基因数的量值，而 Ag-AA 的频率则是 rRNA 活性大小的量值。

【实验对象】

人外周血染色体玻片标本。

【实验药品和器材】

1. 药品 50% $AgNO_3$、甲酸、2% 明胶显影液、RPMI 1640、小牛血清、青霉素、链霉素、植物凝集素（PHA）、$NaHCO_3$ 溶液、植物血凝素、肝素（500U/ml）、0.075mol/L KCl、秋水仙碱（500μg/ml）、甲醇、冰醋酸、蒸馏水等。

2. 仪器设备 光学显微镜、恒温培养箱、超净工作台等。

3. 试验器械 培养瓶、培养皿、竹牙签或细玻璃棒、擦镜纸、1ml 注射器、5ml 注射器、吸管等。

4. 试剂配制

（1）50% $AgNO_3$ 液：称取 $AgNO_3$ 5g，加入到 10ml 蒸馏水中，充分溶解后即可使用。该溶液应储存在铝箔或黑纸包裹的玻璃小瓶内，避光可保存一年。

（2）2% 明胶显影液：称取明胶粉末 2g 溶解在 99ml 蒸馏水中，加 1ml 甲酸混合均匀，现配现用。

（3）RPMI 1640 培养液的配制：RPMI 1640 粉剂 10.4g，$NaHCO_3$ 1.6g，溶于 1000ml 三蒸水中，真空抽滤除菌后按以下比例加入其他药品。

RPMI 1640 培养液	80%
小牛血清	20%（组合前 56℃灭活 20min）
青霉素	100U/ml
链霉素	100U/ml
PHA	3mg/5ml

将以上培养液在无菌室内组合混匀，用 5% $NaHCO_3$ 调整培养液 pH 至 7.2 ～ 7.4。

【操作步骤】

1. 人外周血染色体玻片标本制作

（1）采血：用 5ml 注射器吸取 0.1 ～ 0.2ml 肝素液，按常规方法消毒被抽血者采血部位，从静脉采血 1.5 ～ 2ml，然后转动针管，使血液和肝素混合。

（2）接种：在无菌室内超净工作台进行操作。常规消毒瓶塞、瓶口，打开瓶塞，将上述注射器内的抗凝血滴 20 滴至 RPMI 1640 培养瓶中，盖紧瓶塞，摇匀培养物，置 37℃恒温培养箱中培养 72h。

（3）秋水仙碱处理：在终止培养前 3h 加入 50μg/ml 秋水仙碱溶液 1 滴，摇匀，置 37℃恒温培养箱中继续培养 3h。

（4）收集细胞：取出培养瓶，将培养瓶摇匀后倾入 5ml 离心管中，离心管在粗天平上配平后以 1000r/min 离心 10min。

（5）低渗处理：吸取上清液，加入预温至 37℃的 0.075mol/L KCl 溶液到离心管中至 5ml 刻度，用吸管打匀，置 37℃恒温培养箱中低渗 18min。

（6）固定：低渗处理后，加入已配制好的甲醇 - 冰醋酸（3：1）固定液 1ml，打匀，以 1000r/min 离心 10min。吸取上清液，沿管壁加入固定液 5ml，打匀，静置 20 ～ 30min。然后以 1000r/min 离心 10min。重复操作固定 3 次。

（7）制片：弃上清液，视沉淀量多少而加固定液少许，制成细胞悬液。

用吸管吸取细胞悬液，以 10cm 高度滴 2 滴到沾有冰水、20℃斜放的洁净玻片上，置于酒精灯上以火焰烘干。

2. Ag-NOR 标本制备

（1）在培养皿中铺一层用蒸馏水润湿的滤纸，再放置 2 根平行的牙签，将玻片标本平放其上（有细胞面朝上）。

（2）往玻片上滴加 4 ～ 5 滴 50% $AgNO_3$ 溶液和 2 滴 2% 明胶显影液。

（3）将一张擦镜纸盖在标本上，并用小镊子掀动几次，使 50% $AgNO_3$ 溶液均匀地分布于玻片标本上。

（4）将培养皿立即放置到65℃恒温水浴箱内的水浴支架上，盖上箱盖，处理4min左右，其间不时开盖观察擦镜纸的颜色，直至出现黄棕色。

（5）取出玻片，用蒸馏水漂洗玻片数秒，晾干。

（6）镜检，可见染色体及间期细胞核被染成金黄色，而核仁和近端着丝粒（D组和G组）的NOR则呈黑色。

【观察指标】

1. Ag-NOR 计数　选择银染着色好且D组和G组染色体数目完整的人细胞中期分裂象，统计D组的6个及G组的4个近端着丝粒染色体随体区域的Ag-NOR数目，计数标准为：凡是NOR处有银染点的近端着丝粒染色体，无论出现在单侧或双侧，均计数为1个Ag-NOR。

2. Ag-AA 计数　在观察染色体银染标本时，若发现近端着丝粒染色体之间有银染物质相连（包括连丝），则计数为Ag-AA。2条近端着丝粒染色体之间的联合计数为1个Ag-AA；如果3条近端着丝粒染色体联合在一起但未形成闭环，则计数为2个Ag-AA；如果3条染色体之间形成了闭环式的联合，则计数为3个Ag-AA，依此类推（图11-3）。近端着丝粒染色体之间即使十分接近，但是无银染物质相连的，均不计为Ag-AA。在分析Ag-AA时，应区分是D-D、D-G联合，还是G-G联合。

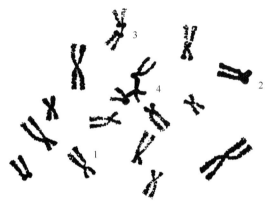

图 11-3　Ag-NOR 和 Ag-AA 示意图

1. NOR 未银染；2. NOR 银染颗粒；3. 2 条近端着丝粒染色体形成 1 个 Ag-AA；4. 3 条近端着丝粒染色体形成 2 个 Ag-AA

【注意事项】

1. 新鲜制备的染色体标本的 Ag-NOR 显示效果好于片龄长的标本。

2. 配制和使用 $AgNO_3$ 溶液时要格外小心，不要洒在手上、桌上及显微镜等处，以免被 $AgNO_3$ 氧化为极难除去的黑色污点。

3. 2% 明胶显影液现配现用，放置时间不宜超过 30min，以免出现浑浊而需重新配制。

【思考题】

1. 染色体上 NOR 可以被 $AgNO_3$ 染成黑色的原理是什么？

2. 在显微镜下计数人淋巴细胞 10 个中期分裂象中 Ag-NOR 和 Ag-AA 的数目。

3. 绘制一个中期分裂象图，显示染色体上 Ag-NOR 的位置、数目与形态。

4. 以下不属于银染色方法的是（　　　　）

A. 富特（Foot）染色法　　　　　　　　　B. 马森（Masson）染色法

C. 过碘酸六胺银染色（PASM）染色法　　D. 沃森 - 斯塔里（Warthin-Starry）银染色法

E. Ag-NOR 染色法

答案：1 ～ 3. 略　4. B

（符碧薇）

实验三　肥大细胞形态学观察与巨噬细胞吞噬实验

【实验目标】

（一）技能目标

1. 学会腹腔注射及肠系膜铺片制作技术。
2. 掌握实验结果的正确记录和表述方法。

（二）知识目标

掌握肥大细胞、巨噬细胞的染色特点和功能。

（三）素质目标

1. 养成认真观察、客观记录实验结果的行为习惯。
2. 培养善待动物、珍视生命的人文素养。

【实验对象】

大鼠（体重 250g 左右，雌雄不限）。

【实验药品和器材】

1. 药品　1% 锥虫蓝生理盐水，Susa 固定液，氯化汞，氯化钠，三氯醋酸，冰醋酸，40% 甲醛溶液，乙醚，2% 碘液，无水乙醇，70% 乙醇，80% 乙醇，90% 乙醇，95% 乙醇，醛品红染液，碱性品红，三聚乙醛，盐酸，0.5% 偶氮焰红水溶液，二甲苯，中性树胶等。

2. 仪器设备　光学显微镜等。

3. 实验器材　解剖剪，解剖镊子，手术刀，2ml 注射器，天平，载玻片，盖玻片，解剖板，广口瓶，500ml 烧杯，染色缸一套，眼科剪，眼科镊子，吸水纸，电胶木圈或软木圈，硫酸纸，培养皿等。

4. 试剂配制

（1）1% 锥虫蓝生理盐水：取锥虫蓝 1g 溶于 100ml 生理盐水中配成 1% 的锥虫蓝溶液，水浴煮沸 10min，使其充分溶解并消毒灭菌，冷却后备用。

（2）Susa 固定液：A 液，氯化汞饱和水溶液 50ml；B 液，氯化钠 1g、三氯醋酸 4g，溶于 60ml 蒸馏水中，再加入 8ml 冰醋酸、40ml 40% 甲醛溶液混匀。使用时取等量的 A 液和 B 液混匀，将组织块投入固定。

（3）碱性品红染液：碱性品红 0.5g，70% 乙醇 100ml，三聚乙醛 1ml，盐酸 1ml。70% 乙醇充分溶解碱性品红，分别加入三聚乙醛和盐酸，每次加入试剂后要充分混合，此时染液颜色为玫瑰红色。将染液置于室温条件下，成熟 1 周左右，成熟后的染液颜色变为甲紫颜色。染液存放在 4℃ 冰箱内，可保存一般 3 ～ 6 个月。染液的最佳染色时间为成熟后的 10 ～ 14 天。

（4）0.5% 偶氮焰红水溶液：取 0.5g 偶氮焰红溶于 100ml 蒸馏水中混匀。

【操作步骤】

1. 大鼠（体重 250g 左右，雌雄不限），腹腔注射 1% 锥虫蓝生理盐水 1ml，每隔一天注射一次（直至大鼠耳部和尾部皮肤呈蓝色），第 4 天取材。

2. 乙醚麻醉大鼠后，剪颈部放血致死，大鼠腹部表皮用自来水浸湿，腹部向上，固定在解剖板上，用大解剖镊子和大解剖剪将大鼠腹部的皮毛和肌肉依次打开，尽量将取材的视野范围扩展得大一些。

3. 打开腹腔，用镊子于肠管间拉出肠系膜，将部分肠系膜铺平于电胶木圈表面，肠壁与电胶木圈贴附牢固后入 Susa 固定液固定 30min ～ 1h。

4. 脱汞。固定后标本放入 95% 乙醇碘液（在 95% 乙醇中滴入 2% 碘液使颜色调成红葡萄酒状）脱汞 30 ～ 40min，入 90% 乙醇、80% 乙醇、70% 乙醇中各 3 ～ 5min。

5. 醛品红染色 15 ～ 30min，70% 乙醇分色，直到光镜镜检示肥大细胞及弹性纤维的颜色深浅适合为止，蒸馏水浸洗 5min。

6. 0.5% 偶氮焰红水溶液染色 15 ～ 30s，蒸馏水速洗，直到光镜镜检示胶原纤维的颜色深浅适合为止。

7. 乙醇脱水。70% 乙醇、80% 乙醇、90% 乙醇各脱水 3 ～ 5min；95% 乙醇、无水乙醇各脱水 5 ～ 10min，2 次。

8. 二甲苯透明过夜（约 16h）。

9. 次日，从二甲苯液中拿出标本并摘取电胶木圈，使整个肠系膜附于硫酸纸上，剪去肠管，肠系膜剪成 3mm×4mm 大小，放入有二甲苯的培养皿中，逐个显微镜下检查合格后进行树胶封固铺片。

【观察指标】

肠系膜铺片：

1. **肉眼**　标本厚薄不均，染成紫红色。

2. **低倍镜**　选择肠系膜较薄的地方，可见到许多很细的纤维和深染的细胞。

3. **高倍镜**　分辨两种细胞和两种纤维（图 11-4、图 11-5）。

（1）肥大细胞：圆形或卵圆形，胞质中充满紫色颗粒，颗粒大小相等，分布均匀。

（2）巨噬细胞：不规则形，少数呈圆形或卵圆形。胞质内含有其吞噬的大小不等、分布不匀的蓝色锥虫蓝颗粒。

（3）胶原纤维：染成粉红色，较粗大，有分支，但不易分辨。

（4）弹性纤维：染成紫色，比胶原纤维细，也有分支。

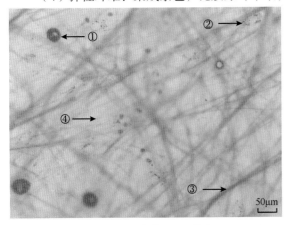 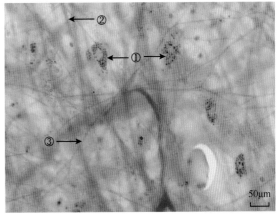

图 11-4　肠系膜铺片（大鼠，HE 染色，400×）　　　图 11-5　肠系膜铺片（大鼠，HE 染色，400×）
①肥大细胞；②巨噬细胞；③胶原纤维；④弹性纤维　　　　①巨噬细胞；②胶原纤维；③弹性纤维

【注意事项】

1. 锥虫蓝毒性极小，药物浓度一般采用 0.5% ～ 1.0% 的生理盐水或水溶液。药物配制好后必须煮沸消毒 5 ～ 10min，使其充分溶解并消毒灭菌。锥虫蓝溶液长时间放置会使药品毒性增加，所以注射液要现配现用，超过 1 个月即不能使用。

2. 取下的肠系膜放入生理盐水中洗去血的成分。

3. 肠系膜固定于软木圈上力度要适中，过紧或过松均可影响铺片制作的质量。

【思考题】

1. 巨噬细胞是由下列哪种细胞分化的（　　　　）

A. 间充质细胞　　　　　　　B. 网状细胞　　　　　　　C. 单核细胞

D. 巨核细胞　　　　　　　　E. 中性粒细胞

2. 关于肥大细胞的特点哪项是错误的（　　　　）

A. 细胞呈圆形或卵圆形　　　　　　　　　B. 胞核较小，为圆形

C. 胞质内充满粗大的异染性颗粒　　　　　D. 颗粒易溶于水

E. 有活跃的吞噬能力

3. 结缔组织中能产生肝素的细胞是（　　　　）

A. 成纤维细胞　　　　　　B. 浆细胞　　　　　　C. 肥大细胞

D. 巨噬细胞　　　　　　　E. 间充质细胞

4. 关于巨噬细胞，哪项是错误的（　　　　）

A. 胞核较小，呈圆形或椭圆形，着色较深　　　B. 胞质丰富，呈嗜酸性

C. 胞质含许多溶酶体、吞噬小泡和吞噬体　　　D. 有活跃的变形运动和吞噬作用

E. 产生基质和纤维

（5、6 题共用题干）

患者，女性，36 岁，主诉：皮肤瘙痒偶伴腹痛。每年芒果花开季节，常有全身皮肤瘙痒，偶伴腹痛、腹泻，就诊前 1 天带学生春游，出现皮肤瘙痒偶伴腹痛到医院就诊。患者近来没有服用任何药物，也无药物过敏史。体格检查：体温 36.8℃，脉搏 80 次 / 分，呼吸 15 次 / 分，全身皮肤荨麻疹，腹部听诊肠鸣音亢进。其他检查均未见异常。诊断：花粉引起急性皮肤过敏。经抗过敏药治疗 2 天后痊愈。

5. 过敏反应与结缔组织的哪种细胞直接相关（　　　　）

A. 成纤维细胞　　　　　　B. 浆细胞　　　　　　C. 肥大细胞

D. 巨噬细胞　　　　　　　E. 间充质细胞

6. 该患者皮肤荨麻疹出现红、肿、热、痛、痒是怎么引起的（　　　　）

A. 肥大细胞分泌组胺和白三烯　　　　　　B. 巨噬细胞吞噬了花粉引起刺激

C. 浆细胞分泌抗体引起刺激　　　　　　　D. 间充质细胞异常分化

E. 成纤维细胞异常合成了大量细胞外基质

答案：1. C　2. E　3. C　4. E　5. C　6. A

（方晓燕）

实验四　毛细血管形态学观察

【实验目标】

（一）技能目标

1. 掌握组织铺片制作技术。

2. 掌握毛细血管结构和形态的观察方法。

（二）知识目标

1. 掌握毛细血管的构造及其与微动脉、微静脉间的连接关系。

2. 观察小动脉、小静脉和毛细血管的构造及关系。

3. 观察毛细血管的管径大小，毛细血管间的连接关系。

4. 观察毛细血管壁的结构。

（三）素质目标

1. 培养认真观察、客观记录实验结果的行为习惯。

2. 培养善待动物、珍视生命的人文素养。

【实验对象】

家兔。

【实验药品和器材】

1. 药品　生理盐水，4%甲醛溶液，Mayer苏木精染液，苏木精，钾明矾或铵明矾，柠檬酸，水合氯醛，碘酸钠，1%伊红水溶液，无水乙醇，70%乙醇，80%乙醇，90%乙醇，95%乙醇，0.5%～1%盐酸乙醇（70%乙醇）溶液，中性树胶等。

2. 仪器设备　光学显微镜等。

3. 实验器材　兔台，HE染色缸一套，解剖剪，解剖镊子，眼科剪，眼科镊子，载玻片，盖玻片，吸水纸，直径3～5cm电胶木圈或软木圈，硫酸纸，培养皿，20ml注射器等。

4. 试剂配制

（1）Mayer苏木精染液配制：苏木精1g，蒸馏水1000ml，钾明矾或铵明矾50g，柠檬酸1g，水合氯醛50g，碘酸钠0.2g。用微热的蒸馏水溶解苏木精，加入碘酸钠，充分混合溶解。再加入钾明矾或铵明矾，稍晃动使矾盐溶解，溶液的颜色为蓝紫色。顺次加入柠檬酸，水合氯醛充分混匀，染液颜色变为紫红色，配制后即可使用。

（2）1%伊红水溶液：伊红1.0g溶于100ml蒸馏水中混匀。

（3）0.5%盐酸乙醇分化液：取36%～38%盐酸0.5ml放入100ml 75%乙醇中混匀。

【操作步骤】

1. 空气栓塞法处死家兔，把家兔固定在兔台上，在家兔耳缘静脉注射空气20～60ml处死动物；家兔腹部表皮用自来水浸湿，腹部向上，固定在兔台上。

2. 用大解剖镊子和大解剖剪将家兔腹部的皮毛和肌肉依次打开，尽量将解剖视野范围打开得大一些以利于取材，取出大网膜将其剥离成单层后平铺于电胶木圈上，待大网膜与电胶木圈贴附牢固后，放入4%甲醛溶液中固定40min至1h，流水冲洗5～10min，蒸馏水浸洗。

3. 苏木精-伊红染色：Mayer苏木精染液染色5～10min，0.5%盐酸乙醇溶液分色数秒，自来水冲洗蓝化5～8min，1%伊红水溶液染色10～15min。

4. 乙醇脱水。70%乙醇、80%乙醇、90%乙醇各脱水3～5min；95%乙醇、无水乙醇各脱水5～10min，2次。

5. 二甲苯透明、硬化，放置过夜。

6. 次日从二甲苯液中取出大网膜于显微镜下观察筛选，然后摘取整个大网膜并衬附于硫酸纸上，剪成大小适宜的铺片进行封固，做成整装铺片标本。

【观察指标】

大网膜铺片（图11-6、图11-7）：

1. 肉眼　标本呈粉红色的薄膜，在薄膜中染成紫色的粗细不等且分支的是小血管。

2. 低倍镜　选择较清晰的两条粗细不一的平行走向的小血管，即为小静脉和小动脉。小静脉管壁较薄，管径较粗，平滑肌纤维少。小动脉管壁比较厚，管径较细。小动脉下一级分支为管径很细的微动脉，微动脉再分支形成毛细血管网并汇合成毛细血管后微静脉，再汇入小静脉。

3. 高倍镜

（1）小动脉：管壁较厚，可见壁上平滑肌细

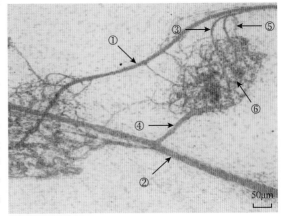

图11-6　大网膜铺片（家兔，HE染色，100×）
①小动脉；②小静脉；③微动脉；④微静脉；⑤毛细血管；⑥毛细血管网

胞的细胞核排列紧密，这是平滑肌长轴与血管长轴垂直排列的结果。管腔内有并列几排的红细胞。

（2）毛细血管：最细，其内有成行排列的红细胞。管壁很薄，管壁上稀疏地分布着内皮细胞核，无平滑肌细胞核，在管壁的外侧面可见分散存在的周细胞细胞核。

（3）微静脉：管壁较薄，有稀疏的内皮细胞核和散在的平滑肌细胞核。

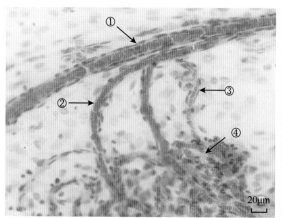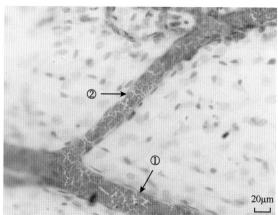

图 11-7　大网膜铺片（家兔，HE 染色，400×）
①小动脉；②微动脉；③毛细血管；④毛细血管网

【注意事项】

1.取材用的电胶木圈或软木圈，应不与乙醇、二甲苯发生作用，木圈内径以 3～6cm 为宜，若内径较大，大网膜组织不能铺全木圈内造成膜组织部分或全部脱落，其平展性不能保证。

2.取材过程中，大网膜组织不能被绷得过紧，否则会造成膜撕裂或膜内细胞破裂；反之，绷得松弛也会使大网膜组织在固定过程中形成塌陷或皱褶，影响膜的平整性，从而导致显微镜下观察对象不在同一个焦距内。

3.大网膜组织与电胶木圈贴附牢固后再放入固定液中固定，避免黏附不牢而脱节。

4.打开动物腹腔时，应避免血液污染大网膜而影响显微镜观察。

5.透明后的大网膜组织脆性增大，不能对其直接进行剪裁，而应将其放在硫酸纸上依托纸的硬度，顺利剪裁大小适合的铺片。

6.剪裁前先在显微镜下观察，选择结构较好的毛细血管进行适当剪裁。

【思考题】

1.血管腔面被覆的上皮是（　　　　）

A.复层扁平上皮　　　　　　　B.单层柱状上皮　　　　　　C.变移上皮

D.假复层纤毛柱状上皮　　　　E.单层扁平上皮

2.电镜下毛细血管可分为（　　　　）

A.连续毛细血管，有孔毛细血管和血窦

B.连续毛细血管，有孔毛细血管和真毛细血管

C.连续毛细血管，有孔毛细血管和直接通路

D.连续毛细血管，血窦和真毛细血管

E.窦状毛细血管，真毛细血管和直接通路

3.关于连续毛细血管的结构特征，哪项是错误的（　　　　）

A.内皮细胞是连续的

B.胞质内含吞饮小泡多

C.相邻细胞间有 10～20nm 的间隙

D. 内皮间隙常有紧密连接封闭

E. 内皮基底面有薄层不连续基膜

4. 有孔毛细血管与连续毛细血管的主要区别是（　　　）

A. 内皮细胞为连续的　　　　　　　　B. 内皮细胞薄，有许多小孔

C. 胞质内含吞饮小泡　　　　　　　　D. 基膜薄而连接　　　　　　E. 内皮外周细胞少

5. 关于血窦的结构特点哪项是错误的（　　　）

A. 腔大壁薄　　　　　　　　　　B. 形状不规则　　　　　　　C. 内皮细胞间有较大间隙

D. 基膜可为不连续的　　　　　　E. 内皮细胞有吞噬功能

6. 毛细血管横断面的一般结构是（　　　）

A. 1～2 层内皮细胞附在基膜上，基膜外有外膜细胞

B. 1～2 层内皮细胞附在基膜上，基膜外有周细胞

C. 1～3 层内皮细胞附在基膜上，基膜与内皮细胞间有周细胞

D. 1～3 层内皮细胞附在基膜上，外包有卫星细胞

E. 内皮细胞和周细胞相间排列，附着于基膜上

7. 无毛细血管分布的组织是（　　　）

A. 骨骼肌　　　　　B. 软骨组织　　　　C. 平滑肌　　　　D. 肌腱　　　　E. 韧带

8. 患者，女性，66 岁，主诉：左小腿肿胀、疼痛 4 天。患者 4 天前无明显诱因出现左小腿肿胀、疼痛，患者体胖，右小腿未见异常。体格检查：体温 36.9℃，脉搏 95 次 / 分，呼吸 18 次 / 分，小腿肿胀、疼痛，其浅静脉扩张，其他检查均未见异常。彩超显示左小腿深静脉血栓。

血栓形成的原因有血管内皮损伤、血小板活化、凝血过程启动、抗凝活性减低、纤溶酶活性降低、血流异常等。血管内皮最重要的特点和功能是（　　　）

A. 有弹性　　　　B. 抗感染　　　　C. 光滑　　　　D. 溶血　　　　E. 吞噬异物

答案：1. E　2. A　3. E　4. B　5. E　6. C　7. B　8. C

（方晓燕）

实验五　淋巴细胞体外培养实验

【实验目标】

（一）技能目标

1. 掌握人体外周血淋巴细胞培养的基本操作。

2. 掌握人体外周血淋巴细胞染色体标本的制作方法。

3. 掌握离心机使用的正确方法。

（二）知识目标

1. 掌握人类外周血淋巴细胞体外培养增殖的原理。

2. 熟悉人体外周血淋巴细胞培养的基本过程。

3. 了解人类染色体形态和结构特征。

（三）素质目标

1. 培育严谨操作的行为习惯科学思维。

2. 养成高效设计完成实验的科学思维。

3. 养成认真观察、客观记录实验结果的行为习惯。

【实验对象】

人体外周血全血培养。

【实验药品和器材】

1. 药品　0.2% 肝素，秋水仙碱溶液（50μg/ml），RPMI 1640，小牛血清，青霉素，链霉素，谷氨酰胺，5%NaHCO₃，植物凝集素（PHA），0.075mol/L KCl 溶液，甲醇，冰醋酸，甘油，Giemsa 染液，pH6.8 PBS，双蒸水，生理盐水等。

2. 仪器设备　洁净工作台,恒温培养箱,电动吸引机,电冰箱,恒温水浴箱,离心机,高压消毒锅,分析天平，显微镜等。

3. 实验器材　培养瓶，5ml 一次性注射器，抽滤瓶，微孔滤膜，棉签，止血带，5ml 刻度离心管，吸管和滴头，试管架，粗天平，烧杯，量筒，载玻片（冰湿），pH 试纸等。

4. 试剂配制

（1）RPMI 1640：称取 RPMI 1640 培养基粉剂 10.4g 溶于 1000ml 双蒸水中，然后用注射器向培养基中加入配制好的青霉素、链霉素溶液（最终浓度各为 100U/ml）。加入灭活胎牛血清 110ml 和谷氨酰胺 0.292g，摇匀。然后用 1mol/L 的盐酸或 NaOH 调 pH 到 7.2 左右。最后用滤器过滤除菌，将过滤好的培养液分装入小瓶，置于 –20℃冰箱内保存备用，使用前水浴加温熔化。

（2）Giemsa 原液配制：称 Giemsa 粉末 1g，加几滴甘油研磨，再加入甘油（使加入的甘油总量为 66ml）；56℃中保温 90 ～ 120min。加入 66ml 甲醇，置棕色瓶中保存。

（3）Giemsa 染液：Giemsa 原液 1 份，pH6.8 PBS 9 份混匀。

【操作步骤】

1. 采血和接种　用一次性 2ml 注射器抽取 0.2% 肝素液（生理盐水配制，灭菌）0.2ml，湿润针管，然后将多余的肝素排除，采静脉血 1 ～ 2ml，转动注射器使血液与肝素充分混匀，按每瓶 5ml 培养液接种全血 0.3ml 左右（注意无菌操作），轻轻摇匀。

2. 培养　摇匀培养物，静置于 37℃恒温培养箱中培养 72h，每天可将培养液轻轻摇一摇，使细胞得到充分培养。正常情况下，外周血的淋巴细胞在体内外一般是不分裂的，但培养液中的 PHA 可刺激血中的淋巴细胞转化成淋巴母细胞，使其恢复增殖能力，培养至 72h 细胞进入增殖旺盛期。

3. 秋水仙碱处理　在终止培养前 3 ～ 4h，每瓶 5ml 培养基加入浓度为 20μg/ml 的秋水仙碱溶液 3 ～ 4 滴（7 号针），使培养基最终浓度为 0.1 ～ 0.2μg/ml，轻摇混匀后，继续放入 37℃恒温培养箱内培养至 72h，以积累更多的中期分裂象。

4. 收获细胞　从培养箱取出培养瓶，用吸管吹打培养瓶壁，使细胞全部脱离瓶壁，用吸管吸细胞液移至锥形刻度离心管内。平衡后离心（1000 ～ 1200r/min）8 ～ 10min，吸弃上清液，保留沉淀物（细胞悬液）约 0.5ml。

5. 低渗　加入 37℃预温的 0.075mol/L KCl 溶液至 4ml，用滴管反复吹打混匀，置 37℃水浴箱中低渗处理 25min 左右（精确的低渗时间可自行摸索）。

6. 预固定　低渗处理后，沿离心管壁缓缓加入 1ml 新配制的固定液（甲醇：冰醋酸为 3：1）用滴管吹打混匀，离心（1000 ～ 1200r/min）8 ～ 10min，吸弃上清液，留沉淀物约 0.5ml。

7. 固定　加入固定液至 5ml，用吸管将沉淀的细胞轻轻混合成细胞悬液，离心（1000 ～ 1200r/min）8 ～ 10min，吸弃上清液，留沉淀物约 0.5ml。

8. 再固定　加入固定液至 5ml，用吸管轻轻吹打使细胞混匀，离心（1000 ～ 1200r/min）8 ～ 10min，吸弃上清液，留沉淀物约 0.5ml。

9. 制片　视离心管中沉淀物（细胞）的多少加入 0.2 ～ 0.5ml 的固定液，用吸管轻轻混成细胞悬液（混合后的液体呈淡乳白色即表示细胞浓度适当）。用吸管吸取细胞悬液以 20 ～ 35cm 高的距离滴于清洁预冷的载玻片上，每片滴 2 ～ 3 滴（注意滴片时动作要快，以保证冰片的冰水程度，且不要重叠），滴完后立即对准载玻片吹气，并立即将载玻片在酒精灯火焰上来回过火几下，以助细胞、染色体分散，静置在空气中晾干。制片前，最好先试滴一张片，光镜下观察，如染色体分散良好，即可制片，如分散不好，可按上述方法再次固定。必要时采用甲醇 - 冰乙酸（1：1）固定液进行固定，将会获得满意的染色体标本（因某种原因不能立即制片，可加固定液混匀后将离心管管口盖好，置4℃冰箱中过夜或更长时间）。

10. 染色 标本晾干后，用Giemsa染液染色5～10min，然后用自来水轻轻冲洗干净，晾干或吹干后镜检。

【观察指标】

1. 低倍镜 将标本置于低倍镜下找到分裂象（图11-8）。

2. 高倍镜 转换到高倍镜下观察，选择染色体分散良好的、清晰的中期分裂象（图11-9）。

3. 油镜 转换到油镜下观察染色体形态，在镜下计数、分组和进行性别鉴定，并且能在镜下准确区分1、2、3、16、17、18对染色体（图11-10）。人类每个体细胞有46条染色体，根据染色体的长度和着丝粒位置的不同，可以分成22对常染色体和一对性染色体，男子是46，XY；女子是46，XX。

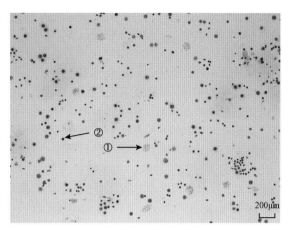

图11-8 人类染色体常规核型（人，Giemsa染色，100×）

①中期分裂象；②未分化的淋巴细胞

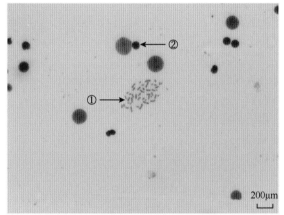

图11-9 人类染色体常规核型（人，Giemsa染色，400×）

①中期分裂象；②未分化的淋巴细胞

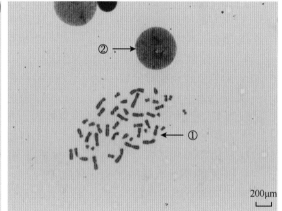

图11-10 人类染色体常规核型（人，Giemsa染色，1000×）

①中期分裂象；②未分化的淋巴细胞

【注意事项】

1. 实验所用的玻璃器皿及其他用品都要清洗干净，各种试剂尽量选用分析纯级。配制培养液和其他溶液所用的双蒸水宜用玻璃蒸馏器制备。

2. 接种的血样越新鲜越好。在采血或接种时，不要使用太多的肝素，因肝素过多会抑制淋巴细胞的转化，但也不宜太少，否则易出现凝血现象。

3. 培养过程中培养温度应严格控制在37℃±0.5℃，培养物中出现膜状凝块，将培养瓶轻轻摇动，使凝块散开；要盖紧培养瓶瓶口，以免培养液的pH发生变化，如果培养液变黄，说明偏酸性，此时可加入无菌的2% $NaHCO_3$ 溶液或加入2～3ml培养液进行调整。操作过程应保持高度无菌，严防细菌和病毒污染。

4. 秋水仙碱的使用浓度和处理时间会直接影响分裂象的数量及染色体的长度，量大使染色体缩短变粗，量少则分裂象少。处理时间过长，分裂细胞多，染色体短小；反之，则分裂细胞少而染色体细长，故秋水仙碱的浓度及时间要准确把握。

5. 离心机最好用水平式的，速度为 1000 ～ 1200r/min，如速度太高，沉降在离心管底部的细胞团不易打散；速度太低，分裂象易丢失。低渗后离心速度过高，则会使分裂细胞过早破裂，在最后制成的标本中，完整的分裂象过少。

6. 制片过程中，低渗时间的长短关系到染色体分散的好坏，低渗时间不足，细胞膜没有破裂，染色体分散不好，低渗时间过长则染色体分散过度甚至丢失。

7. 固定要彻底，固定液应新鲜配制，吹打时用力要均匀，不要过猛，以避免细胞破碎和染色体丢失。细胞悬液浓度太高，染色体分散不好；浓度太稀则不易找到好的分裂象。

8. 滴片时如载玻片冷却不够或有油污会影响细胞和染色体的分散。另外，要使染色体分散良好，还要注意细胞悬液的浓度、滴片的技巧等。

9. 染色体分裂指数低　PHA 过量或不促；培养基 pH 偏低或偏高；培养箱温度偏低；小牛血清质量不高；秋水仙碱处理时间过短；患者处于非常时期（放、化疗期）。

【思考题】

1. 正常人类染色体核型中，F 组为最小的近中着丝粒染色体，该组染色体条数为（　　　）
A. 4　　　　　　B. 5　　　　　　C. 6　　　　　　D. 7　　　　　　E. 8

2. 人类染色体长臂靠近着丝粒的那一区表示为（　　　）
A. p1 区　　　　　B. p2 区　　　　　C. q1 区　　　　　D. q2 区　　　　　E. q3 区

3. 近端着丝粒染色体之间通过着丝粒融合而形成的易位称为（　　　）
A. 单方易位　　　　　　　　B. 罗伯逊易位　　　　　　　　C. 不平衡易位
D. 复杂易位　　　　　　　　E. 相互易位

4. 染色体数目异常形成的可能原因是（　　　）
A. 染色体着丝粒横分裂　　　B. 染色体相互易位　　　　　　C. 染色体倒位
D. 染色体不分离和丢失　　　E. 染色体断裂

5. 人类染色体中，具有随体的染色体属于哪一组的染色体（　　　）
A. A 组和 B 组　　　　　　　B. D 组和 G 组　　　　　　　C. B 组和 C 组
D. C 组和 D 组　　　　　　　E. E 组和 F 组

6. 根据 ISCN，人类的 X 染色体属于（　　　）
A. 近端着丝粒染色体　　　　B. 近中着丝粒染色体　　　　　C. 远端着丝粒染色体
D. 亚中着丝粒染色体　　　　E. 以上都不是

7. 47, XX（XY），+21 三体先天愚型的产生主要是由于（　　　）
A. 体细胞染色体不分离　　　　　B. 受精卵分裂中染色体不分离
C. 卵子发生中染色体不分离　　　D. 细胞分裂中后期迟滞
E. 精子发生中染色体不分离

8. 在非显带核型分析中发现某正常个体的染色体数目是 46 条，其中 C 组染色体有 15 条，G 组有 5 条，该个体的核型可能为（　　　）
A. 46, XX　　　B. 46, XY　　　C. 45, X　　　D. 47, XXY　　　E. 47, XYY

9. 体细胞中染色体的数目比正常数目多一条，所形成的核型为（　　　）
A. 单倍体　　　B. 单体型　　　C. 三倍体　　　D. 三体型　　　E. 部分三体型

10. 如果染色体的数目在二倍体的基础上减少一条则形成（　　　）
A. 单倍体　　　B. 单体型　　　C. 三倍体　　　D. 三体型　　　E. 部分三体型

答案：1. A　2. C　3. B　4. D　5. B　6. D　7. C　8. B　9. D　10. B

（方晓燕）

实验六 呼吸道上皮细胞纤毛运动观察

【实验目标】

（一）技能目标

掌握捣毁蟾蜍大脑及脊髓处死蟾蜍的方法。

（二）知识目标

1. 知道呼吸道上皮纤毛的运动情况。
2. 能说出气管结构和功能。

（三）素质目标

1. 培养认真观察、客观记录实验结果的行为习惯。
2. 培养善待动物、珍视生命的人文素养。

【实验对象】

蟾蜍。

【实验药品和器材】

1. 药品　37℃生理盐水。
2. 仪器设备　温箱或水浴箱，光学显微镜等。
3. 实验器材　手术剪，手术镊子，眼科剪和眼科镊子，毁髓针，小止血钳，培养皿，盖玻片，载玻片，吸管等。

【操作步骤】

1. 实验前将蟾蜍放入温水中浸泡2～3h，以增加柱状上皮细胞的生理活性。
2. 断髓法处死蟾蜍。取一只蟾蜍，一手握住蟾蜍，背部向上，用示指压住其头部，使其略向下弯，将毁髓针自枕骨大孔插入，先左右横断其脊髓，再向前伸入颅腔捣毁脑，然后再将毁髓针撤回至枕骨大孔，反向插入脊髓破坏之，待蟾蜍四肢肌肉完全松弛后表明处死动物。
3. 打开蟾蜍口腔，取其上颚黏膜，剪成小薄片，置于载玻片上，使黏膜位于中央，滴数滴37℃生理盐水，盖上盖玻片，显微镜下观察。

【观察指标】

1. 低倍镜　选择黏膜边缘或铺片较薄的区域观察。
2. 高倍镜　黏膜上皮表面纤毛在有液体的情况下，向风吹麦浪样有规律地摆动，在稍暗视野下，背景反差增强，此时观察纤毛单向、节律性摆动效果更好。

【注意事项】

1. 确认处死蟾蜍后再进行下一步实验。
2. 观察标本时注意物镜不要过低，避免弄脏显微镜。

【思考题】

1. 关于假复层纤毛柱状上皮的特点哪项是错误的（　　　）

A. 细胞的表面均有纤毛　　　　　　　　　　B. 所有的细胞都附于基膜上

C. 属于单层上皮　　　　　　　　　　　　　D. 细胞高矮不同，故细胞核不在同一个平面

E. 具有分泌和保护作用

2. 气管的上皮是（　　　）

A. 单层柱状上皮　　　　　　　　　B. 单层纤毛柱状上皮　　　　　　　　　C. 复层柱状上皮

D. 假复层纤毛柱状上皮　　　　　　　E. 复层扁平上皮

3. 气管和支气管上皮内具有增殖分化能力的细胞是(　　　)

A. 纤毛细胞　　　　B. 杯状细胞　　　C. 基细胞　　　D. 刷细胞　　　E. 小颗粒细胞

4. 一个肺小叶的组成是(　　　)

A. 一个细支气管与其下属分支至肺泡　　　　B. 终末细支气管与其下属分支至肺泡

C. 肺泡管与其下属分支至肺泡　　　　D. 呼吸细支气管与其下属分支至肺泡

E. 以上均不对

5. 肺内支气管各级分支中，管壁内有明显环行平滑肌的管道主要是(　　　)

A. 段支气管和小支气管　　　　　　B. 小支气管和细支气管

C. 细支气管和终末细支气管　　　　　D. 终末细支气管和肺泡管

E. 终末细支气管和呼吸细支气管

6. 下列关于纤毛的描述，哪项是错误的(　　　)

A. 纤毛表面有细胞膜，内为细胞质，含有纵行的微管

B. 微管的排列，外周为 9 组双联微管，中央为 2 条单微管

C. 微管的下端与基体相连

D. 参与细胞的吸收作用

E. 纤毛的摆动是由于微管的互相滑动

7. 患者，男性，52 岁，主诉：反复咳嗽、咳痰十多年，近 3 天咳嗽、咳痰加重伴发热就诊。患者体瘦，气喘，口唇稍紫。患者有多年的吸烟史，患者和家属无结核病病史。于 2015 年 3 月 10 日到医院就诊。体格检查：体温 38.2℃，脉搏 105 次 / 分，呼吸 32 次 / 分，肋间饱满，胸部叩诊清音。X 线检查：肋间增宽，肺纹理明显增粗。B 超检查示腹未见异常。患者住院检查确诊为慢性支气管炎合并轻度的肺气肿。患者经抗菌消炎、化痰止咳治疗，12 天后退热，咳嗽、咳痰缓解后带药出院。

患者咳痰加重，其呼吸管道的黏膜上皮最有可能增多的是哪种细胞(　　　)

A. 纤毛细胞　　　B. 杯状细胞　　　C. 基细胞　　　D. 刷细胞　　　E. 小颗粒细胞

答案：1. A　2. D　3. C　4. A　5. C　6. D　7. B

（方晓燕）

实验七　精子运动抑制实验

【实验目标】

（一）技能目标

1. 观察活动精子的头、尾形态和运动状态。

2. 观察运动状态的精子被药物抑制、停止运动发生的时间和状态。

（二）知识目标

1. 掌握精子的形态结构与运动状态的关系。

2. 掌握精子被抑制的实验原理。

（三）素质目标

1. 培养实验前提前分析设计、做好实验前准备的习惯。

2. 养成认真观察、客观记录实验结果和及时排查问题的行为习惯。

3. 以科学的、人道的态度对待实验动物。

【实验原理】

典型的动物精子一般为蝌蚪状，可分头、尾两部分，表面均包有细胞膜。精子头部为卵圆形，主要由浓缩的细胞核和顶体构成，顶体由高尔基复合体形成，内含多种水解酶，在受精过程中起重要作用。精子尾部细而长，是精子运动的重要装置，可分为颈段、中段、主段和末段。在中段轴丝外侧有一层线粒体鞘、为精子运动提供能量。避孕药可抑制精子的运动，使精子不能到达受精部位与卵子结合，达到避孕目的。

【实验对象】

12 ～ 16 周育龄期雄性小鼠。

【实验药品和器材】

1. 药品　抑制精子避孕药一支、37℃生理盐水 300ml 等。
2. 仪器设备　手术操作台、恒温培养箱等。
3. 实验器械　剪刀、镊子、小弯止血钳、手术刀、烧杯、载玻片和盖玻片、吸管、鼠笼等。

【操作步骤】

1. 分别将小鼠麻醉或脱臼处死。
2. 将双后肢固定，触及睾丸，剪毛，手术刀切开皮肤和阴囊，剥离，取出左、右侧睾丸和附睾。
3. 将睾丸组织剪成细小颗粒状，放入 37℃生理盐水中制成小鼠活精子悬液，再放置 37℃恒温培养箱中，备用。
4. 用吸管吸取 1 滴精子悬液，滴于载玻片上，把显微镜光圈调小，视野稍暗一点，低倍镜下观察精子的运动状态。
5. 精子运动抑制试验分组　实验组：在 37℃恒温条件下取精子悬液 50μl 与等量的抑精子药液充分混合，分别于混合后 30s、5min、10min、30min，取 1 滴实验组混合液滴于载玻片上，显微镜下计数 10 个视野记录活动精子百分率。对照组：同样在 37℃恒温条件下取精子悬液 50μl 与等量生理盐水混合，分别于混合后 30s、5min、10min、30min，取 1 滴对照组混合液滴于载玻片上，显微镜下计数 10 个视野记录活动精子百分率。

【观察指标】

1. 低倍镜　可见有很多亮晶的小颗粒，这显示的是精子或睾丸组织。
2. 高倍镜　找到运动的精子，精子尾部有规律地摆动，精子头亮度较大，被推动向前移动。实验组添加少许抑精子药液，在不同时间内观察精子尾部停止摆动、精子停止运动的现象。在对照组切片，同一时间中精子仍保持运动状态。

【思考题】

1. 精子的形态学结构特点是什么？
2. 简述精子的运动特点和精子被抑制的过程。
3. 关于精子尾部的描述哪项错误（　　　　）

A. 是精子的运动装置　　　　　　　　　B. 可分为颈部、中段、主段和末段

C. 线粒体为精子运动提供能量　　　　　D. 中段最长

E. 核糖体为精子提供能量

答案：1、2. 略　3. D

（符碧薇）

第十二章　拓展设计性实验

实验一　尼古丁对呼吸道上皮纤毛运动的影响

【实验目标】

（一）技能目标

1. 掌握组织细胞的离体培养技术。
2. 掌握药物或试剂的量效和时效研究的方法。
3. 掌握文献查询及管理软件的使用方法。
4. 熟练掌握动物实验中动物的抓取、常见实验器械与麻醉药品的使用。
5. 了解统计学软件的使用。

（二）知识目标

1. 掌握动物实验分组的方法。
2. 利用已经学过的形态学基本技术，结合细胞生物学、组织学、病理学知识，将一定量尼古丁作用于呼吸道上皮，观察尼古丁对呼吸道纤毛运动的影响，明确吸烟对呼吸系统的危害。
3. 掌握不同浓度尼古丁对呼吸道上皮纤毛运动的影响。
4. 掌握多种能反映纤毛运动变化指标的特点。

（三）素质目标

1. 体会团队精神在科研实验中的重要性。
2. 养成勤思考、认真观察、客观记录实验结果的科学行为习惯。
3. 培养善待动物、珍惜生命的人文素养。

【实验背景】

参照第十一章实验六"呼吸道上皮细胞纤毛运动观察"的实验方法。

【设计提示】

1. 首先通过阅读文献，统计尼古丁在科研实验中常用的浓度和作用时间，可用于本实验中尼古丁的量效和时效研究。注意区别尼古丁在动物水平和细胞水平实验中药物使用浓度的差异。
2. 注意对照组与实验组的设置；各组样本数量的选择。通过阅读文献，自我总结在动物实验或细胞实验中，样本数量选择的基本原则。
3. 选择易获取的动物气管，进行离体培养若干天后，再采用尼古丁进行药物试验或让小动物（如小鼠）吸入一定浓度的尼古丁，若干天后取气管观察。
4. 在本实验中主要观察纤毛运动的改变，可从纤毛运动的动态图像、支气管上皮细胞形态指标、蛋白指标 [通过阅读文献查找可调节纤毛运动相关的蛋白质，如黏蛋白 - 黏液素 5AC（MUC5AC）] 等多方面，评价尼古丁对呼吸道上皮纤毛运动的影响。
5. 除此之外，可利用实验样本检测更多的指标。注意所选的指标要能反映尼古丁对呼吸道上皮细胞的损伤程度。
6. 注意团队成员的分工，除常规实验数据的记录外，要对实验的关键过程进行有效拍照。

【实验要求】

1. 通过对所得的实验结果进行统计学分析，探讨吸烟对呼吸道的损伤程度。

2. 针对获得的成果，举行"吸烟有害健康"的科普宣传活动。

（孙国瑛）

实验二　阴性对照和阳性对照的设定

【实验目标】

（一）技能目标

通过在简单实验的设计中，设置阴性对照组、阳性对照组等，充分理解不同类型对照组在科研实验中的作用。

（二）知识目标

1. 了解在科学研究中阳性对照组和阴性对照组的意义。
2. 掌握不同科学实验中对照组设置的方法。

（三）素质目标

1. 培育分工协作的精神。
2. 养成为达到科研目标而不断自我超越的科学素养。
3. 培养善待动物、珍惜生命的人文素养。

【实验背景】

科学研究中对研究对象有影响、作用或处理意义的条件有一个或多个，但一般只探究其中某个因素对实验对象的影响或作用。通过设置对照试验，既可排除无关因素（无关变量）对自变量的干扰，又可增加实验结果结论的可信度和说服力。

【设计提示】

1. 为便于操作，可设计动物实验，对象可为蟾蜍、小鼠等。
2. 每个科研实验应该包含以下要素（变量）：实验对象、造模药物、干预物质（如药物）、阳性药物。如观察某种物质对某种动物模型的治疗作用。
3. 根据所设计的实验目的，选择恰当的检测指标。可选择容易实施的实验方法或指标。
4. 为能通过实验归纳出阴性和阳性对照组的意义，可设计多个同步进行的实验：有实验组，无任何对照组；有阴性对照组、实验组，无阳性对照组；有阳性对照组、实验组，无阴性对照组；有阴性、阳性对照组和实验组。应保证以上各部分实验中各组的实验样本数相同，造模药物、干预物质、阳性药物的作用剂量和时间不变，并且各部分实验的检测指标保持一致。

【实验要求】

1. 各研究团队不能采用同样的动物模型进行实验。
2. 通过分析各部分实验数据，总结各部分实验结果，找到各部分实验结果的差异，总结对照组在科研实验中的作用。

（孙国瑛）

实验三　肿瘤细胞接种实验

【实验目标】

（一）技能目标

1. 细胞实验是科研实验中常涉及的部分，而肿瘤细胞又是最容易培养的细胞。通过本部分实验，可掌握一般细胞培养技术。

2. 掌握大部分肿瘤动物模型的构建及验证方法。

3. 熟练掌握动物实验中动物的抓取，常见实验器械和麻醉药品的使用。

（二）知识目标

1. 掌握肿瘤细胞的生物学特性以及各种肿瘤组织的组织学特点。

2. 掌握常见实验动物如小鼠的解剖学结构。

（三）素质目标

1. 培育从实验结果推导结论的科学思维。

2. 养成认真观察、客观记录实验结果的科学习惯。

3. 培养善待动物、珍惜生命的人文素养。

【实验背景】

肿瘤细胞培养是研究癌变机制、抗癌药的敏感性、肿瘤细胞和癌分子生物学特性的重要手段。肿瘤药理实验方法无外乎体内和体外实验两种，其中体内实验更能从整体上验证药物的有效性。本部分进行的肿瘤细胞接种实验，就是建立特定肿瘤动物体内模型的主要方式之一。

【设计提示】

1. 通过查阅文献，选择某种肿瘤细胞株进行传代培养。

2. 进行细胞计数，制作 $1 \times 10^6 \sim 5 \times 10^7$/ml 浓度的肿瘤细胞悬液。肿瘤细胞的具体浓度请查阅相关文献。

3. 采用注射器取适量细胞悬液注射于裸鼠的腋下或背部皮下，或 C57BL/6 小鼠肌内或腋窝皮下。注射部位要根据肿瘤细胞的生物学特性进行选择，可查阅相关文献获知。

4. 待肿瘤成型后，获取肿瘤块，进行常规的观察和指标的检测。

【实验要求】

1. 各研究团队采用不同的肿瘤细胞进行接种。

2. 总结所接种肿瘤细胞的实验过程（文字、照片、示意图）、注意事项，形成详细的关于肿瘤细胞接种的实验报告。

（孙国瑛）

实验四　鸡胚标本制备与形态学观察

【实验目标】

（一）技能目标

1. 了解鸡胚的制作方法。

2. 掌握鸡胚盘的分离和观察方法。

3. 掌握实验结果的正确记录和表述方法。

（二）知识目标

1. 掌握三胚层的结构和主要分化物。

2. 掌握胚胎的发生、发育和演变过程。

（三）素质目标

1. 培育从实验结果推导结论的科学思维。

2. 培养学生观察和分析问题的能力。

3. 培养学生的医学伦理素养。

【实验对象】

鸡种蛋。

【实验药品和器材】

1. 药品　生理盐水。

2. 仪器设备　立体显微镜。

3. 实验器械　培养皿，手术剪，眼科剪，眼科镊子。

【操作步骤和观察指标】

1. 操作步骤

（1）鸡种蛋置于38℃恒温箱内孵育48～72h，每隔24h通风1次，同时90°翻转鸡种蛋。

（2）准备2个培养皿，分别编号为1、2，事先倒入生理盐水。

（3）将孵育好的鸡种蛋从温箱中取出后用手术剪刀柄将气室的鸡蛋壳敲破，剪去多余蛋壳，仔细查找胚盘。

（4）用眼科剪沿胚盘边缘将胚盘剪下，用眼科镊子夹住胚盘边缘使其与卵黄膜分开，将其放入盛有生理盐水的1号培养皿中，轻轻摇动洗掉卵黄，用眼科剪轻轻将胚胎周围的羊膜等组织除去。

（5）用眼科镊子将胚胎移至2号培养皿中，立体显微镜下观察胚胎形态。

2. 观察指标　记录胚盘大小、胚体长短及形状，判断发育时间。

镜下分辨：脑泡、耳板、神经管、体节、心脏、大血管、鳃弓、肠管。

【注意事项】

1. 取出胚胎时注意不要搅乱卵黄。

2. 注意培养皿中是否已倒入生理盐水。

【思考题】

1. 简述三胚层形成过程。

2. 简述三胚层早期分化的结构。

3. 内、中、外三个胚层均起源于(　　　)

A. 胚外中胚层　　　B. 胚内中胚层　　　C. 上胚层　　　D. 下胚层　　　E. 滋养层

答案：1～2. 略　3. C

（蓝永洪）

第四篇　医学科学研究性实验

第十三章　肿瘤性疾病实验研究

【实验目标】

（一）技能目标

1. 掌握一般肿瘤细胞培养及鉴定技术。
2. 掌握肿瘤细胞接种方法。
3. 掌握肿瘤动物的模型验证方法。
4. 掌握医学文献阅读技巧。

（二）知识目标

1. 掌握肿瘤细胞的生物学特性以及肺癌的组织学特点。
2. 掌握科研课题的设计思路。
3. 掌握科研项目申请书的撰写。

（三）素质目标

1. 通过阅读大量文献，培育文献鉴赏及综合分析能力。
2. 提高从文献中发掘科研课题方向的科研能力。
3. 培育创新思维。
4. 培养善待动物、珍惜生命的人文素养。

【实验背景】

根据拓展性实验中"阴性对照和阳性对照的设定"与"肿瘤细胞接种实验"的实验方法或实验设计思路，通过阅读文献，请同学们选择某种中药提取物或西药成分，观察其对肺癌小鼠的治疗作用。目的在于考查学生对拓展性实验部分掌握程度，增强学生科研设计能力，以及科研项目申请书的撰写能力。

【实验要求】

1. 可从细胞或动物水平设计一个有关肺癌方面的科学实验。如何选择药物，研究其对肺癌的治疗作用；探讨某种促癌基因或抑癌基因在肺癌发生发展中的作用及机制等。

2. 请按照项目名称、研究目的、研究的创新性、实验对象与分组、实验仪器与试剂、研究内容、研究方案（包含实验步骤和检测指标）、预期结果、参考文献等层次设计实验。

3. 利用所设计的实验，申请大学生创新科研项目或参加大学生实验设计大赛。

（孙国瑛）

第十四章　组织工程技术应用

【实验目标】

（一）技能目标

1. 掌握一般角质形成细胞和成纤维细胞的细胞培养、传代和冻存技术。
2. 掌握动物模型的构建方法。
3. 掌握动物手术相应技术。
4. 掌握药物分子简单的处理技术。

（二）知识目标

1. 掌握皮肤的解剖学、组织学和生理学特点。
2. 掌握皮肤创伤修复的生物学过程。

（三）素质目标

1. 通过大量阅读文献，培育文献鉴赏及综合分析能力。
2. 培育创新思维。
3. 培养善待动物、珍惜生命的人文素养。

【实验背景】

皮肤作为机体与外界相通的一个屏障，永远暴露于外界环境中，极容易受到不同类型的损伤，如烧伤、器械损伤、溃疡、感染等。皮肤损伤是全世界普遍存在的医疗问题，在皮肤创伤时，人体就启动了复杂的生物过程，用于修复或再生损伤和失去的皮肤组织。细胞外基质（extracellular matrix，ECM）、血小板、炎症细胞、生长因子、细胞因子、趋化因子参与这个过程，分别在止血、炎症反应、细胞迁移、细胞增殖和组织重塑过程中发挥作用。

【基础知识】

普通皮肤创伤，可以在 4 周内通过自身修复功能而痊愈。创伤修复过程主要分为 4 个阶段：止血期，炎症期，细胞增殖期和组织重塑期。

1. **止血期**　几乎在皮肤损伤后立即启动，可限制出血和阻止微生物感染。在战场上，失血和急性损伤是士兵死亡的主要原因。止血期涉及血管收缩、血小板聚集、纤维蛋白凝块形成，随后结痂，瘢痕可以为受损的组织提供一定的机械强度，保护创面免受感染，支撑创面。在这个过程中血小板释放转化生长因子 β（transforming growth factor-β，TGF-β）、表皮生长因子（epidermal growth factor，EGF）、胰岛素样生长因子 -1（insulin-like growth factor-1），血小板源生长因子（platelet-derived growth factor，PDGF）等。这些生长因子可激活成纤维细胞、血管内细胞和巨噬细胞。

2. **炎症期**　基本与止血期同步发生，此阶段涉及一些促炎因子、阳离子短肽、蛋白酶、活性氧（reactive oxygen species）和生长因子释放，可维持伤口的清洁。本阶段主要由中性粒细胞、单核巨噬细胞迁移到创口部位并介导。其中中性粒细胞抑制病原微生物感染，巨噬细胞参与细胞碎片的吞噬，并在伤口周围提供可溶性细胞间信号，这些信号通常包括各种细胞因子、生长因子、蛋白酶，它们激活成纤维细胞和肌成纤维细胞，为细胞增殖期做物质和信息储备。

3. **细胞增殖期**　在炎症期，中性粒细胞和巨噬细胞释放大量细胞因子和趋化因子到创伤微环境，这些因子包括 TGF-β、成纤维细胞生长因子（fibroblast growth factor，FGF）、PDGF、EGF 等，可促进细胞的募集、增殖、形态发生和分化成熟。角质形成细胞被趋化因子所吸引，从创口边缘迁移向创口中心，并逐渐覆盖创面，恢复表皮的屏障功能。成纤维细胞迅速增殖，并分泌纤维蛋白、纤维粘连蛋白、透明质酸、糖胺聚糖、蛋白聚糖和胶原蛋白等蛋白，为组织重塑和血管生成提供临时细胞外基质，形成肉芽组织，这是创伤愈合的必要条件。在这个时期，淋巴细胞取代中性粒细胞和巨噬细胞成为主要炎症细胞。受到血小板和巨噬细胞释放的可溶性细胞因子的刺激，内皮细胞被激活并在伤口原位启动血管化进程，形成的新血管可以改善营养和氧交换状态，并且协助把其他参与创伤修复的细胞运输到伤口部位，加速创伤修复过程。在这个阶段，表皮细胞覆盖创面，成纤维细胞分泌的细胞外基质为皮肤提供弹性。

4. **组织重塑期**　成纤维细胞和肌成纤维细胞分泌蛋白酶降解无序的细胞外基质，构建有序的细胞外基质网络。在细胞增殖期形成的肉芽组织由未成熟的Ⅲ型胶原构成，相对比较弱。在组织重塑期，成纤维细胞分泌的成熟的Ⅰ型胶原逐渐取代了Ⅲ型胶原。最终的目标是使皮肤恢复到损伤之前的状态，在此期间，肉芽组织的血管逐渐减少。

【实验设计】

1. 动物模型构建

（1）背部皮肤切割伤模型。

（2）烧伤模型。

（3）化学烧伤模型。

（4）冻伤模型。

（5）糖尿病创伤模型。

（6）海水浸泡伤模型。

2. 治疗手段选择

（1）创伤敷料。

（2）天然活性药物。

（3）药物缓释系统。

（4）细胞。

3. 学生在设计实验时可以根据以上思路选择所要构建的动物模型及其治疗手段，设计一个完整的科研课题，用于申请大学生创新科研项目或参加大学生实验设计大赛。

【所用实验技术】

1. 细胞培养。

2. 实验动物模型构建。

3. 生物材料制备。

4. 天然药物分子处理。

【思考题】

1. 普通皮肤创伤可在（　　）内自愈。

A.1 周　　　　　　　B.2 周　　　　　　　C.3 周　　　　　　　D.4 周　　　　　　　E.5 周

2. 能够直接进行皮肤组织修复的细胞是（　　）。

A. 成软骨细胞　　　B. 成脂细胞　　　C. 成纤维细胞　　　D. 骨髓细胞　　　E. 间质细胞

3. 以下不适用于实验室动物模型构建的是（　　）。

A. 基因编辑　　　　B. 电转录　　　　C. 自然选择　　　D. 紫外线照射　　　E. 药物诱导

答案：1. D　2. C　3. C

（陈志强　　滕　藤）

第五篇　胚胎学虚拟仿真实验

第十五章　人体胚胎发生和早期发育

【实验目标】

（一）技能目标

1. 掌握数字切片软件的使用。
2. 综合利用动画、图片及模型等资源理解胚胎学的动态变化过程。

（二）知识目标

1. 掌握受精卵卵裂至三胚层形成的过程。
2. 掌握胎膜及胎盘。

（三）素质目标

通过胚胎学的学习，培养学生尊重生命和敬畏生命的意识。

【实验对象】

胚胎学虚拟仿真系统中人胚早期发生的图片、三维模型图、动画和视频。

【实验内容】

观察要点：

1. 卵裂　受精卵形成早期进行有丝分裂的过程称为卵裂，卵裂形成的子细胞称为卵裂球（图 15-1、图 15-2 ）。

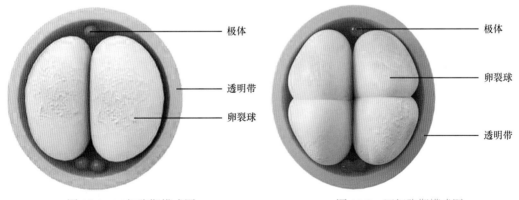

图 15-1　二细胞期模式图　　　　　　　　图 15-2　四细胞期模式图

2. 桑葚胚　受精卵经过多次卵裂后形成的由 12～16 个细胞组成的实心细胞团，外观如桑葚，故称为桑葚胚（图 15-3、图 15-4 ）。

3. 胚泡　桑葚胚进入子宫腔后，实心细胞团中间开始出现小的腔隙，逐渐汇合形成一个大的腔，称为胚泡腔；胚泡壁由单层细胞构成，称为滋养层；位于胚泡内一侧的一群细胞称为内细胞群（图 15-5、图 15-6 ）。

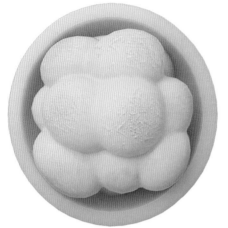

图 15-3　桑葚胚模式图

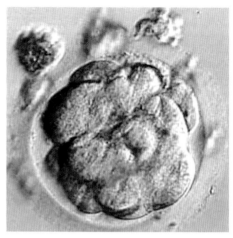

图 15-4　桑葚胚实拍图

对胚极

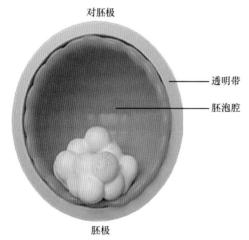

透明带

胚泡腔

胚极

图 15-5　胚泡模式图

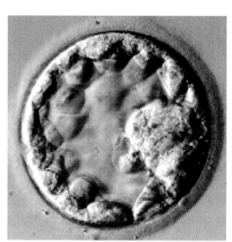

图 15-6　胚泡实拍图

4. 二胚层期　受精后第 8 天，内细胞群增殖分化，逐渐形成圆盘状的二层胚盘，称为二胚层胚盘，分别称为上胚层和下胚层，上胚层细胞呈柱状，下胚层细胞呈立方状。上胚层细胞靠近极端滋养层形成羊膜腔；下胚层细胞向腹层延伸形成卵黄囊（图 15-7 ～图 15-9）。滋养层内面和羊膜腔、卵黄囊外面均覆盖有胚外中胚层，形成的腔为胚外体腔。

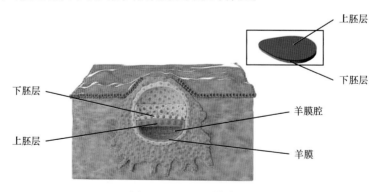

上胚层

下胚层

下胚层

上胚层

羊膜腔

羊膜

图 15-7　二胚层模式图

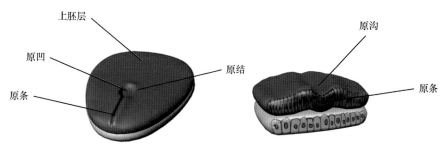

图 15-8　原结、原凹形成模式图

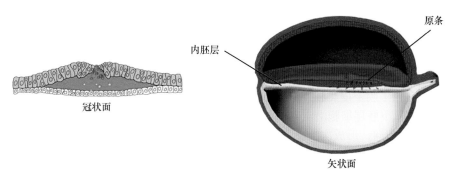

图 15-9　上胚层细胞迁入下胚层形成内胚层模式图

5. 三胚层期　第 3 周初，上胚层细胞增殖在中轴线上聚集形成纵行的原条，原条膨大的头端为原结。继而原条形成原沟，原沟向下增殖，并在上、下胚层之间扩展迁移形成中胚层，同时原沟深层的细胞继续向下替代下胚层细胞形成内胚层，而上胚层被称为外胚层。于是在第 3 周末，三胚层胚盘形成（图 15-10）。

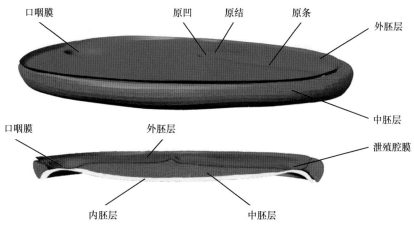

图 15-10　三胚层形成模式图

6. 胎膜

（1）绒毛膜：由绒毛膜板、各级绒毛干及绒毛组成。滋养层和内衬的胚外中胚层组成绒毛膜板。各级绒毛干及绒毛都是在绒毛膜板基础上形成的。初级绒毛干由细胞滋养层凸入合体滋养层形成；次级绒毛干为胚外中胚层伸入初级绒毛干形成的；内形成的血管与胚体相通时为三级绒毛干；各级绒毛干表面形成的细小分支为绒毛（图 15-11）。

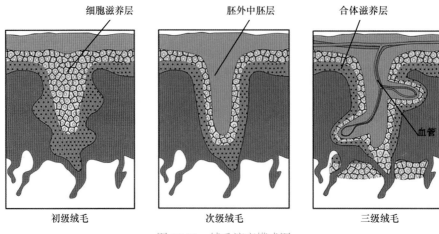

图 15-11　绒毛演变模式图

（2）羊膜：由羊膜上皮和胚外中胚层组成，无血管，为半透明膜。内含有羊水。

（3）卵黄囊：下胚层细胞沿滋养层增殖形成初级卵黄囊，之后下胚层周缘细胞增生，细胞沿初级卵黄囊在腹侧相遇，形成次级卵黄囊（图 15-12、图 15-13）。随着胚体的变化，人胚卵黄囊被包入脐带后形成卵黄蒂，第 6 周卵黄蒂闭锁，随后退化。

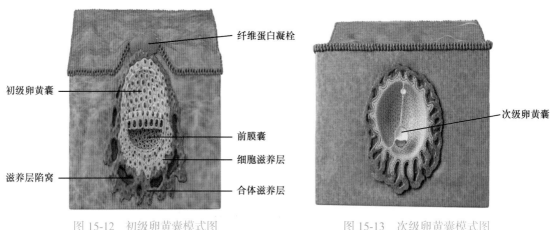

图 15-12　初级卵黄囊模式图　　　　　　　　　　图 15-13　次级卵黄囊模式图

（4）尿囊：受精后第 14 天，下胚层尾侧缘与次级卵黄囊连接处增生，向体蒂内生成一个盲管为尿囊。随着胚体演化，尿囊最终形成脐带内的脐动脉和脐静脉（图 15-14）。

（5）脐带：是连于胚胎脐部与胎盘间的索状结构。表面覆有羊膜，内含闭锁的卵黄囊、脐尿管、脐动脉和脐静脉（图 15-15）。

7. 胎盘　为由胎儿的丛密绒毛膜与母体的底蜕膜共同组成的圆盘状结构，分为母体面和胎儿面。母体面可见胎盘隔，胎盘隔将胎盘分隔为若干个胎盘小叶，每个小叶含 1 ～ 4 根绒毛干及其分支。胎盘内有母体和胎儿两套血液循环系统。母体动脉血从子宫螺旋动脉流入绒毛间隙，与胎儿血进行物质交换后，再经子宫静脉流回母体（图 15-16）。

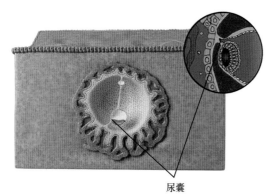

图 15-14　尿囊模式图

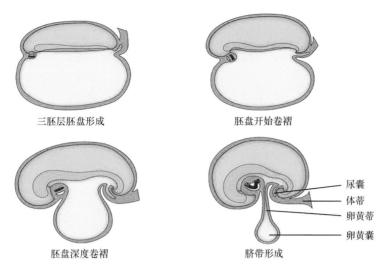

三胚层胚盘形成　　　　　　胚盘开始卷褶

胚盘深度卷褶　　　　　　脐带形成

尿囊
体蒂
卵黄蒂
卵黄囊

图 15-15　脐带形成模式图

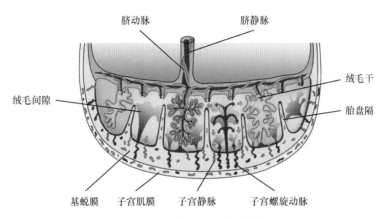

脐动脉　　　　脐静脉

绒毛干

胎盘隔

绒毛间隙

基蜕膜　　子宫肌膜　　子宫静脉　　子宫螺旋动脉

图 15-16　胎儿的血液循环模式图

（崔志刚）

第十六章　胚胎发生各论

第一节　颜面和腭的发生

【实验目标】

（一）技能目标

1. 掌握数字切片软件的使用。

2. 综合利用动画、图片及模型等资源理解胚胎学的动态变化过程。

（二）知识目标

1. 掌握颜面发生的过程。

2. 掌握腭的发生。

（三）素质目标

通过胚胎学的学习，培养学生尊重生命和敬畏生命的意识。

【实验对象】

胚胎学虚拟仿真系统中颜面和腭的发生的图片、三维模型图、动画和视频。

【实验内容】

观察要点（图 16-1 ～图 16-4）：

1. 颜面的发生

（1）额鼻突：脑泡腹层的间充质增生，使胚体头部形成额鼻突。

（2）上下颌突：第 1 鳃弓出现后，其后侧份迅速分为上、下两支，分别为上、下颌突。

（3）口凹：为额鼻突、左右上颌突、已愈合的左右下颌突围成的一个宽大凹陷。

（4）鼻的发生：额鼻突的下部两侧、局部表面外胚层增生，形成左、右一对鼻板。鼻板中央凹陷形成鼻窝；鼻窝周缘间充质细胞增生突起形成内侧鼻突和外侧鼻突。

（5）颜面演化：沿从两侧向正中方向演化。左、右下颌突在中线融合，继而左、右上颌突也向中线生长，先后与同侧的外侧鼻突及内侧鼻突融合。同时，两侧的鼻窝靠拢，左右侧鼻突逐渐融合，形成鼻梁和鼻尖。此时颜面已初具人形。

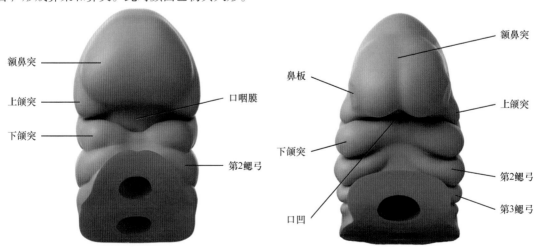

图 16-1　4 周胚颜面原基出现模式图　　　图 16-2　5 周初鼻板发生模式图

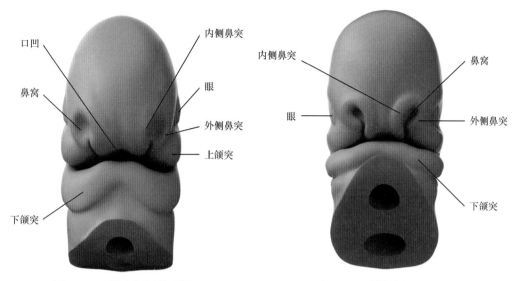

图 16-3　5 周中期胚模式图　　　　　图 16-4　5 周末期颜面演化模式图

2. 腭的发生　腭起源于正中腭突与外侧腭突。

（1）正中腭突：左右内侧鼻突融合后，向原始口腔内长出一短小的突起为正中腭突。

（2）外侧腭突：左右上颌突向原始口腔内长出一对扁平的突起为外侧腭突。

（崔志刚）

第二节　消化系统和呼吸系统的发生

【实验目标】

（一）技能目标

1. 掌握数字切片软件的使用。

2. 综合利用动画、图片及模型等资源理解胚胎学的动态变化过程。

（二）知识目标

1. 掌握消化系统的发生。

2. 掌握呼吸系统的发生。

（三）素质目标

通过胚胎学的学习，培养学生尊重生命和敬畏生命的意识。

【实验对象】

胚胎学虚拟仿真系统中消化系统和呼吸系统的发生的图片、三维模型图、动画和视频。

【实验内容】

观察要点：

1. 消化系统的发生

（1）原始消化管：人胚第 3 ～ 4 周时，随着圆柱状胚体的形成，卵黄囊顶部的内胚层被包卷入人胚体内，形成原始消化管。其分为三部分，头端为前肠，尾端为后肠，与卵黄囊相连的中段为中肠（图 16-5、图 16-6）。

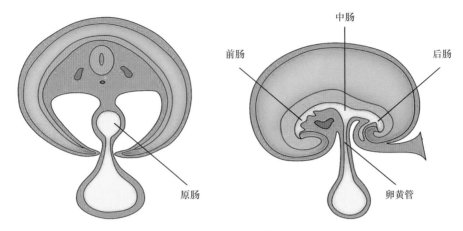

图 16-5　原肠形成模式图

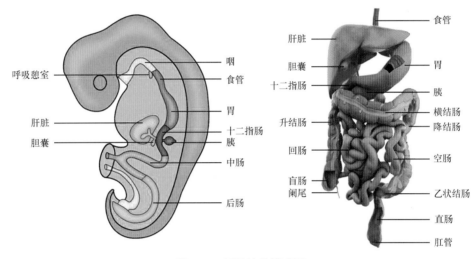

图 16-6　原肠演化模式图

（2）原始咽的发生和咽囊的演化：原始咽为消化管的头端膨大处，起自口咽膜，止于喉气管憩室起始部。原始咽侧壁 5 对膨向外侧的囊状突起为咽囊（图 16-7、图 16-8 ）。

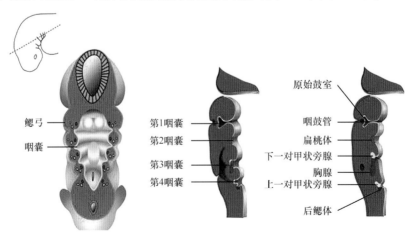

图 16-7　咽囊分化模式图

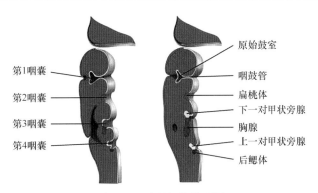

图 16-8　咽囊衍化模式图

1）第 1 对咽囊：演化为咽鼓管和中耳鼓室。

2）第 2 对咽囊：腭扁桃体。

3）第 3 对咽囊：甲状旁腺和胸腺原基。

4）第 4 对咽囊：甲状旁腺。

5）第 5 对咽囊：甲状腺滤泡旁细胞。

（3）食管和胃的发生

1）食管的发生：原始咽尾侧的一段原始消化管发育为食管（图 16-9）。

2）胃的发生：第 4～5 周时，位于食管尾侧的前肠形成一梭形膨大，为胃的原基（图 16-10）。

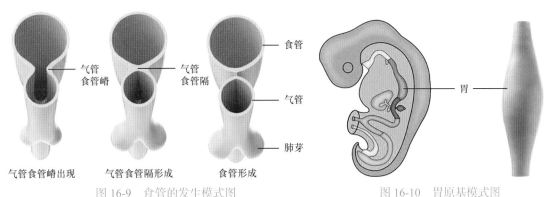

图 16-9　食管的发生模式图

图 16-10　胃原基模式图

（4）肠的发生

1）十二指肠：前肠尾端和中肠头段共同形成，两段的交界点为肝憩室的发生处。

2）空肠、回肠、盲肠和阑尾：空肠和回肠由原始消化管的中肠演变而来，其发生过程和腹腔中的定位与中肠襻的形成和旋转密切相关（图 16-11、图 16-12）。随着胚体的演变，肠的生长速度加快，致使肠管形成中肠襻。中肠襻以卵黄蒂为界分为头支和尾支，尾支近卵黄蒂处形成盲肠突，为大肠和小肠的分界线，是盲肠和阑尾的原基。

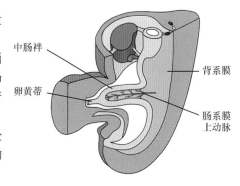

图 16-11　中肠襻形成模式图

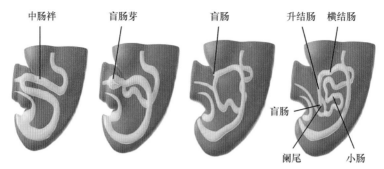

图 16-12 中肠袢旋转和演化模式图

（5）肝脏和胆囊的发生：胚胎第 4 周时，前肠末端与中肠交界处的肝憩室是肝脏和胆囊的原基。肝憩室的远端发育为肝脏，而近端发育为胆囊，根部发育为胆总管（图 16-13）。

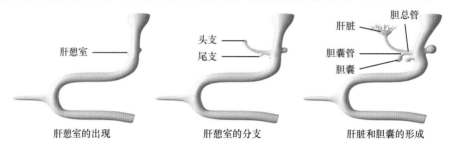

图 16-13 肝脏和胆囊的发生模式图

（6）胰腺的发生

1）背胰和腹胰的发生：胚胎第 4 周，前肠末端与中肠交界处的背侧和腹侧各出现一个芽状突起，称为胰芽。两个胰芽的上皮细胞均来自原肠内胚层，细胞增生形成细胞索。细胞索反复分支，末端形成腺泡，分支的细胞索形成各级导管，于是形成了背胰和腹胰（图 16-14）。

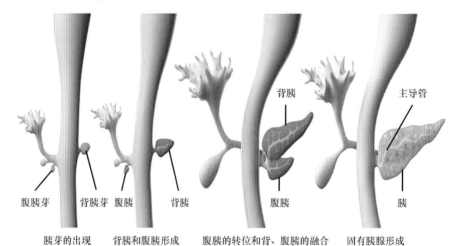

图 16-14 胰腺的发生模式图

2）固有胰腺的发生：由于十二指肠的移位和关闭的不均等生长，腹胰与背胰融合为固有胰腺。

3）胰岛的发生：胚胎第 3 个月，部分上皮细胞脱离细胞索，称为游离于上皮索之外的细胞团，后分化为胰岛，于胚胎第 5 个月出现内分泌功能（图 16-15）。

2. 呼吸系统的发生

（1）呼吸憩室的发生：胚胎第 4 周初，原始咽尾端前肠腹壁形成呼吸憩室是呼吸系统发生的原基（图 16-16）。

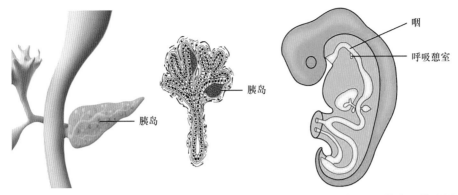

图 16-15　胰岛的发生模式图　　　　图 16-16　呼吸憩室的发生模式图

（2）支气管和肺的发生：胚胎第 5 周，呼吸憩室的末端形成左、右肺芽，继续延展形成左、右两个主支气管并分支，胚胎第 2 个月末形成肺段支气管，左侧 8 支，右侧 10 支（图 16-17）。

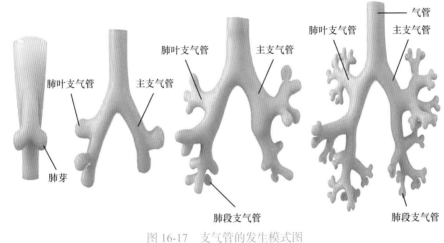

图 16-17　支气管的发生模式图

（崔志刚）

第三节　泌尿系统和生殖系统的发生

【实验目标】

（一）技能目标

1. 掌握数字切片软件的使用。

2. 综合利用动画、图片及模型等资源理解胚胎学的动态变化过程。

（二）知识目标

1. 掌握泌尿系统的发生。

2. 掌握生殖系统的发生。

（三）素质目标

通过胚胎学的学习，培养学生尊重生命和敬畏生命的意识。

【实验对象】

胚胎学虚拟仿真系统中泌尿系统和生殖系统的发生的图片、三维模型图、动画和视频。

【实验内容】

观察要点：

1. 泌尿系统的发生（图 16-18、图 16-19）

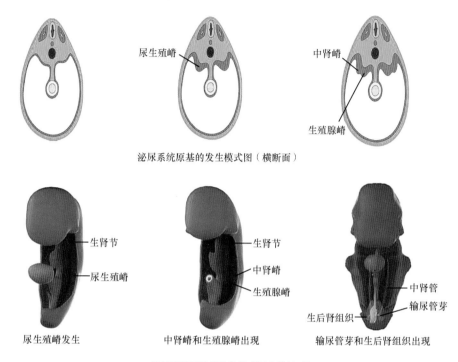

泌尿系统原基的发生模式图（横断面）

尿生殖嵴

中肾嵴
生殖腺嵴

生肾节
尿生殖嵴
尿生殖嵴发生

生肾节
中肾嵴
生殖腺嵴
中肾嵴和生殖腺嵴出现

中肾管
输尿管芽
生后肾组织
输尿管芽和生后肾组织出现

泌尿系统原基的发生模式图（纵断面）

图 16-18　泌尿系统原基的发生模式图

（1）肾脏的发生

1）尿生殖嵴的发生：胚胎第 3 周末，间介中胚层被卷至胚体后壁体节的外侧并迅速增生，形成两条纵行的尿生殖嵴，是泌尿系统和生殖系统的原基。

2）中肾嵴和生殖腺嵴的发生：尿生殖腺嵴头段呈结节状，是前肾的原基，也称为生肾节；中段和尾段不分节，中央有一纵沟，内侧份为生殖腺嵴，是生殖腺的原基；外侧份为中肾嵴，是中肾的原基。

3）生后肾组织的发生：中肾嵴尾端外侧的间充质是发生后肾的原基，称为生后肾组织。

（2）膀胱和尿道的发生：尿生殖窦的上段与尿囊相连，然后发育为膀胱，尿生殖窦的中段细长，在男性胚胎将发育为尿道的前列腺部和尿道膜部；在女性胚胎将发育为尿道膜部。尿生殖窦的下段，在男性胚胎将发育为尿道海绵体部，在女性胚胎则发育为尿道下段和阴道前庭。

2. 生殖系统的发生

（1）原始生殖细胞的发生和迁移：原始生殖细胞于胚胎第 2 周发生于上胚层，并迁入卵黄囊后壁近体蒂处，于第 4 周初，通过原肠的背系膜迁至生殖腺嵴。依照胚胎遗传性别不同，迁入生殖腺嵴的原始生殖细胞分化为精原细胞或者卵原细胞，并诱导生殖腺嵴分化为睾丸或卵巢（图 16-19）。

（2）睾丸的发生：Y 染色体上有睾丸决定基因，可通过表达睾丸决定因子而诱导生殖腺嵴分化为睾丸。生殖腺原基表面的生殖上皮增生、下陷，形成若干细胞索深入其下方的间充质中，称为初级性索。迁移来的原始生殖细胞嵌入初级性索并分化为精原细胞，初级性索上的上皮细胞则分化为支持细胞（图 16-20）。

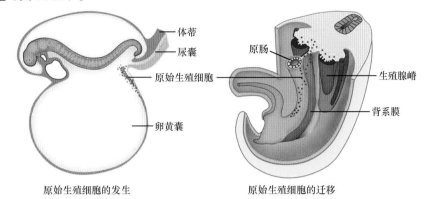

图 16-19　原始生殖细胞的发生和迁移模式图

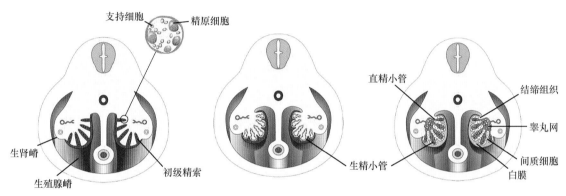

图 16-20　睾丸的发生模式图

（3）卵巢的发生：为由于缺少睾丸决定基因表达的睾丸决定因子，生殖腺原基表面上皮下陷形成的初级性索退化。于第 7 周左右，生殖腺嵴表面上皮再度增生，形成次级性索。次级性索不穿入生殖腺嵴的深层，只位于其表面，又称为皮质索。胚胎第 3 个月，皮质索断裂成若干细胞团。此时迁入的原始生殖细胞已经增生分化为卵原下表，于是形成了原始卵泡。胚胎第 5 个月，所有卵原细胞都先后开始了第 1 次减数分裂，并停止于分裂前期，故出生后的婴儿卵巢中，只有处于分列前期的初级卵母细胞，没有卵原细胞（图 16-21）。

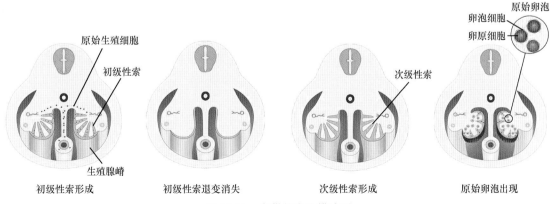

图 16-21　卵巢的发生模式图

（崔志刚）

第四节　心血管系统的发生

【实验目标】

（一）技能目标

1. 掌握数字切片软件的使用。
2. 综合利用动画、图片及模型等资源理解胚胎学的动态变化过程。

（二）知识目标

1. 掌握心的发生。
2. 掌握主要血管的演变。

（三）素质目标

通过胚胎学的学习，培养学生尊重生命和敬畏生命的意识。

【实验对象】

胚胎学虚拟仿真系统中心血管系统的发生的图片、三维模型图、动画和视频。

【实验内容】

观察要点：

1. 原始血细胞和原始血管的发生

（1）血岛：胚胎第17天卵黄囊壁、绒毛膜、绒毛和体蒂等处的胚外中胚层细胞聚集成孤立散在的细胞团称为血岛。血岛中央的细胞分化为造血干细胞，主要分化为红细胞；血岛周边的细胞分化为内皮细胞，形成血管（图16-22）。

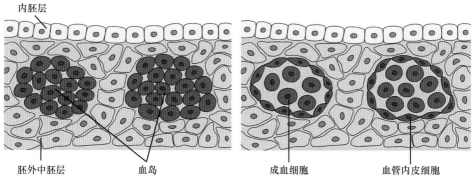

图 16-22　血岛演化模式图

（2）原始血管的发生：胚胎第18天，间充质细胞之间形成若干小裂隙，裂隙两侧的间充质细胞分化为扁平内皮细胞，包绕裂隙形成原始血管。这些原始血管再通过出芽方式产生新血管并串联沟通，形成血管网（图16-23）。

2. 心脏的发生和外形演变

（1）心脏发生于口咽膜头侧马蹄形生心区的中胚层。

（2）胚胎第18天，生心区的中胚层内出现多个间充质裂隙，这些裂隙逐渐融合为左、右两个大腔隙，称为围心腔。围心腔的腹侧，细胞聚集形成两条细胞索，为生心索，生心索管化，形成左、右两条内皮管为心管。

（3）胚胎第20天，围心腔和心管由口咽膜的头侧转移至口咽膜的尾侧和原始咽的腹侧，围心腔也由心管的背侧转至心管的腹侧。

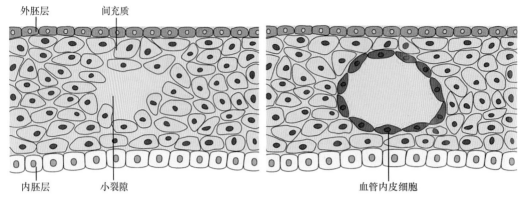

图 16-23 胚体血管的发生模式图

（4）胚胎第 22 天，随着胚盘侧褶的形成和加深，左、右心管和左、右围心腔逐渐向中线移动，相互靠近并融合为一个围心腔和一个心管（图 16-24）。

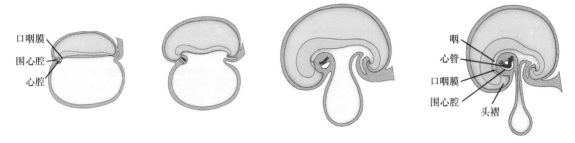

图 16-24 围心腔和血管位置变化模式图

3. 主要血管的演变

（1）弓动脉的发生和演化：胚胎第 4 周，随着 6 对鳃弓的形成，6 对弓动脉也先后在鳃弓中出现。弓动脉起始于胚体腹侧的动脉囊，经鳃弓注入背侧的背主动脉（图 16-25）。

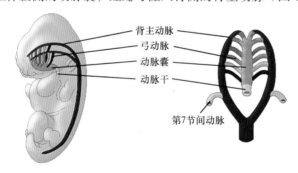

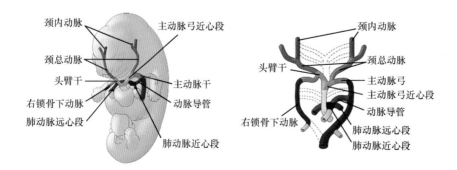

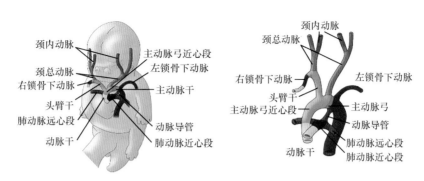

图 16-25 弓动脉演变模式图

1）第 1、2 对弓动脉：基本退化消失。

2）第 3 对弓动脉：左、右各发出一个分支，形成左、右颈外动脉。

3）第 4 对弓动脉：左侧与动脉囊左半共同形成主动脉弓，与动脉囊右半形成头臂干。左侧背主动脉背侧发出的第 7 节间动脉形成左锁骨下动脉。右侧第 4 弓动脉及其相连的尾侧背主动脉和右侧第 7 节间动脉共同组成右锁骨下动脉。

4）第 5 对弓动脉：发育不全并很快退化。

5）第 6 对弓动脉：近侧段形成肺动脉的基部，左侧远侧段形成动脉导管，右侧远侧段退化。

（2）卵黄静脉的演变：胚胎第 4 周，卵黄静脉形成，左右各一，由卵黄囊壁上的小静脉汇集而成，穿过原始横膈，注入静脉窦的左角和右角。胚胎第 5 周，随着肝脏穿入原始横膈并迅速增大，左右卵黄静脉被包入肝内分成了三段，即近心段、肝内段和远心段。远心段围绕十二指肠并左右吻合形成门静脉；肝内段分解为肝血窦；左卵黄静脉的近心段萎缩形成左肝静脉，右卵黄静脉的近心段粗大形成右肝静脉和下腔静脉的肝段。

（3）脐静脉的演变：胚胎第 4 周，脐静脉形成，左右成对，起于绒毛膜汇入静脉窦的左角和右角（图 16-26）。起初，左右脐静脉位于发育中肝脏的两侧。胚胎第 5 周，随着肝脏的迅速增大，左右脐静脉分支进入肝脏，汇入肝窦。胚胎第 8 周由于脐静脉回流入心的血液越来越多地通过肝脏回流入心脏，致使左右脐静脉近心段逐渐萎缩退化。胚胎第 10 周，由于胎盘回流的血液大部分经左脐静脉，致使右脐静脉远心段萎缩退化。左脐静脉血液进入肝脏后，除少数进入肝窦外，大部分通过一条直管汇入下腔静脉，这条肝内直通管道称静脉导管。胎儿出生后，脐静脉闭锁，形成了肝圆韧带。

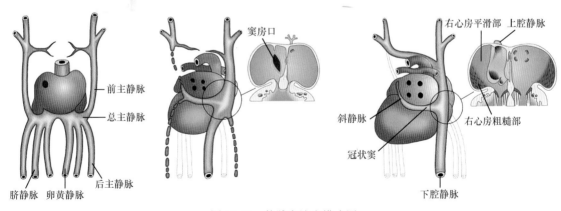

图 16-26 静脉窦演变模式图

（崔志刚）

第五节　神经系统及感觉器官的发生

【实验目标】

（一）技能目标

1. 掌握数字切片软件的使用。

2. 综合利用动画、图片及模型等资源理解胚胎学的动态变化过程。

（二）知识目标

1. 掌握神经系统的发生。

2. 掌握眼和耳的发生。

（三）素质目标

通过胚胎学的学习，培养学生尊重生命和敬畏生命的意识。

【实验对象】

胚胎学虚拟仿真系统中神经系统的发生以及眼和耳的发生的图片、三维模型图、动画和视频。

【实验内容】

观察要点：

1. 神经系统的发生（图 16-27）

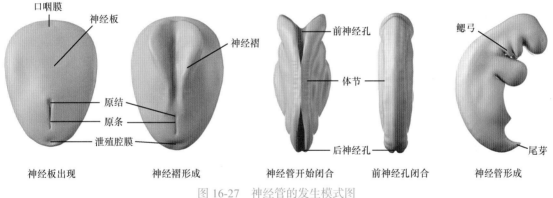

口咽膜　神经板	神经褶	前神经孔　体节　后神经孔		鳃弓　尾芽
原结　原条　泄殖腔膜				
神经板出现	神经褶形成	神经管开始闭合	前神经孔闭合	神经管形成

图 16-27　神经管的发生模式图

（1）神经管和神经嵴的发生：神经管和神经嵴是神经系统的原基。

1）神经管：胚胎第 3 周中期，外胚层增厚形成的板状结构为神经板，两侧抬高为神经褶。神经褶逐渐向中线靠拢，于胚胎第 28 天时形成完全封闭的神经管。

2）神经嵴：在神经褶闭合为神经管的过程中，神经褶游离缘部分细胞形成纵行的细胞索，位于神经管的背外侧，为神经嵴。

（2）神经上皮的分化：神经管的上皮为假复层柱状上皮，来源于神经外胚层，称为神经上皮（图 16-28）。

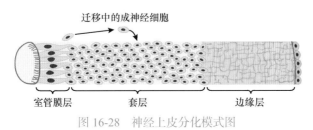

迁移中的成神经细胞

室管膜层	套层	边缘层

图 16-28　神经上皮分化模式图

1）神经元的形成：神经管形成后，神经上皮开始增殖分化为成神经细胞，随后迁至神经管外层形成套层。成神经细胞的突起伸向外周形成边缘层，而未迁移的神经上皮细胞停止分化形成贴衬神经管内表面的室管膜细胞。套层中最初的成神经细胞为无极成神经细胞，后在细胞两极出现两个突起为双极成神经细胞；其中一个突起生长较快形成原始轴突，另一个突起衍化为多个短而分支的突起，此时细胞为多极成神经细胞，最终成为成熟的神经元。

2）神经胶质细胞的形成：神经上皮分化出成神经细胞后，又分化出了成胶质细胞，成胶质细胞迁入套层和边缘层。迁入套层的成胶质细胞多分化为星形胶质细胞，迁入边缘层的成胶质细胞多分化为少突胶质细胞（图 16-29）。

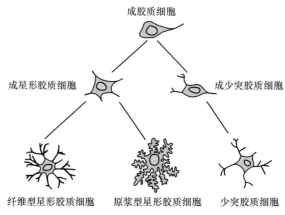

图 16-29 成胶质细胞分化模式图

（3）脊髓的发生

1）脊髓管的演化：脊髓由神经管的尾段分化而来。由于大量的成神经细胞和成胶质细胞迁入套层，神经管两侧的背侧部和腹侧部增厚。增厚的腹侧部称基板，增厚的背侧部为翼板。神经管的顶壁和底壁分别为顶板和基板。基板和翼板之间的浅沟称界沟。左右两基板增大并向中线靠拢，两者间仅有一道狭缝，为腹侧裂。左右两翼板增大并向中线推移，两者之间的隔膜为后正中隔。神经管的管腔演化为脊髓中央管（图 16-30）。神经管周围的间充质分化为脊膜，包括蛛网膜、软脊膜和硬脊膜。

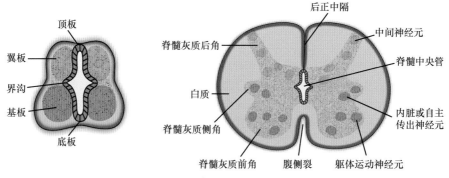

图 16-30 脊髓管的发生模式图

2）脊髓的分化：在神经管发生结构性变化时，位居神经管不同部位的成神经细胞也在进行功能性分化。基板内的成神经细胞分化为躯体运动神经元，形成脊髓灰质前角。翼板的成神经细胞分化为中间神经元，形成脊髓灰质后角。在基板和翼板之间还有一团神经细胞，分化成内脏或自主传出神经元，形成脊髓灰质侧角。神经管内的边缘层是神经纤维穿行的部位，形成脊髓的白质。

（4）脑泡的发生和早期分化

1）脑由神经管头段演化而成：胚胎第 4 周，神经管头段出现 3 个膨大，为脑泡，由前向后分别是前脑泡、中脑泡和菱脑泡。

2）胚胎第 5 周：前脑泡分化为端脑和间脑，菱脑泡分化为后脑和末脑。端脑发育为大脑，后脑发育为桥脑和小脑，末脑发育为延髓。

（5）小脑的发生：小脑起源于后脑翼板背侧部的菱唇。左右两侧菱唇在中线融合形成小脑板，是小脑发生的原基。

2. 眼球和耳的发生

（1）眼球的发生：胚胎 24 天左右，随着神经管头端的闭合及脑泡的形成，视沟向外膨出（图 16-31），形成的突出于前脑两侧的两个椭圆形囊泡为视泡。视泡与前脑之间的连接蒂为视蒂或视柄，视蒂是视神经的原基。胚胎 32 天左右，视泡的顶壁内陷，形成的双层样结构为视杯，是视网膜的原基。同时表面外胚层在视泡的诱导下形成晶状体板，随后晶状体板内陷入视杯中，形成晶状体泡。眼的各部分则由视杯、视柄、晶状体泡和它们周围的间充质分化形成。

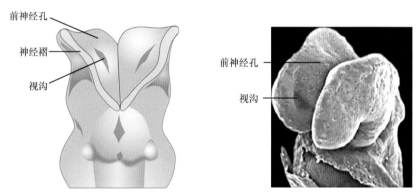

图 16-31 视原基模式图

（2）耳的发生：耳分为外耳、中耳和内耳。外耳是由外胚层来源的第 1 鳃沟及围绕鳃沟的 6 个结节演变而来；中耳是由内胚层来源的第 1 咽囊演变而来；内耳是由头部表面外胚层形成的耳板演变而来。

【思考题】

1. 在植入过程中，哪项错误（　　　　）

A. 胚胎处于胚前期　　　　B. 胚泡已经形成　　　　C. 滋养层增厚，局部分泌蛋白酶

D. 卵巢黄体转变为白体　　　E. 子宫内膜处于分泌期

2. 胚泡的结构由下列哪项组成（　　　　）

A. 滋养层，内细胞群；胚泡腔　　　　　　B. 内细胞群，胚泡腔，绒毛膜

C. 滋养层，内细胞群，胚外体腔　　　　　D. 胚盘，绒毛膜，胚泡腔

E. 滋养层，内细胞群

3. 下列哪项不属于鳃器（　　　　）

A. 鳃沟　　　　　B. 鳃膜　　　　C. 口咽膜　　　　D. 咽囊　　　　E. 鳃弓

4. 关于胰腺发生，哪项错误（　　　　）

A. 发生原基包括腹胰芽和背胰芽

B. 随着发育进程，腹胰、背胰融合

C. 背胰形成胰头下份，腹胰形成胰头上份、胰体和胰尾

D. 胰腺导管和胆总管合并

E. 部分内胚层细胞脱离细胞索发育成胰岛

5. 原始生殖细胞来源于（　　　）

A. 尿囊壁的内胚层 　　　　　　　　　B. 卵黄囊壁的胚外中胚层

C. 未分化性腺的初级性索 　　　　　　D. 生殖腺嵴的表面上皮

E. 卵黄囊壁的内胚层

6. 患者，2 岁，出生后出现进行性发绀和呼吸困难，血常规检查红细胞计数和血红蛋白显著增高。心电图及心血管造影诊断为法洛四联症。造成法洛四联症的主要原因是（　　　）

A. 动脉干分隔不匀 　　　B. 肺动脉狭窄 　　　C. 主动脉狭窄

D. 膜性室间隔缺损 　　　E. 房间隔缺损

（7、8 题共用题干）

35 岁孕妇，停经 22 周尚未出现胎动，化验 AFP 呈高值。B 超探查见不到圆形颅骨光环。诊断考虑为胎儿无脑畸形。

7. 无脑儿的发病原因是（　　　）

A. 前神经孔未闭合 　　　B. 后神经孔未闭合 　　　C. 脑脊液循环障碍

D. 脑室系统发育障碍 　　　E. 室间孔闭锁

8. 脑由什么结构演变而来（　　　）

A. 神经管头段 　　　　　B. 神经管中段 　　　　　C. 神经管尾段

D. 神经嵴 　　　　　　　E. 间充质

答案：1.D　2.A　3.C　4.C　5.E　6.B　7.A　8.A

（崔志刚）